● 古代经典名方丛书

一贯煎

主编　牛云飞　符惠娟　徐厚平

全国百佳图书出版单位
中国中医药出版社
·北　京·

图书在版编目（CIP）数据

一贯煎 / 牛云飞，符惠娟，徐厚平主编 . —北京：中国中医药出版社，2021.9（2022.4重印）

（古代经典名方丛书）

ISBN 978 – 7 – 5132 – 6724 – 3

Ⅰ . ①—⋯ Ⅱ . ①牛⋯②符⋯③徐⋯ Ⅲ . ①一贯煎—研究 Ⅳ . ① R286

中国版本图书馆 CIP 数据核字（2021）第 007952 号

中国中医药出版社出版

北京经济技术开发区科创十三街 31 号院二区 8 号楼

邮政编码　100176

传真　010-64405721

山东百润本色印刷有限公司印刷

各地新华书店经销

开本 880×1230　1/32　印张 11　字数 249 千字

2021 年 9 月第 1 版　2022 年 4 月第 2 次印刷

书号　ISBN 978 – 7 – 5132 – 6724 - 3

定价　49.00 元

网址　www.cptcm.com

服 务 热 线　010-64405510

购 书 热 线　010-89535836

维 权 打 假　010-64405753

微信服务号　zgzyycbs

微商城网址　https://kdt.im/LIdUGr

官 方 微 博　http://e.weibo.com/cptcm

天猫旗舰店网址　https://zgzyycbs.tmall.com

如有印装质量问题请与本社出版部联系（010-64405510）

古代经典名方丛书
编委会

中华中医药中和医派杨建宇京畿豫医工作室
中关村炎黄中医药科技创新联盟
世界中医药协会国际中和医派研究总会
北京中联国康医学研究院

易建华（许昌医和中医医院）

郑黎明（浙江省新昌县天姥中医博物馆）

高丽娜（山西省长治市中医医院）

常名空（山西省长治市中医医院）

桑　茂（安徽省宿州市西关社区卫生服务中心）

主编简介

牛云飞，主任医师，硕士生导师。1988 年毕业于安徽中医药大学，第四批全国老中医药专家学术经验继承工作学术继承人，第三批全国优秀中医临床人才，从事内分泌科临床、教学、科研工作 33 年，师从国医大师徐经世和国家级名老中医韩明向。为安徽省中医药学会内分泌糖尿病专业委员，安徽省全科医师协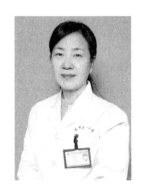
会理事，中国医师协会中西医结合医师分会第二届内分泌与代谢病学专业委员会常委。发表论文 20 余篇，主编及参编著作 6 部。擅长糖尿病及急慢性并发症、甲状腺疾病（甲亢、甲减、亚甲炎、桥本氏病、甲状腺结节），以及围绝经期综合征、色素斑、月经失调、骨质疏松症、痛风关节炎、骨关节炎、慢性疲劳综合征、垂体功能减退症、亚健康等内分泌代谢性疾病的中西医诊治。

符惠娟，主任中医师，医学硕士。1995 年毕业于南京中医药大学，从事中医临床工作 20 余年，发表论文 10 余篇，参与国家"973"课题及多项省、市级课题的研究，师从江苏省名中医、孟河医派传人张琪教授，主要研究心血管疾病，对中医药治疗内、外、妇、儿疾病有较丰富的临床经验和理论研究。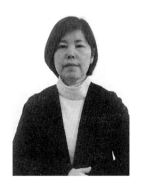

徐厚平，医学博士，主任中医师。西南医科大学附属中医医院院长助理、治未病中心主任，四川省中医药管理学术技术带头人后备人选，泸州市学术和技术带头人，中华中医药学会民间特色诊疗技术研究分会常务委员，中国中医药研究促进会基层中医药提升工作委员会常务委员、专科专病建设工作委员会

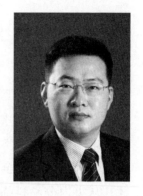

常务委员，中华中医药学会亚健康分会常务委员、健康服务工作委员会委员，中国民族医药学会脑病分会理事，中国中西医结合学会营养学专业委员会委员，四川省中医药发展促进会副会长，四川省中医药学会心脑血管病专业委员会常务委员，四川省中医药学会治未病专业委员会常委，四川省医师协会第一届健康管理医师分会委员。先后主持参与研究各级科研项目20项，获中国中医药研究促进会科技进步三等奖1项，四川省中医药学会科学技术二等奖1项，泸州市科学技术进步三等奖1项。发表各级论文22篇，主编专著1部，副主编专著3部。先后荣获"全国青年岗位能手""全国敷贴疗法应用先进个人""四川省雷锋式优秀志愿者""泸州市五四青年奖章""泸州市首届十佳青年志愿者""西南医科大学十大杰出青年"等荣誉称号。

编写说明

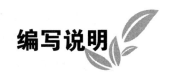

　　为了配合中国中医药信息学会人才信息分会"全国千家中医医院万名经方人才提升工程"的顺利开展，促进"全国中和医派经方精方进社区工程"的深入拓展，更广泛更扎实地引领"经药热""经方热"的学术拓展，围绕"京津冀豫国医名师专病专科薪火传承工程""国际中医药一带一路经方行活动"等相关项目的实施，我们组织相关专家编撰了《古代经典名方丛书》。

　　本书分上、中、下三篇。

　　上篇是"经典温习"，重点围绕本经方的溯本求源、医家论方、类方简析等进行系统的论述，旨在活用经方，准用经药，致敬经典，应用发展经药经方。

　　中篇是"临证新论"，紧紧围绕本经方的临床各科优势专病的应用。从单方妙用到多方并用，从本方临证到类方鉴别，从方证对应到临证变通，从诊疗单一病证到复杂证候，从大内科到妇、产、儿、外、心理、五官科，凡是临证所见，本方所涉之优效者，尽囊括其中。经典"经方经药"完全与临床紧密融合，这是经典"经方""经药"理论与实践的完美呈现，是提高"经方""经药"临床拓展应用的典型模板，对提高广大"经药""经方"爱好者临床疗效尤为实用，是本书的核心要点，也是本书的精华之篇。

　　下篇是"现代研究"，是借鉴现代科学实验手段，证实"经方"的药效及"经药"的药理，佐证中医经典的实践指导意义和中医药理论的系统性的完美与博大精深。同时，给"经方""经药"的现代科学研究、临床拓展应用以新的启迪！他山之石可以攻玉，中医药学之开放包容，也必将在现代科技手段之技术助力下得到新的发展，创造新的辉煌！

《一贯煎》编委会
2021 年 1 月 1 日

目 录

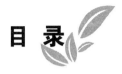

经典温习

第一章 概　述

第一节　溯本求源

一、经方出处

一贯煎为清代著名医家魏之琇（又名玉璜，别号柳州）所创，出自《续名医类案·心胃痛门》。主治肺虚不能生水，肾虚不足涵木，肝失疏泄条达，肝气横逆犯胃，而致胁肋攻痛、胸腹胀满、咽喉干燥、吞酸吐苦、疝气瘕聚、舌红少津、脉象细弱或虚弦等证。

晚于魏氏数十年的清代名医王孟英，选辑魏氏《续名医类案》中的按语85条，附方29首，单方103方，名为《柳州医话》。王氏对一贯煎甚为重视，将其辑入书中后，此方遂名扬于世而得以广泛流传。后来许多医家医著，则直称此方出自《柳州医话》。

二、方名释义

"一贯"，考《论语·里仁》云："吾道一以贯之。"可知"一贯"本指一理贯穿万物而言。魏氏取之为方名者，比喻此方立法遣药，本脏腑制化之理，亦如环相贯也。"煎"，乃中药服用方法之一，即将药物加水煮、熬后，饮服其汁。医家引申其义用作"汤剂"方名，与"汤""饮"同义，如桂枝汤、达原饮等。

三、药物组成

生地黄 18 ~ 30g，枸杞子 9 ~ 18g，北沙参、麦冬、当归各 9g，川楝子 4.5g。

四、用法

上药用水一盅半，煎七分，温服或冷服。

第二节　医家论方

1.《中风斠诠》 胁肋胀痛，脘腹揆撑，多是肝气不疏，刚水恣肆为病。治标之法，每用香燥破气，轻病得之，往往有效。然燥必伤阴，液愈虚而气愈滞，势必渐发渐剧，而香药、气药不足恃矣。若脉虚舌燥，津液已伤者，则行气之药尤为鸩毒。柳州此方，虽是从固本丸、集灵膏二方脱化而来，独加一味川楝，以调肝气之横逆，顺其条达之性，是为涵养肝阴第一良药。凡血液不充，络脉窒滞，肝胆不驯，而变生诸病者，皆可用之。

2.《方剂学》 方中重用生地黄为君，滋阴养血以补肝肾。以沙参、麦冬、当归、枸杞子为臣，配合君药滋阴养血生津以柔肝。更用少量川楝子疏泄肝气为佐使。共奏滋阴柔肝以代疏肝之功。其中川楝子性味苦寒，虽有苦燥伤阴之说，但若配在滋阴养血的方药中，却无伤阴之害，而这正是本方有别于以理气疏肝为主的诸方的不同之点。本方与逍遥散同治肝郁胁痛，但两方证候各不相同。逍遥散以情志不遂而肝气滞郁引起胁痛，且以肝逆而乘脾，兼现神倦食少，故以疏肝解郁、健脾养血为治。一贯煎则以肝阴不足，气郁生热而致胁痛，且以郁热不散而犯胃，兼现吞酸吐苦，故以滋养肝肾、疏泄肝气立法。

3.《沈氏女科辑要笺正》中云："柳州此方，原为肝肾阴虚，津液枯涸，血燥气滞，变生诸证设法……独加一味川楝子，以调肝木之横逆，能顺其条达之性，是为涵养肝阴无上良药，其余皆柔润以驯其刚悍之气，苟无停痰积饮，此方最有奇功。"张氏之赞，并不过誉。现代医家常用此方治疗慢性肝炎、慢性胃炎、胃溃疡、肋间神经痛、神经官能症、高血压、肺结核、月经病等病的任何阶段而具有"阴虚肝郁"证候、舌脉者，疗效皆著。

4.《中医杂志》（1963年10月18日）一贯煎方剂组织缜密，配伍精当，它的唯一特点是以脏腑制化关系作为遣药立法的依据。本方主治是肝病，肾为肝之母，滋水即能生木，以柔其刚悍之性，故以地黄、杞子滋水益肾为君。肺主一身之气，肺气清肃，则治节有权，诸脏皆滋其灌溉，而且养金即能制木，以平其横逆之威；胃为阳土，本受木克，但土旺则不受其侮，故以沙参、麦冬清肺益胃，二者为臣。当归入肝，补血活血，而辛香善于走散，乃血中气药，故用以为佐。更加一味川楝，泻肝通络，条达气机，故用以为佐。合为滋水涵木、疏土养金的良方。

第三节　类方简析

一、逍遥散

逍遥散源自宋·《太平惠民和剂局方》，由柴胡、当归、白芍、茯苓、白术、生姜、薄荷、炙甘草组成。本方为疏肝、养血、健脾之剂，气血兼顾，肝脾并治，为调肝理脾之名方。后人于肝郁火旺者加牡丹皮、栀子，为"丹栀逍遥散"，又名"加味逍遥散"。张秉成《成方便读·卷二》即云："夫肝属木，乃生气所寓，为藏血之地。其性刚介，而喜条达，必须水以涵之，土以培之，然后得遂其生长之意。若七情内伤，或六淫外束，犯之则木郁而病变多矣。此方以当归、白芍之养血，以涵其肝。苓、术、甘草之补土，以培其本。柴胡、薄荷、煨生姜，俱系辛散气升之物，以顺肝之性，而使之不郁。如是则六淫七情之邪皆治，而前证岂有不愈者载。"

二、六味地黄丸

六味地黄丸原名地黄丸，为宋·钱乙治疗肾怯失音、囟开不合、神不足、目白睛多、面色白之方，乃《金匮要略》肾气丸去掉桂枝和附子而成，"谓小儿阳气甚盛，因去桂、附而创立此丸，以为幼科补肾专药"（《小儿药证直诀》）。六味地黄丸具有滋补肝肾之功，为治疗肝肾阴虚证的基础方和代表方。六味地黄丸药虽六味，但组方配伍精当，三补与三泻相伍，肝、脾、肾三脏同补而又以补肾为主，有补中寓泻、补而不滞的优点，

"酸苦甘辛咸淡，六味之名以此，曰'地黄'者，重补肾也"（《王旭高医书六种》），"药止六味，而大开大合，三阴并治，洵补方之正鹄也"（《医方论》）。

三、大补阴丸

大补阴丸是金元时期著名医学家朱丹溪依据"阴常不足，阳常有余，宜常养其阴，阴与阳齐，则水能制火，斯无病矣"的理论认识所创立的滋阴降火代表方剂。朱氏曰："相火易起，五性厥阳之火相扇，则妄动矣！""火起于妄，变化莫测，无时不有，煎熬真阴，阴虚则病，阴绝则死。"这种妄动之相火，乃阴虚火亢的邪火，故曰"元气之贼"，因而创立大补阴丸，《删补名医方论》盛赞其"能骤补真阴，承制相火，较之六味功效尤捷。"

第二章　临床药学基础

一、主药药证

一贯煎由北沙参、麦冬、当归、生地黄、枸杞子、川楝子组成，用量最大的是生地黄，为主药。

本方出自《续名医类案》，主治阴虚肝郁证，症见胸脘胁痛，吞酸吐苦，咽干口燥，舌红少津，脉细弱或虚弦。亦治疝气瘕聚。方中生地黄性寒，戴原礼曰："阴微阳盛，相火炽强，来乘阴位，日渐煎熬，为虚火之证者，宜地黄之属，以滋阴退阳。"王好古曰："生地黄入手少阴，又为手太阳之剂，故钱仲阳泻丙火与木通同用以导赤也。诸经之血热，与他药相随，亦能治之。"肝藏血，主疏泄，体阴而用阳，喜条达而恶抑郁。肝肾阴血亏虚，肝体失养，则疏泄失常，肝气郁滞，进而横逆犯胃，故胸脘胁痛，吞酸吐苦；肝气久郁，经气不利则生疝气、瘕聚等症；阴虚津液不能上承，故咽干口燥，舌红少津；阴血亏虚，血脉不充，故脉细弱或虚弦。肝肾阴血亏虚而肝气不舒，治宜滋阴养血，柔肝舒郁。

方中重用生地黄滋阴养血，补益肝肾为君，内寓滋水涵木之意。当归、枸杞子养血滋阴柔肝；北沙参、麦冬滋养肺胃，养阴生津，意在佐金平木，扶土制木，四药共为臣药。佐以少量川楝子，疏肝泄热，理气止痛，复其条达之性。该药性虽苦寒，但与大量甘寒滋阴养血药相配伍，则无苦燥伤阴之弊。诸药合用，使肝体得养，肝气得舒，则诸症可解。

本方配伍特点是在大队滋阴养血药中少佐一味川楝子疏肝理气，补肝与疏肝相结合，以补为主，使肝体得养，而无滋腻碍胃遏滞气机之虞，且无伤及阴血之弊。全方组方严谨，配伍得当，照顾到"肝体阴而用阳"的生理特点，诚为养肝疏肝之名方。

一贯煎与逍遥散都能疏肝理气，均可治肝郁气滞之胁痛。不同之处在于，逍遥散疏肝养血健脾的作用较强，主治肝郁血虚之胁痛，并伴有神疲食少等脾虚症状；一贯煎滋养肝肾的作用较强，主治肝肾阴虚之胁痛，且见吞酸吐苦等肝气犯胃症状者。

二、功效与主治

一贯煎有滋阴疏肝的功效，主治阴虚肝郁所致的胸脘胁痛、吞酸吐苦、咽干口燥、舌红少津、疝气瘕聚等。现代主要用于治疗慢性肝炎、慢性胃炎、胃及十二指肠溃疡、肋间神经痛、神经衰弱，还可用于治疗糖尿病、肺结核、高血压、慢性睾丸炎等属阴虚气滞者。若气滞不舒、胁痛较甚者，加合欢花、玫瑰花以疏肝调气；肝强乘脾，脘腹痛甚，加芍药、甘草以缓急止痛；肝郁络滞，胁中积聚，加鳖甲、牡蛎以软坚散结；阴虚肝旺，头目昏晕，加石决明、天麻以平肝潜阳；胃阴亏甚，舌红少苔，加石斛、天花粉以滋阴生津。注意肝郁脾虚停湿者不宜使用。

临证新论

第三章　一贯煎方临证概论

第一节　古代临证回顾

一贯煎首创于魏之琇《续名医类案》高鼓峰、吕东庄胃痛治验之按语中，魏氏曰："此病外间多用四磨、五香、六郁、逍遥，新病亦效，久服则杀人矣。""高吕二案，持论略同，而俱用滋水生肝饮，余早年亦尝用此，却不甚应，乃自创一方，名一贯煎，用北沙参、麦冬、地黄、当归、杞子、川楝六味，出入加减投之，应如桴鼓。口苦燥者，加酒连尤捷，可统治胁痛、吞酸、吐酸、疝瘕一切肝病。"后世医家多用此方，至今仍广泛地应用于临床各种疾病。

1. 滋水涵木，培土荣木，养金抑木　临床常见过食辛辣厚味，久用温燥之品，日久疾病耗损，房劳产育过多等诸因素所致的肝肾阴虚证。若阴虚血燥，肝体失常，疏泄失常则见胸胁、脘腹疼痛，吞酸口苦等症。若用辛香温燥之品以疏散之，势必更伤阴血，阴血愈伤而胁肋脘腹疼痛愈甚，正如张山雷所说："凡胁肋胀痛，脘腹搘撑，多是肝气不舒，刚木恣肆为虐。治标之剂，恒用香燥破气，轻病得之，往往有效。但气之所滞，本由液之不能充，芳香气药，可以助运行，而不能滋血液，且香者必燥，燥更伤阴，频频投之，液尤耗而气尤滞，无不频频发作，日以益甚，而香药气药不足恃矣。"故柳州为肝肾阴虚、津液枯涸、血燥气滞变生诸证者创设一贯煎，药用北沙参、麦冬、地黄、当归、枸杞子、川楝子六味，出入加减投之，应如桴。是方药仅六味，细析之可知魏氏用心之良苦，方理内涵之深奥，取法用药之绝妙，无外脏腑制化之向导，方药配伍完全体现滋水涵木，培土荣木，养金抑木之脏腑生克之理。方中重用生地黄为主，滋阴养血壮水以涵肝木，配枸杞子益肝阴、养肝体以和肝用，使肝体得养，肝气条达，自无横逆为害；又用甘寒质润之麦冬、沙参补养肺胃之阴，既助脾胃生化之源，又滋水之上源，肺胃津旺，金气清肃下降，自能制木；令其疏泄条达而无横逆之害，共奏培土荣木、养金抑木之功效。诚如《临证指南医案·肝风》所云："肝为风木之脏，因有相火内寄，体阴用阳，其性刚，主动，主升，全赖肾水以涵之，血液以濡之，肺金清肃下降之令以平之，中宫敦阜土气以培之，则刚劲之质，得为柔和之体，遂其条达畅茂之性，何病之有？"

2. 补疏兼用，寓疏于补，条达肝气　肝为风木之脏，性喜条达而恶抑郁，肝肾阴虚，阴虚血燥，肝气横逆之证，纯用生地黄、枸杞子、沙参、麦冬等滋补之品，阴血虽可复，肝气不易疏，横逆之势难平，更因诸药多滋腻呆滞，不利肝气条达，且有碍胃之弊。补疏兼用，寓疏于补，方为良策。是方配性温、味甘辛之当归，养血活血以调肝，借其辛散之性，使诸药补而不滞。更入少量川楝子，性寒不燥，既疏泄肝气，又顺肝木条达之性，且制诸药滋腻碍胃之弊。如此配伍，寓疏散于滋补之中，使滋补而不壅滞，疏散而不伤正，可使阴血复，肝气疏，诸症平。大凡治肝病皆应以疏补兼施为要法，然疏补之间，孰主孰次，须当据证明辨，否则易犯"虚虚实实"之戒。

第二节　现代临证概述

一、单方妙用

（一）胁痛

王某，男，48岁，1998年10月12日初诊。主诉：胁痛两年。两胁疼痛，右侧为甚，伴食少，腹胀乏力两年。曾服中、西药物治疗，病情有所减轻。前日胁痛明显加重而来门诊治疗。现两胁隐痛，右侧为甚，伴口干口苦，两目干涩，心烦不寐，大便干燥难解，时有潮热。查：形体消瘦，舌红少津，中心有裂纹，脉弦细而数。肝肿大，在胁下4cm，有压痛，质较软，脾未触及，肝功能无明显变化。中医诊断：胁痛（肝阴不足）。治以清热养阴，柔肝止痛。处方：沙参15g，生地黄15g，枸杞子12g，麦冬12g，当归9g，川楝子9g，黄连3g，女贞子12g，炒枣仁12g，旱莲草12g，菊花9g，火麻仁12g，生麦芽15g，生甘草3g。水煎服，每日1剂。上方连服6剂，胁痛减轻，大便通畅，余症均有缓解，再用原方加减治疗，服药20余剂后肝脏缩小，在胁下1.5cm，临床症状消失。

按：本例患者，因病情缠绵失治，病程延长，正气必虚。诊见隐痛，两目干涩，口干口苦，时有潮热，舌红少津而中有裂纹。实为肝阴血亏虚，胁络、目窍失养，虚热内扰所致。阴血不足，血不养心，虚热内扰，心神不宁则见心烦不寐。脉弦主肝、主痛，细脉为阴虚，数脉为有热，合之即为肝阴不足、虚热内炽之脉象。结合脉症辨析,证属肝阴不足,胁络失养。故采用具有养阴疏肝之一贯煎加味治疗,使肝之阴血充盛,肝络得养,木气条达而诸症消失。

(二)鼓胀

白某,女性,42岁,汉族,北京市通州区农民。既往有慢性乙型肝炎病史23年。2006年3月因肝腹水在北京某三甲医院住院确诊为乙肝后肝硬化,失代偿期。2007年7月因大量腹水再次住院治疗,腹水消退后出院。2008年8月18日因腹水来钱老门诊。症见:五心烦热、肌衄,口臭,口苦,月经愆期、量多、有黑色血块,口唇暗红,面色青黑,肝掌色红,蜘蛛痣明显,脉沉细数无力,舌质暗红,舌根少量薄黄苔。HBsAg阳性,抗–HBe(+),抗–HBc(+),HBVD–NA 8.8×10^5copies/L,AFP 44ng/L,WBC 2.6×10^9/L,PLT 44×10^9/L,AST 96U/L,ALT 73U/L,TBIL 27.9μmol/L,Alb 40g/L,GLO 34g/L,A/G 1.18。腹部彩超示:腹水量中等,脾厚63mm。西医诊断:乙肝后肝硬化,失代偿期。中医诊断:鼓胀,衄血。辨证:肝肾阴虚,瘀热血积,水停衄血。治法:滋补肝肾,软坚散结,凉血柔肝。处方:一贯煎合鳖甲煎加减。方药:生地黄、当归、女贞子、牡丹皮、制鳖甲(先煎)、楮实子、炒白术、丹参各15g,枸杞子、生牡蛎(先煎)、小蓟各30g,莪术6g,水红花子5g,三七块3g,庵闾子10g,阿胶珠20g,水牛角浓缩粉2g(冲)。14剂,水煎服,两日1剂,早饭后1小时服用。随症辅以疏肝利胆、温经健脾之品。以此方为主共诊治近5年,病情一直稳定,未再出现大量腹水、出血等。

按语:此患者表现是典型的肝肾阴虚、日久生积证,治疗采用滋肾柔肝法。5 年来守一贯煎加鳖甲煎为基础方随症加减，治疗效果主要表现在以下几点：①患者的转氨酶及胆红素已恢复正常。②HBV–DNA 转阴。③脾厚由原来的 63mm 控制在 51mm 左右。④ AFP 由 44ng/L 降至正常。⑤ A/G 已有好转，该患者的症、脉、舌均符合典型的"肝肾阴虚、日久生积证"，如腹大坚满，甚则青筋暴露，四肢消瘦，腰酸，面色晦暗，小便短少，口咽干燥，有齿衄、肌衄、鼻衄等，脉弦细数，舌质红绛少津，舌下静脉增粗，色黑。其所见之肌衄、鼻衄、便血等出血现象乃因肝肾之阴受损，日久而生内热所致，提示治疗时应注意兼顾凉血、散血；肝肾同源，需正确处理"滋补肝肾"与"治疗腹水"的关系。滋阴虽有恋湿之弊，但滋补肝肾之阴与治疗肝硬化腹水所见之"病理之水"两者截然不同。故"见肝之病，其源在肾，亟当固肾"。"肝病固肾"的理论基础是"肝肾同源"，肝藏血，其性喜阴柔，"肝血易损，肝阴易伤"是慢性肝病的重要病因之一。

唐容川曰："血积既久，亦能化为痰水。"此"痰水"应包括肝硬化腹水。此腹水是由长期慢性反复阴伤损肝所导致"血积"的病理过程和必然结果。治疗应滋阴柔肝，通络化瘀。钱英教授倡导重用生地黄滋肾养阴，鳖甲柔肝消积。两者合用，为立方之君药，关键在于滋肾与柔肝并用，可收滋肾消积、育阴利水之功。此案例方中加用楮实子甘寒滋肾而利水也是此意。

（三）慢性肝炎

王某，男，46 岁。患者于 2001 年因肝区痛、食少纳呆、精神困倦、肝大和肝功能不正常，被诊断为无黄疸型肝炎，经用西药治疗，病情经常反复。2008 年秋季因劳累引起肝区灼痛，心烦，眩晕，乏力，食少，难寝，脉弦细数，舌暗红有瘀点、少津。超声波示肝大。黄疸指数 5 单位，转氨酶 90 单位。辨证：劳累伤阴，久病必瘀。治法：养阴疏肝，佐以化瘀。治以加味一贯煎加白芍 10g，郁金 6g，柴胡 6g，枳壳 10g。患者服药 20 余剂后，诸症均消失，但停药后症状则又反复，再服药，又获效。近年肝功能检查均在正常范围内。

按：古方"一贯煎"系清代名医魏之琇所创制，由滋阴养肝方药加疏肝理气药组成，主要功用是养阴疏肝，主治肝肾阴虚、肝失所养、肝气横逆所致之胁肋疼痛。此方以生地黄为主，滋阴养血以补肝肾；枸杞子滋养肝肾之阴；沙参、麦冬养肺胃之阴，使胃液充，肺阴足，金水相生，滋水涵木；当归养肝活血；川楝子性苦燥，少量川楝子加入大队甘寒养阴药中则不伤津，反能疏泄肝气，以遂其肝木条达之性。笔者在此基础上，加白芍配当归，以加强柔肝止痛、养血活血之功效；加柴胡、枳壳、郁金配川楝子，增强疏肝理气、活血化瘀作用。诸药合用，可使肝阴得养，肝气得疏，达到养阴疏肝之目的。

（四）脂肪肝

患者，男，37 岁，2010 年 10 月 13 日就诊。患者体检时查 B 超示重度脂肪肝。身高 175cm，体质量 87kg，腰围 92cm。否认饮酒史、肝炎史，嗜食肥甘厚腻，形体肥胖，口干多饮，口苦伴口中异味，大便三四日一行、质干、排出不爽，舌质红，苔厚白腻，脉滑数。查肝肾功能正常。辨证：痰湿壅盛。治法：疏泄导滞、化痰除湿。方以枳实导滞汤加减：麸炒枳实 15g，麸炒枳壳 15g，制大黄 30g，法半夏 30g，生地黄 60g，泽泻 15g，枸杞子 15g，栀子 9g，郁金 15g，川楝子 15g，麦冬 10g，山楂 30g，虎杖 30g，龙葵 30g，炒决明子 30g，炙甘草 6g。每日 1 剂，水煎服。

2010 年 11 月 10 日二诊：服上方 1 个月后，患者口干症状好转，大便每日一行，排出较前爽快。守方加减继服半年。

2011 年 3 月 9 日三诊：腹围减至 78cm，体质量减至 76kg。复查 B 超示：脂肪肝转为轻度。

按：单纯性脂肪肝患者多无明显自觉症状，临床以形体肥胖，尤其是大腹便便的腹型肥胖为主要表现，常在体检中偶然发现，或伴有肥胖、高脂血症、糖尿病、胰岛素抵抗等代谢紊乱疾病，追问病史，常嗜食肥甘厚味。本案患者症见满面油光，大便秘结，舌苔厚腻。证属痰湿壅盛证，治以疏泄导滞、化痰除湿，并嘱加强运动，控制饮食。

（五）慢性胆囊炎

徐某，女，68 岁。主诉：右胁肋隐痛不适 3 年余。曾于西医院诊为慢性胆囊炎，西药治疗效果不佳。诊时症见右胁肋隐痛不适伴疲乏无力，胃内嘈杂吞酸，口干苦，纳差，大便不调。查：墨菲征阳性，舌质红苔黄少津，脉弦数。腹部彩超示：胆囊炎性改变。治以滋阴益胃，疏肝利胆。药用当归 15g，生地黄 25g，沙参 25g，枸杞子 25g，麦冬 25g，川楝子 15g，鸡内金 20g，金钱草 15g，焦三仙 30g。7 剂，水煎服。复诊胁肋隐痛大减，效不更方，继服 14 剂。三诊诸症尽去，复查腹部彩超正常。

按：慢性胆囊炎属中医胁痛范畴。常因肝郁日久，化热伤阴或肝胆疏泄不利，胆汁瘀滞所致。本例发病日久，精血亏损不能濡养肝络致右胁肋隐痛，阴虚易生内热，上冲犯胃致嘈杂吞酸，肝热夹胆火上乘故口干苦，邪犯脾胃，脾失健运故纳差，大便不调，病久中气不足则疲乏无力，舌红少津，脉弦细数是为肝郁阴亏之象。方中生地黄、枸杞子滋阴清热；沙参、麦冬和胃养阴；当归养肝活血；川楝子疏肝理气；鸡内金、金钱草疏肝利胆；焦三仙健胃消食导滞，诸药共奏奇效。

《续名医类案·卷十八·心胃痛门》魏之琇曰："……可统治胁痛吞酸吐酸疝瘕，一切肝病。"现代药理研究表明："一贯煎"煎剂可增强机体免疫功能，有显著的抗疲劳、抗缺氧、抗炎、增强巨噬细胞功能，对大肠杆菌、痢疾杆菌、金黄色葡萄球菌、白葡萄球菌有很强抑菌作用，有镇静和镇痛作用，并能拮抗乙酰胆碱所致家兔离体肠管痉挛等作用。

一贯煎方中地黄为君，益肾养肝，滋水涵木；枸杞子补肝肾益精血；当归养血补肝调血，疏达肝气，共为臣药；沙参、麦冬养阴生津，清金益胃；川楝子苦寒，疏肝泄热，行气止痛，配入滋阴养血药物之中，既无苦燥伤阴之弊，又可泄肝火而平冲逆，共为佐使。张山雷《沈氏女科辑要笺正》曰："独加一味川楝子，以调肝木之横逆，能顺其条达之性，是为涵养肝阴无上良药"。全方具有滋水养阴，以涵肝木；培土生金，以制肝木；寓疏于补，条达肝木的基本特点。补、清、疏三法并用，实为治疗肝肾阴虚、肝气横逆、血燥气滞之良剂，是以脏腑制化关系作为遣药立法的代表方。

（六）干燥综合征

孙某，女，48岁，于2016年2月5日初诊。患者有干燥综合征多年，目干、眼干明显，鼻部红斑，伴有咽痛，右胁下疼痛，腰膝酸软时有，大便偏稀，舌红苔薄腻，脉细数。实验室检查，抗核抗体（ANA）1：160，抗干燥综合征抗原A抗体（抗SS-A抗体）阳性，抗SS-A（RO52）阳性。诊断为燥痹（肝肾阴虚，脾虚湿滞夹毒型）。法当滋养肝肾，健脾化湿，清热解毒。予以一贯煎加减。处方：生地黄15g，北沙参30g，枸杞子30g，麦冬15g，当归10g，川楝子9g，青蒿20g，生甘草12g，飞滑石30g（包），厚朴花9g，扁豆衣10g，金银花12g。共14剂，每日1剂，早晚分服。2月19日二诊时患者自诉口眼干燥症状大减，咽痛已无，大便仍未成形，舌红苔薄腻，脉细数。原方去金银花，加炒薏米30g，再进14剂。3月4日三诊时大便已成形，一日一行，遂前方去厚朴花、扁豆衣、飞滑石，川楝子改为6g，炒薏米改为20g，继续服用。随访半年，目前病情稳定。

按语：《素问·阴阳应象大论》云："年四十，而阴气自半也。"《素问·上古天真论》云："六七，三阳脉衰于上，面皆焦，发始白；七七任脉虚，太冲脉衰少，天癸竭……"女子以血为用，经、孕、产、乳极易耗伤气血，津血同源，血分不足，则津液易伤，且随着年龄的增长，肾水不断耗竭。本病的主要症状是口干、眼干、阴道干涩、腰膝酸软，失眠多梦、低热盗汗、大便干结等一派阴津亏损表现。干燥综合征是一种慢性难治性疾病，缠绵难愈，且容易复发，不少患者来就诊时已经过多方医治，然收效甚微，情绪低落，有肝气郁滞的表现。初诊时患者口干、眼干、腰膝酸软，舌红，脉细数均符合肝肾阴虚的表现，且右胁下疼痛，隐隐胀痛，有肝气郁滞的表现，故以一贯煎滋养肝肾之阴，兼以疏肝理气。但咽痛明显，鼻部红斑，亦有热毒在里，故加金银花清热解毒；大便偏稀，苔腻，亦有脾不化湿的情况，故加入滑石、甘草，即六一散，取"利小便以实大便之意",并加入厚朴花、扁豆衣,加强化湿之力。据临床经验及现代药理研究认为,青蒿有良好的调节免疫作用,故其治疗风湿免疫系统的疾病中多加入青蒿,用量多在 20～30g 之间。二诊时诸症大减,热毒已清,故去金银花,但大便仍未成形,苔仍腻,遂加用炒薏米健脾化湿,兼利小便,增强化湿之力。三诊时大便成形,遂去掉温燥之厚朴花、扁豆衣,寒凉之飞滑石,川楝子减量,以免截伤阴液。久服诸如一贯煎等甘凉滋阴药物易滞碍脾胃,故仍保留具有通利之性的薏米,减量使用。

（七）消渴

李某,男,59 岁。主诉:双目红赤干涩半年余,口干欲饮水伴双胁部胀痛,心烦易怒,疲乏无力,饮食可,二便正常。查:精神不佳,舌质红少津,脉弦细。既往有 2 型糖尿病史 6 年,空腹血糖 8～10mmol/L,服亚莫利等降糖药,血糖仍控制不佳。诊断:消渴(肝肾阴虚)。由于肝郁气滞故双胁部胀痛,心烦易怒;日久阴津不足不能濡养目舌,故目赤干涩、口干;阴伤耗气故疲乏无力,舌质红少津,脉弦细俱为肝肾阴虚之象。治宜滋补肝肾,养血清热。药用当归 15g,熟地黄 25g,沙参 25g,枸杞子 25g,麦冬 25g,川楝子 15g,黄芪 40g,太子参 20g,石斛 15g,玉竹 15g,菊花 20g。7 剂,水煎服。嘱控制血糖达标,注意饮食运动。

二诊:前症大减,仍口干,加天花粉 15g,山药 30g,继服,7 剂。

三诊:前症基本消失,血糖基本控制在正常范围,继服 7 剂以巩固疗效。

按：2 型糖尿病属中医学消渴范畴。其兼证表现各异，多以肝肾阴虚为本，燥热为标，病程反复难愈，治疗甚为棘手。《景岳全书·三消干渴》曰："若由真水不足，则悉属阴虚，无论上中下，急宜治肾，必使阴气渐充，精血渐复，则病必自愈。若但知清火，则阴无以生，而日渐消败，益以困矣。"本案患者为阴虚燥热伤津之象，故以一贯煎佐以菊花、天花粉、石斛、玉竹养阴清热生津，乃为治病求本，亦可润疏肝药之辛燥；黄芪、太子参、山药健脾益气。药证相符，共同奏效。

总结：消渴病的治疗重在养阴、增液、润燥。根据患者的病情加减辨证，如口渴燥甚加葛根、花粉、玉竹增液润燥；潮热衄血加牡丹皮、地骨皮、白茅根、仙鹤草滋阴清热，凉血止血；腰膝酸软无力加怀山药、枸杞子、菟丝子、黄芪滋补肝肾，强筋壮骨；肝阳上亢，视物昏花加天麻、钩藤、枸杞子、菊花平肝潜阳，养肝明目；气血不畅加鸡血藤、地龙、丹参、川芎活血通络；阴虚热盛加黄柏、知母、石膏等清热滋阴；大便秘结加火麻仁、玄参润肠通便。此外，抑郁症属中医学郁证范畴，临床辨治抑郁症多以肝郁为核心，从肝论治，治疗以疏通气机为要。而糖尿病属中医学消渴范畴，以阴虚为本，燥热为标。一贯煎有滋阴柔肝之功，而无伤阴耗液之弊。常用一贯煎加黄芪、山药、白芍、酸枣仁、合欢花。黄芪、山药益气生津；酸枣仁养心阴，益肝血，宁心安神；合欢花安神解郁。全方共奏滋阴疏肝之效，对治疗糖尿病抑郁症有较好疗效。

（八）神经痛

1.带状疱疹　患者，女，75 岁，2013 年 9 月 17 日初诊。主诉：右上肢疼痛两月余。患者两月前无明显诱因出现右上肢疼痛，体温 38.8℃，在某院诊为"带状疱疹"，予口服盐酸伐昔洛韦片，外用炉甘石洗剂。后右上肢外侧现水泡样皮疹，皮疹逐渐消退，但疼痛持续，曾先后使用营养神经药物及止痛药无效。刻下：右上肢肿胀疼痛，夜间加重，影响睡眠，肤色暗红，皮疹局部干痂，呈褐色瘀斑，右手肿胀，难以握拳，不能持筷子和系纽扣，表情痛苦，不欲食，大便不成形，舌紫暗，苔白，脉弦细。既往史：2013 年 5 月因右侧乳腺癌行右乳根治性切除及淋巴清扫手术，术后行 6 周期化疗，复查白细胞 2.5×10^9/L，未予增白治疗。辨证：气阴两虚，肝郁脾虚，络脉瘀阻。治以益气养阴，健脾疏肝，养血活血通络。方药组成：以一贯煎为基本方，加生黄芪 30g，太子参 12g，红景天 15g，石斛 10g，山药 30g，葛根 20g，炒白芍 12g，当归 10g，丹参 20g，生白术、炒白术各 10g，茯苓 30g，砂仁 6g，白蔻仁 6g，土茯苓 10g，生龙骨 30g，生牡蛎 30g，佛手 10g。

2013 年 9 月 24 日二诊：右上肢皮色偏暗，散见疱疹褐色沉着斑，疼痛明显减轻，觉上肢皮肤瘙痒、麻木兼见，右手尺侧尚有胀感，已停止口服止痛药，右手可以持筷子，握拳、解扣费力，纳食不香，晨起口黏，体力精力可，眠可，大便偏稀，日行 2 次，舌淡紫，苔薄白，脉细滑，继以上方服药。

2013 年 9 月 30 日三诊：疼痛基本消失，肤色偏暗，纳食香，二便可，舌淡暗，苔薄白，脉细。上法治疗有效，停止针灸，上方去生龙牡、葛根，加炒麦芽 12g，继服 14 剂巩固疗效。

按：带状疱疹后遗神经痛中医学认为属于缠腰火丹、蛇串疮范畴。蛇串疮，最早见于《诸病源候论》："甄带疮者，绕腰生。此亦风湿搏于气血所生，状如甄带，因以为名。又云：此疮绕腰匝则杀人。"其皮损表现为红斑、水泡、丘疱疹等，累累如串珠，排列成带状，沿周围神经分布，伴有局部刺痛，淋巴肿大。古代医家对蛇串疮病因病机的认识大致有五种：一为风湿毒邪搏于气血；二为衣沾蜘蛛遗尿，或虫蚁游走，染毒而生；三为心肝二经风火；四为脾肺二经湿热；五为肝火妄动。其病因多为情志内伤，肝郁化火；脾失健运，蕴湿化热，肝火与湿热相搏，阻于经络，溢于皮肤所致。其后遗神经痛则是因为毒邪未清，阻滞经络，再加之气阴两虚，无力与邪相搏。治疗以清热利湿、行气止痛、补气养阴为主要方法。

西医学认为，本病是由水痘－带状疱疹病毒持久潜伏于脊髓后根神经节的神经元里引起，在各种诱发刺激的作用下，可使之再活动，生长繁殖，使受侵犯的神经节发炎及坏死，产生神经痛。但是考虑到后遗神经痛多发于老年人，而且老年人年老体衰，多气阴两虚，下元虚衰，肝郁气滞，气血不通，阻于经络，形成气郁体质，故临床治疗不仅要疏肝化瘀，行气止痛，还要滋补气阴。

2. 三叉神经痛　某女，43岁。右侧三叉神经分布区疼痛经年，痛时有如虫噬、电击，或数秒一至，或剧痛数分钟不减，呼天不应，避地无方。曾到数家医院治疗乏效。并告之目前无较好的治疗方法。病者对治疗丧失了信心。后经他人介绍来求治中医，以益肝阴、敛阴液、舒挛缩、止疼痛方法治疗。以一贯煎加味。处方：生地黄15g，熟地黄10g，白芍、甘草各15g，地龙8g，乳香、没药各4g，北沙参、麦冬、石斛各12g，川楝子8g，丹参15g。方中北沙参、麦冬、石斛滋养肝阴；生地黄、丹参凉血活血；白芍、甘草缓急止痛，舒挛缩；地龙通络；乳香、没药止痛；更以川楝子以调肝木之横逆，能顺其条达之性，是为涵养肝阴无上良药。服药 7 剂疼痛缓解，10 日内仅小发作 1 次。前方出入服 20 余剂。随访痊愈，两年来未复发。

按： 三叉神经痛发病特点是在面部三叉神经分布区域内，突发刀割样、闪电般的剧烈疼痛。常以右侧为多见。一日可发数次之多，短则几秒钟，长则数分钟不等。一般多因洗脸、刷牙、漱口说话或吃东西等动作刺激或口腔内某一敏感点（医学上称"扳机点"或"触发点"）而诱发。严重者可伴有面部潮红，面肌抽动，眼结膜充血，流泪，淌涎等，甚至有痛不欲生感。

总结： 三叉神经痛属神经系统疾病，多数无明显的病理损害，尤其是原发性患者往往找不到确切的病因，可能与其脑膜增厚或神经通过的骨孔狭窄造成压迫引起疼痛有关。故治疗宜用保守疗法。可选用卡马西平、苯妥英钠或痛可宁等镇痛药，及针灸、封闭、理疗等方法缓解疼痛。但效果不甚理想，而中医用一贯煎加味治疗本病收到良好的效果。

（九）更年期综合征

黄某，女，58 岁，2015 年 7 月 2 日初诊。患者绝经后出现烘热汗出，急躁易怒，时悲伤欲哭，眼目干涩，项背僵硬不适，周身关节僵痛，以双手关节明显，下肢挛急，畏寒怕冷，疲倦乏力明显，口苦咽干，呃逆反酸，大便溏结不调（胆结石术后），舌淡红，苔少根部略黄，脉弦细。西医诊断：更年期综合征。中医诊断：绝经前后诸证。肝肾不足，气阴两虚证。治法：补益肝肾，益气养阴。处方：黄芪 40g，枸杞子 15g，山茱萸 15g，地黄 10g，怀牛膝 15g，煅龙骨 30g，煅牡蛎 30g，肉桂

6g，巴戟天20g，白芍30g，当归10g，麦冬10g，炙甘草10g，石斛20g，麦冬20g，浮小麦60g，仙茅10g，陈皮10g。30剂，每日1剂，水煎，分2次温服。

2015年7月30日二诊：患者自诉服药10剂后症状改善明显，烘热汗出、疲倦乏力感显著改善，下肢未现痉挛，情绪好转，时有心烦不安及反酸烧心，仍有口、眼干燥，鼻腔干燥，晨起关节发僵，畏寒怕冷，睡眠可，舌红嫩，苔白，脉弦微数。予疏肝理气，调和营卫治疗。处方成：黄芪40g，柴胡15g，黄芩12g，半夏10g，党参15g，桂枝12g，白芍30g，炙甘草10g，生姜6g，炒栀子12g，陈皮6g，巴戟天20g，煅龙骨30g，煅牡蛎30g，茯苓30g，伸筋草30g。28剂，每日1剂，水煎，分2次温服。后患者症状逐渐好转，以上方加减，调治月余而愈。

按：更年期指从卵巢功能开始衰退至绝经后1年内的时期。更年期综合征临床表现除月经紊乱外，还包括烘热出汗、胸闷烦躁、头昏心慌、失眠多梦或精神抑郁、焦虑忧愁等一系列证候群，在更年期妇女中发病率高。女性更年期抑郁患病率高达23.80%，中老年男性在特定时期也会出现与女性更年期综合征相似的临床症状，如记忆力减退、注意力不集中、疲劳、失眠、潮热、汗出和性功能减退等。中医学认为，肝主疏泄，主藏血，体阴而用阳，肾主藏精，为先天之本。更年期阶段的男女常出现肝肾精血不足，功能失调，从而影响全身，引起相应的症状。

总结：肝主疏泄，为"将军"之官，《素问·灵兰秘典论》曰："肝者，将军之官，谋虑出焉。"肝又主藏血，体阴而用阳，其中肝之用，指肝主疏泄的功能，因此前人有"肝气肝阳常有余"的说法，而对于肝气虚，肝阳不足，则很少提及。其实，肝气虚并不少见，《灵枢·本神》云："肝藏血，血舍魂，肝气虚则恐，实则怒。"敦煌遗书《辅行诀脏腑用药法要》中也载"肝虚则恐，实则怒"，将肝虚与肝实并称，可见肝虚之证与肝实同样常见，同时提出了肝虚的症状，即"虚则目𥉂𥉂无所见，耳有所闻，心澹澹然如人将捕之"，提出肝虚会出现肝之气血不足，影响到目、耳等官窍，并进一步形成心虚胆怯易惊恐的症状。《景岳全书》认为，"肝气虚则魂怯不宁"，也指出了神魂不安，胆怯易惊是肝气虚的症状。《辅行诀脏腑用药法要》在大补肝汤的方证中明确提出了肝气虚证的不能坐起，汗出心悸，干呕不能食，脉弱而结。《圣济总录》曰："若肝脏气虚，不能荣养，则为风邪所侵，搏于筋脉。"可见肝气虚还会影响肝之筋脉，临床可见筋脉痉挛疼痛、爪甲不华等症状。症见"肝气虚，其人惊恐不安，气自少腹上冲咽，呃声不止，头目苦眩，不能坐起，汗出心悸，干呕不能食，脉弱而结"。

此外，还可根据患者的次要症状不同，加减使用一贯煎。汗出盛者加黄芪、五味子、麻黄根、浮小麦；烦躁易怒者加炒山栀、黄连、知母；情志异常、咽堵胸闷者加半夏、厚朴、紫苏梗、陈皮、茯苓、生姜、砂仁；胸闷胁痛、乳房胀痛者加郁金、柴胡；夜寐不安者加合欢皮、炒枣仁、生龙齿、首乌藤；心胸闷痛者加瓜蒌、薤白、葛根；心悸憋气、频发期前收缩者加龟板、甘松、酸枣仁、柏子仁；肝阳偏亢、眩晕头痛者加石决明、菊花。随症加减。

（十）慢性咽炎

周某，女，42岁。咽部干痛并有异物感1年余，加重两个月。患者病起工作劳累后，当时自觉咽中有异物，吞吐不利，伴咽喉部干痛，口干少饮。曾自服阿莫西林、板蓝根颗粒剂等药，症状却时轻时重，几乎天天用药。近两个月来，因出差劳累，咽部异物干燥、疼痛有梗阻感，经服药，症状不仅不减，反而加重，并出现胃痛、便溏等症状。刻诊：咽喉部干痛并异物感明显，疲于讲话。伴眼花耳鸣，神疲腰酸，睡眠不实，月经量少。察见咽部黏膜干燥充血，咽后壁淋巴滤泡增生。舌红，苔少，脉细数。给予基本方加半夏、厚朴各15g，7剂。二诊时咽部异物感及干痛显著减轻，腰酸及睡眠改善。又服7剂，诸症消失，唯腰酸仍存。三诊时加杜仲15g，续服7剂而安。改服杞菊地黄丸以善后，1年后随访，未再复发。

按：慢性咽炎属中医学喉痹、梅核气等范畴，究其病机不外热（毒）、气、痰、瘀、虚几端，而传统的治法以泻火解毒，理气豁痰居多。此病以一贯煎为主方，辨证加味，治疗系从肝肾阴虚着眼，盖少阴、少阳君相二火循经燔灼于咽喉，伤及阴津，或肾阴素亏，虚火上炎，均致咽喉失却阴津濡养，而渐生咽干、痒、热、痛及梗阻感诸症。此时若用苦寒泻火及理气之品，反使阴愈亏，火愈炽。

慢性咽炎临床中大致可分为两个证型：①肝肾阴虚：此病多因脏腑虚损，气血阴阳失调而成，尤其与肝肾阴虚关系最为密切。肝主疏泄，喜条达而恶抑郁，肝失疏泄，肝气郁结，则气机不畅，条达无力，痰凝气滞，阻于咽喉，同时肝气横逆犯脾，影响脾的健运功能，脾失健运，则痰湿内生，痰气交阻于咽喉，发为喉痹。《素问·血气形志》曰："形苦志苦，病生于咽嗌。"《素问·诊要经终论》称："厥阴终者，中热嗌干。"临床上常表现为咽部不适、咽干口燥，有异物感。而肝肾同源，肾阴不足可致肝阴亏虚，肝阴不足日久又可引起肾阴不足，导致肝肾阴虚，此为本病的病理基础。②热毒痰瘀：慢性咽炎为慢性难治性疾病，基本病机为肝肾阴虚，而阴虚则火旺，虚火上炎，病延日久而生毒，致热毒内灼于咽喉。慢性咽炎在中医属喉痹，其症迁延难愈，久必生瘀。热毒、痰瘀既为病理产物，又是致病因素，阴虚火旺成热毒，病程日久生痰瘀，热毒痰瘀互结，致本病难以速愈。

一贯煎方出《续名医类案》，其方重用生地黄以补益肝肾，滋阴养血；选沙参、麦冬、当归、枸杞子以益阴养血柔肝；佐少量川楝子以疏肝泄热，理气止痛。加半夏、厚朴以降逆化痰。三诊加杜仲以治腰背痛。后用杞菊地黄丸滋肾养肝以善后。临床只要辨证精准，收效甚捷。

（十一）失眠

陈某，女，23 岁，2011 年 2 月 21 日初诊。入睡难约 3 年，加重 10 个月。3 年前即入睡难，易惊醒，醒后难以复睡，近 10 个月加剧。近 1 年来便秘，大便约 3 ~ 5 天 1 行，质偏干，偶尔便中带血。经行第 1 天，小腹坠胀。自觉精神差，皮肤较干燥，冬天手足冰凉，余尚可。脉细微数，舌红苔白。证属肝肾阴虚，心肝血虚，虚热扰心。治宜滋养肝肾，养血清热安神。方投一贯煎加味。处方：炒酸枣仁 20g，川芎 10g，知母 10g，茯苓 15g，炙甘草 8g，生地黄 15g，当归 10g，川楝子 8g，北沙参 10g，麦冬 10g，枸杞子 15g，百合 15g，炒谷芽、炒麦芽各 15g。7 剂，日 1 剂，水煎分 3 次服。

2 月 28 日二诊：药后睡眠好转，大便次数有所增加，诉近几日口角右侧上火，口渴思水。脉略滑，舌红苔白。守上方，生地黄加至 30g，另加天花粉 20g，炒莱菔子 10g，乌药 6g，7 剂。

3月14日三诊：药后入睡渐易，但梦多，翌日精神差，口干思水，纳增，二便调。脉舌同上。用归脾汤加味，7剂，以资巩固。

按：患者失眠多年，兼见便秘，便质干，皮肤干燥，脉细微数等症，与《金匮要略》虚劳病中酸枣仁汤证暗合。长期失眠，阴血耗伤，心失所养，神不守舍，肝不舍魂，故近来失眠加剧。木反侮金，肺主皮毛，肌肤失养则干燥，肺与大肠相表里，大肠失于濡润则便秘，燥伤血络则偶带血。气血暗耗，形神失养则精神差。而舌红，脉细微数亦为阴虚内热之象。故用一贯煎养肝以生心，滋肾亦济心；酸枣仁汤养心益肝，使心血充，肝体得养，则神魂自安；加百合取百合地黄汤之意养阴清心安神，加炒谷芽、炒麦芽消食和胃使土旺木荣，另外炒谷芽、炒麦芽还有疏肝之功。二诊患者口角上火，口渴思水，加生地黄、天花粉清热泻火，生津止渴；考虑一诊冬天手足冰凉，乌药性温，少佐，可达到补阳以摄阴的目的。

《血证论》云："肝藏魂，人寤则魂游于目，寐则返于肝。"可见，"肝藏魂"功能的正常与否直接影响睡眠。《灵枢·本神》亦云："肝藏血，血舍魂。"可见，"肝藏魂"影响睡眠的生理功能是建立在肝藏血功能基础上的。失眠一症，病因繁多，但其病理总不外阳盛阴衰，阴阳失交。《类经》曰："神藏于心，故心静则神清，魂随乎神，故神昏则魄荡。"神魂相随，由心肝所致神志病尤多。

总结：治疗失眠一症，多从肝胆论治，审证求因，在治疗心虚所致失眠时，灵活运用经方如酸枣仁汤、甘麦大枣汤、一贯煎之类补肝以生心，在治疗由肝郁、肝火、胆经痰热等邪气所导致的心实之证时，从肝胆论治也是匠心独运，在临床上均能收到满意效果。

（十二）慢性胃炎

某女，53 岁，1995 年 2 月 17 日初诊。上腹部痞满隐痛，兼胃中嘈杂似饥，食欲减退半年余。自诉：患慢性胃炎 2 年余，发作时用几天药，症状缓解即停，时愈时发 1 年多。近半年来感胃脘隐痛不适，口干食少，在本乡医院治疗无效，遂来就诊。刻下症：上腹部痞满、隐痛不适，胃中嘈杂似饥，时有干呕，食量日减（每顿只能吃半碗稀饭），五心烦热，口干咽燥，大便干结，舌红少津有裂纹，少苔，脉弦细无力。X 线钡透示：胃黏膜纤细。诊断：慢性萎缩性胃炎。辨证：肝胃阴虚，通降失常。治法：甘凉濡润，滋阴通降。方选加味一贯煎。处方：北沙参 15g，麦冬 20g，石斛 15g，白芍 15g，甘草 10g，乌梅 15g，丹参 15g，制香附 15g，川楝子 12g，枇杷叶 12g（包煎），生地黄 20g，地骨皮 30g，白薇 15g，太子参 15g，蒲公英 30g。7 剂，水煎服。

二诊：上腹部痞满、隐痛、嘈杂感稍减，五心烦热消失，大便仍秘。前方白芍增至 40g，生地黄用 30g，加元参 30g，去骨皮、白薇。6 剂，水煎服。

三诊：大便每天 1 次，软便，食欲明显增加，嘈杂感消失，上腹仍隐痛，患者诉活动后乏力，少气，易出汗。上方加黄芪 40g，党参 15g，醋文术 10g。10 剂，水煎服。后即以此方出入化裁，前后治疗 5 个月，共用药 96 剂，症状消失，临床痊愈。随访至今，愈后未发。

按：慢性胃炎是最常见的胃病，属中医学胃脘痛、痞满、吞酸、嘈杂、纳呆等病范畴。中医学认为，慢性胃炎多因长期情志不遂，饮食不节，劳逸失常，导致肝气郁结，脾失健运，胃脘失和，日久中气亏虚，从而引发诸症。临床上应根据患者实际情况辨证论治。肝胃气滞型，多见于胃脘胀满而痛，痛窜两胁，胁肋胀满，痛无定处，时作时止，症状随情绪因素诱发或加重，烦躁易怒，喜长叹息，嗳气频作，口苦嘈杂，泛酸恶心，治宜疏肝理气，和胃止痛，可用柴胡疏肝散、四逆散加减、金铃子散加味。脾胃湿热型，症见胃脘灼热胀痛，痛势急迫，脘腹痞闷，食少纳呆，恶心欲吐，口臭、口干、口苦、口渴而不欲饮，身重困倦，小便短黄，大便黏滞，舌质红，苔黄腻，治宜清化湿热，理气和胃止痛，方用清中汤。胃络瘀阻型，症见胃脘疼痛，如针刺、似刀割，痛有定处，拒按，按之痛甚，食后痛增，胃痛日久不愈，夜晚严重，甚者呕血、黑便或有大便隐血阳性，面色暗滞，舌质暗红，或紫暗，治宜化瘀通络，理气和胃，实证用失笑散合丹参饮为主方加减，虚证可以调营敛肝饮为主方加减。脾胃虚弱型，症见胃脘部隐隐作痛，绵绵不休，甚者胃脘部有冷感，喜温喜按，饥则痛甚，得食稍缓，劳累或着凉后发作或加重；腹部胀满，食后则甚，纳呆少食，口中乏味，泛吐清涎，神疲乏力，面色萎黄，偏于气虚者选香砂六君子汤以健脾益气，和胃止痛；偏于阳虚者选黄芪建中汤以温中健脾，和胃止痛；胃阴不足型，症见胃脘隐隐灼痛，饿时加重，但不欲食，干呕呃逆，咽干唇燥，欲饮水，心烦少寐，消瘦乏力，大便干结，小便短少，治疗以养阴益胃、和中止痛为主。方以沙参麦冬汤合芍药甘草汤为主加减。

总结：从临床辨证分型来看，单纯的脾胃虚弱见证相对较少，但脾胃虚弱贯穿于各型之中，脾虚气滞、气机升降失常、运化功能受损是整个病机的核心所在。中医治疗慢性胃炎注重在多层次、多靶点上的整体调节作用，在临床诊疗过程中以辨证论治为基础，结合辨病，充分发挥中西医结合的优势，从而提高疗效，降低复发率。此外，幽门螺杆菌感染在慢性胃炎的发病中起着重要作用，而其在中医学中应属"邪气"范畴，外邪致病为疾病的早期及活动期，相当于慢性胃炎的急性发作期，此时邪气旺盛，正气不衰，邪正相争。肝胃不和型、脾胃湿热型多为疾病的这一阶段。而脾胃虚弱时，多为疾病的反复发作、迁延不愈期，此时正气多虚，邪气不盛，故幽门螺杆菌感染率较低。

二、多方合用

一贯煎在临床中应用广泛，常与其他经方、后世方合方应用。举例如下：合酸枣仁汤治疗肝肾不足、热扰阴伤之失眠；合增液汤化裁治疗腑气不通之肠燥便秘；合黄芪桂枝五物汤加减治疗糖尿病周围神经病变；一贯煎合益胃汤加减治疗脾胃阴虚型原发性干燥综合征；合清胃散加减治疗慢性牙周炎；合丹栀逍遥散治疗围绝经期前后的烦躁身热等诸症；合百合固金汤治疗阴虚燥热型咳嗽；合导赤散加减治疗口腔溃疡；合六味地黄汤加减治疗糖尿病等。

一贯煎出自《续名医类案·心胃痛门》，主治肺虚不能生水，肾虚不足涵木，肝失疏泄条达，肝气横逆犯胃，而致胁肋攻痛，胸腹胀满，咽喉干燥，吞酸口苦，疝气瘕聚，舌红无苔，脉象细弱或虚弦等证。现代主要用于治疗慢性肝炎、慢性胃炎、胃及十二指肠溃疡、肋间神经痛、神经衰弱，还可用于治疗糖尿病、肺结核、高血压、慢性睾丸炎等属阴虚气滞者。若气滞不舒、胁痛较甚者，加合欢花、玫瑰花以疏肝调气之功；肝强乘脾，脘腹痛甚，加芍药、甘草以缓急止痛；肝郁络滞，胁中积聚，加鳖甲、牡蛎以软坚散结；阴虚肝旺，头目昏晕，加石决明、天麻以平肝潜阳；胃阴亏甚，舌红少苔，加石斛、天花粉以滋阴生津；肝郁脾虚停湿者不宜使用。

第四章　临床各论

第一节　内　科

一、糖尿病

（一）概述

糖尿病是一种由于胰岛素分泌缺陷或胰岛素作用障碍所致的以高血糖为特征的代谢性疾病。持续高血糖与长期代谢紊乱等可导致全身组织器官，特别是眼、肾、心血管及神经系统的损害及其功能障碍和衰竭。严重者可引起失水、电解质紊乱和酸碱平衡失调、酮症酸中毒和高渗昏迷等急性并发症。

糖尿病的症状可分为两大类：一大类是与代谢紊乱有关的表现，尤其是与高血糖有关的"三多一少"，多见于 1 型糖尿病，2 型糖尿病常不十分明显或仅有部分表现；另一大类是各种急性、慢性并发症的表现。临床表现如下：

典型症状为"三多一少"症状，即多尿、多饮、多食和消瘦。多尿是由于血糖过高，超过肾糖阈（8.89 ~ 10.0mmol/L），经肾小球滤出的葡萄糖不能完全被肾小管重吸收，形成渗透性利尿，血糖越高，尿糖排泄越多，尿量越多，24 小时尿量可达5000 ~ 10000mL，但老年人和有肾脏疾病者，肾糖阈增高，尿糖排泄障碍，在血糖轻中度增高时，多尿可不明显。多饮主要由于高血糖使血浆渗透压明显增高，加之多尿，水分丢失过多，发生细胞内脱水，加重高血糖，使血浆渗透压进一步明显升高，刺激中枢，导致口渴而多饮，多饮进一步加重多尿。多食的机制不十分清楚，多数学者倾向是葡萄糖利用率（进出组织细胞前后动静脉血中葡萄糖浓度差）降低所致，正常人空腹时动静脉血中葡萄糖浓度差缩小，刺激摄食中枢，产生饥饿感，摄食后血糖升高，动静脉血中浓度差加大（大于 0.829mmoL/L），摄食中枢受抑制，饱腹中枢兴奋，摄食要求消失，然而糖尿患者由于胰岛素的绝对或相对缺乏或组织对胰岛素不敏感，组织摄取利用葡萄糖能力下降，虽然血糖处于高水平，但动静脉血中葡萄糖的浓度差很小，组织细胞实际上处于"饥饿状态"，从而刺激摄食中枢，引起饥饿、多食；另外，机体不能充分利用葡萄糖，大量葡萄糖从尿中排泄，因此机体实际上处于半饥饿状态，能量缺乏亦引起食欲亢进。糖尿病患者尽管食欲和食量正常，甚至增加，但体重下降，主要是由于胰岛素绝对或相对缺乏或胰岛素抵抗，机体不能充分利用葡萄糖产生能量，致脂肪和蛋白质分解加强，消耗过多，呈负氮平衡，体重逐渐下降，乃至出现消瘦。

其次，乏力在糖尿病患者中亦是常见的，由于葡萄糖不能被完全氧化，即人体不能充分利用葡萄糖和有效地释放出能量，同时组织失水，电解质失衡及负氮平衡等，因而感到全身乏力、精神萎靡。不少糖尿病患者在早期就诊时，主诉视力下降或模糊，这主要可能与高血糖导致晶状体渗透压改变，引起晶状体屈光度变化所致。早期一般多属功能性改变，一旦血糖获得良好控制，视力可较快恢复正常。

不典型症状：一些 2 型糖尿病患者症状不典型，仅有头昏、乏力等，甚至无症状。有的发病早期或糖尿病发病前阶段，可出现午餐或晚餐前低血糖症状。

急性并发症的表现：在应激等情况下病情加重。可出现食欲减退、恶心、呕吐、腹痛、多尿加重、头晕、嗜睡、视物模糊、呼吸困难、昏迷等。

慢性并发症的主要表现：①糖尿病视网膜病变：有无视力下降以及下降的程度和时间；是否检查过眼底或眼底荧光造影；是否接受过视网膜光凝治疗。②糖尿病性肾病：有无水肿，尿中泡沫增多或者蛋白尿。③糖尿病神经病变：四肢皮肤感觉异常，麻木、针刺、蚁走感。足底踩棉花感，腹泻和便秘交替，尿潴留，半身出汗或时有大汗，性功能障碍。④反复的感染：例如反复的皮肤感染，如疖、痈，经久不愈的小腿和足部溃疡。反复发生的泌尿系感染，发展迅速的肺结核。女性外阴瘙痒。⑤糖尿病足：糖尿病足是指糖尿病患者足部由于神经病变使下肢保护功能减退，大血管和微血管病变使动脉灌注不足致微循环障碍而发生溃疡和坏疽的疾病状态。根据糖尿病足部病变的性质，可分为湿性坏疽、干性坏疽和混合性坏疽 3 种临床类型。糖尿病足是糖尿病一种严重的并发症，是糖尿病患者致残，甚至致死的重要原因之一，不但给患者造成痛苦，而且使其增添了巨大的经济负担。

糖尿病的诊断一般不难，空腹血糖大于或等于 7.0mmol/L，和 / 或餐后两小时血糖大于或等于 11.1mmol/L 即可确诊。诊断糖尿病后要进行分型：1 型糖尿病：发病年龄轻，大多 < 30 岁，起病突然，多饮多尿多食消瘦症状明显，血糖水平高，不少患者以酮症酸中毒为首发症状，血清胰岛素和 C 肽水平低下，

ICA、IAA 或 GAD 抗体可呈阳性。单用口服药无效，需用胰岛素治疗。2 型糖尿病常见于中老年人，肥胖者发病率高，常可伴有高血压、血脂异常、动脉硬化等疾病。起病隐袭，早期无任何症状，或仅有轻度乏力、口渴，血糖增高不明显者需做糖耐量试验才能确诊。血清胰岛素水平早期正常或增高，晚期低下。

糖尿病的治疗包括糖尿病教育、饮食治疗、运动治疗、药物治疗、血糖监测，以及其他心血管疾病危险因子的检测和控制几个方面。糖尿病一旦确诊，即应对患者进行糖尿病教育，包括糖尿病的一般知识、自我血糖和尿糖的监测、降糖药物的用法、不良反应的观察和处理等，以及各种并发症的表现及防治。

饮食治疗的原则是控制总热量和体重。减少食物中脂肪，尤其是饱和脂肪酸含量，增加食物纤维含量，使食物中碳水化合物、脂肪和蛋白质的所占比例合理。控制膳食总能量的摄入，合理均衡分配各种营养物质。维持合理体重，超重 / 肥胖患者减少体重的目标是在 3 ~ 6 个月期间体重减轻 5% ~ 10%。消瘦患者应通过均衡的营养计划恢复并长期维持理想体重。

运动疗法也是糖尿病的基本治疗方法之一。应根据患者的实际情况，选择合适的运动项目，量力而行，循序渐进，贵在支持。运动方式、强度、频率应结合患者实际情况而定。一般推荐中等强度的有氧运动（如快走、打太极拳、骑车、打高尔夫球和园艺活动），运动时间每周至少 150 分钟。当血糖＞14 ~ 16mmol/L、明显的低血糖症或血糖波动较大、有糖尿病急性代谢并发症以及各种心肾等器官严重慢性并发症者暂不适宜运动。

主要口服降糖药物：根据作用机制不同，分为促胰岛素分泌剂（磺脲类、格列奈类）、双胍类、噻唑烷二酮类胰岛素增敏剂、α-糖苷酶抑制剂、二基肽酶-Ⅳ（VDPP-Ⅳ）抑制剂等。药物选择应基于 2 型糖尿病的两个主要病理生理改变——胰岛素抵抗和胰岛素分泌受损来考虑。此外，患者的血糖波动特点、年龄、体重、重要脏器功能等也是选择药物时要充分考虑的重要因素。联合用药时应采用具有机制互补的药物，以增加疗效、降低不良反应的发生率。

2 型糖尿病的一级预防的目标是预防 2 型糖尿病的发生；二级预防的目标是在已诊断的 2 型糖尿病患者中预防糖尿病并发症的发生；三级预防的目标是减少已发生的糖尿病并发症的进展，降低致残率和死亡率，并改善患者的生存质量。

（二）临床应用

为观察一贯煎加减治疗 2 型糖尿病的疗效，选取 25 例住院患者。纳入标准如下：男 8 例，女 17 例；年龄最小 50 岁，最大 81 岁。均属 2 型糖尿病中晚期，有一种或多种慢性并发症。均使用人胰岛素，血糖控制在空腹血糖 4.4 ~ 7.0mmol/L，餐后 2 小时血糖 4.4 ~ 10.0mmol/L，糖化血红蛋白 5.0 ~ 7.0%。主要症状为咽干口燥，喜饮水，虚热汗多，不思食，舌红而干，少苔甚至无苔，身软乏力，辨证为阴虚证。

治疗方法：一贯煎药用北沙参、麦冬、当归各 15g，生地黄 30g，枸杞子 15g，川楝子 10g。大便秘结者加瓜蒌仁 15g，虚热汗多者加地骨皮 15g，舌红干、不思食加石斛 15g。每日 1 剂，水煎取汁 300mL，早晚分服。5 天为 1 个疗程，治 2 ~ 4 个疗程，疗程间休息 2 天。

疗效标准：痊愈：临床症状消失。显效：临床症状明显减轻。

治疗结果：痊愈 22 例，占 88.0%；显效 3 例，占 12.0%；总有效率 100%。痊愈者随访 6 ～ 12 个月未复发。

典型病例：张某，女，57 岁，2007 年 2 月 26 日诊。患 2 型糖尿病 10 年余。患有糖尿病视网膜病变、糖尿病心肌病、糖尿病肾病、心功不全、心功 Ⅳ 级。用呋塞米 20mg 静脉推注，每日 1 次以改善心功，1 周后，心功明显改善，但出现口干欲饮、食欲不振、舌红少津、脉细弱等。证属肝肾阴虚，血燥气郁。用一贯煎加减。药用北沙参 15g，麦冬 15g，当归 15g，生地黄 30g，枸杞子 15g，川楝子 10g，石斛 15g。每日 1 剂，水煎取汁 300mL，分 3 次温服。服 3 天后症状悉除。

（三）讨论

糖尿病属中医学消渴范畴，主要由于素体阴虚、饮食不节、情志失调、劳欲过度所致。以阴虚为本，与血瘀有关。《血证论·发渴》篇谓："瘀血发渴者，以津液之生，其根出于肾水""胞中有瘀血，则气为血阻，不得上升，水津因不能随气上布。"中晚期糖尿病伤阴较重，再用西药利尿更致阴液枯竭。一贯煎重用生地黄滋阴养血补肝肾，沙参、麦冬、当归、枸杞子滋阴养血生津以柔肝，川楝子疏泄肝气。诸药合用，共奏滋阴柔肝疏肝之功，故治疗 2 型糖尿病阴虚证效果较好。

附（一）　糖尿病抑郁

1.概述　抑郁是指由于各种原因引起的以显著而持久的心境低落为主要临床特征的一类心境及情感障碍。糖尿病抑郁是指患糖尿病后出现的抑郁症。近年来已经发现糖尿病患者抑郁的发生率明显高于非糖尿病患者。国外的研究发现，2 型糖尿病患者抑郁状态的患病率为 21.8% ~ 60.0%，为普通人的 3 ~ 5 倍；国内的统计数据也表明 2 型糖尿病患者的抑郁状态患病率为 26% ~ 38%。值得注意的是糖尿病患者的抑郁复发率是非糖尿病患者的 8 倍，64% 的糖尿病患者在过去的一年中有过一次抑郁发作，每个患者在 5 年随访期间的平均复发次数为 4.2 次。据资料统计，糖尿病抑郁症的发病率是一般人群的 2 ~ 3 倍，WHO1993 年以来开展全球疾病负担研究显示，糖尿病患者抑郁患病率为 21.8% ~ 60.8%。糖尿病患者的抑郁常带有隐匿性，易与糖尿病本身的并发症相混淆，故诊断困难，综合医院中抑郁的漏诊率高达 40% ~ 50%。同时，患糖尿病和抑郁障碍者很少能依从糖尿病的治疗，不利于糖尿病的治疗和康复，且糖尿病与抑郁症状之间常相互影响，形成恶性循环。

2. 临床应用　赵成梅观察一贯煎加味对糖尿病抑郁的疗效，选取了 60 例住院及门诊患者，糖尿病诊断参照文献标准。既往无抑郁病史，无痴呆，无严重心、肝、肾疾病，能配合临床体检，精神检查合作者，符合《中国精神障碍分类与诊断标准第 3 版》（CCMD-3）心境障碍抑郁发作诊断标准，汉密尔顿抑郁量表（HAMD24 版本）评分 > 20 分，排除甲状腺功能减退症、柯兴氏综合征、阿狄森病等内分泌疾病及脑卒中、恶性肿瘤等其他疾病。患者年龄 22 ~ 75 岁，随机分为两组。治疗组 30 例，男 13 例，女 17 例，平均年龄（54.3 ± 6.9）岁，平均病程（16.3 ± 5.9）个月；对照组 30 例，男 14 例，女 16 例，平均年龄（52.5 ± 5.6）岁，平均病程（15.8 ± 6.5）个月。统计学分析两组差异无显著性，有可比性（ $P > 0.05$ ）。

治疗方法：对照组在常规降糖的基础上，口服多塞平25mg，每日3次。治疗组在对照组用药基础上，加用一贯煎加味中药，药物组成：生地黄30g，沙参15g，麦冬15g，当归15g，枸杞子12g，川楝子5g，山萸肉10g，黄芪10g，山药20g，白芍10g，酸枣仁15g，合欢花10g。水煎取汁300mL，早晚分服，每日1剂。4周为1个疗程，于4周、8周统计疗效。

疗效评定方法及标准：采用HAMD及抑郁自评量表（SDS），分别在治疗前、治疗后4周及8周各评定1次。按HAMD疗效评定标准，积分<8分、临床症状消失或明显改善为显效；积分降到8～20分、临床症状部分改善为有效；积分>20分、临床症状大部分无缓解为无效。

治疗结果：两组疗效比较：治疗组30例，显效14例，有效13例，无效3例，总有效率为90%；对照组30例，显效9例，有效11例，无效10例，总有效率为66.7%。两组总有效率比较差异有显著性（χ^2值=4.81，$P<0.01$）。两组治疗前后SDS、HAMD积分比较：治疗组治疗前、治疗后4周、8周SDS、HAMD分别为（65.9±11.5）、（51.6±11.2）、（41.7±7.8）；（34.8±6.4）、（13.3±7.6）、（8.8±6.1）。对照组分别为（65.1±10.4）、（60.4±10.3）、（53.9±10.2）；（35.9±7.2）、（18.1±7.2）、（16.5±7.9）。两组患者治疗前与治疗后4周、8周的SDS、HAMD积分比较，差异有显著性（t=4.98、9.54、11.85、16.11、1.76、4.21、9.57、9.94，$P<0.05$或<0.01）。治疗8周后，治疗组与对照组SDS、HAMD积分比较差异亦有显著性（t=5.20、4.23，$P<0.01$）。

3. 讨论　抑郁症属中医学郁证范畴，临床辨治抑郁症多以肝郁为核心，从肝论治，治疗以疏通气机为要。而糖尿病属中医学消渴范畴，总以阴虚为本，燥热为标，且两者互为因果，阴愈虚燥热愈盛，燥热愈盛阴愈虚，故糖尿病抑郁症的基本病理为阴虚血燥，肝失所养，而致肝失疏泄。在遣方择药时，须牢记消渴阴虚燥热的病机特点，所选理气药不宜峻猛，而应以滋养肝肾，疏泄肝气为法。正如张山雷《沈氏女科辑要笺正》所云："气之所以滞，本由液之不能充。芳香气药，可以助运行而不能滋血液。且香者必燥，燥更伤阴，频频投之，液尤耗而气尤滞，无不频频发作，日以益甚。而香药气药，不足恃矣。"故笔者以一贯煎为主方加味，滋阴柔肝以代疏肝之功，而无伤阴耗液之弊。方中生地黄为君，滋阴养血以补肝肾，沙参、麦冬、当归、枸杞子、山萸肉、白芍滋阴养血生津以柔肝，川楝子疏泄肝气为佐使，川楝子虽苦寒，但其配在滋阴养血为主的方药中，却无伤阴之害，这正是本方有别于以理气疏肝为主的诸方的不同之处。方中黄芪、山药益气生津，酸枣仁养心阴、益肝血、宁心安神，合欢花安神解郁。全方共奏滋阴疏肝之效。治疗糖尿病抑郁症取得较好疗效。

附（二）　糖尿病胃轻瘫

1. 概述　随着生活水平的不断提高及人口老龄化和生活方式的改变，糖尿病的患病率迅速增加。糖尿病患者的死因中，慢性并发症占 75.6%，其中糖尿病胃轻瘫（DGP）是糖尿病患者表现于消化道的慢性并发症之一。高血糖本身可以减少胃的收缩，延长胃排空时间，DGP 由于胃动力低下影响降糖药物的吸收而使血糖波动，增加其他慢性并发症的发生和发展，因此对 DGP 的治疗显得尤为重要。我们采用一贯煎联合西药治疗胃阴亏虚型 DGP，并观察其对临床症状、体征、促胃排空的胃动力的影响，旨在为 DGP 的治疗提供更有效的方法和途径。

糖尿病胃轻瘫的发病机制目前尚未明确，西医学认为其主要与自主神经病变、幽门螺杆菌感染、胃肠激素失调、胃肠肌运动障碍等有关。自主神经病变学说认为糖尿病胃轻瘫患者神经细胞变性，以致迷走神经脱鞘改变，引起胃基本电节律传播变慢，胃动力低下，胃肠运动功能减弱。幽门螺杆菌感染为该病的重要发病因素，有报道显示，糖尿病胃轻瘫患者的幽门螺杆菌感染率可高达 78%。胃肠激素失调主要指因胃动素、胃泌素、生长素、胃肠肽 P 等胃肠激素分泌异常所致胃动力低下。胃肠肌运动障碍多指由于外界因素抑制机体胃肠道运动功能而发病。针对以上发病机制，目前临床治疗 2 型糖尿病胃轻瘫的思路包括治疗原发病以促进胃动力、加速胃排空、根除幽门螺杆菌感染等，均有助于改善患者病情，但存在疗效欠佳、副作用明显等缺点。其中根除幽门螺杆菌感染多作为辅助治疗手段与其他药物联合进行治疗。

中医学发病病机：糖尿病胃轻瘫属中医学痞满、胃缓、呕吐等范畴，且认为发病与肝、脾有关：消渴日久易致脾失运化、肝失疏泄，食积、痰浊、气滞、血瘀等阻于中焦脾胃，使气机郁闭，脾胃升降运化功能失常而发病。

2. 临床应用　齐学林等为观察一贯煎加味对糖尿病胃阴亏虚型胃轻瘫的疗效，将 80 例胃阴亏虚型糖尿病胃轻瘫患者随机分为治疗组和对照组各 40 例，采用随机数字表法分为治疗组和对照组各 40 例。治疗组中男 24 例，女 16 例；年龄 18 ~ 65 岁，平均（51.11±11.22）岁；病程 2 ~ 20 年，平均（9.36±7.02）年。对照组中男 28 例，女 12 例；年龄 18 ~ 65 岁，平均（54.23±9.91）岁；病程 2 ~ 20 年，平均（9.53±4.34）年，两组患者一般资料比较差异无统计学意义（$P > 0.05$），具有可比性。

诊断标准：西医诊断标准：参照《内科学》标准。符合下列前 2 项或前 1 项加上 3 ~ 6 中任 1 项则诊断确立：①临床上有厌食、早饱、餐后上腹饱胀、胃痛隐隐、恶心、发作性干呕或呕吐、腹胀、嗳气等消化道等症状中 3 项以上的症状；② 13 C - 辛酸呼气试验，测定胃排空时间，评价促胃动力的胃排空的影响；③胃排空试验有固体排空和液体排空障碍；④上消化道压力测定证实胃十二指肠动力不正常；⑤胃电图异常；⑥胃近端张力性收缩和舒张异常。并排除胃肠道器质性病变，或其他原因引起的胃排空障碍。中医辨证标准：参照文献标准。胃阴亏虚证主症：胃脘部胀满，隐隐作痛，吞酸，嗳气，呃逆，口燥咽干，大便干结，舌红少津，脉细数弦；次症：情志抑郁，神疲乏力，不欲食；以上主症 3 项或主症 2 项加次症 2 项即可诊断。

纳入和排除标准：纳入标准：年龄 18 ~ 65 岁；有明确的糖尿病史，符合以上西医诊断标准及中医辨证标准；近 15 天内未服用影响胃动力药物者；均给予饮食控制、运动及口服降糖药物或胰岛素注射等方法将血糖控制在强化治疗达标水平（空腹血糖水平 < 7.0mmol/L，餐后 2 小时糖水平 < 9.0mmol/L）；愿意并配合本研究。排除标准：消化道占位性病变、消化道梗阻、消化道溃疡以及肝、胆、胰腺等器质性病变者；合并影响胃动力的其他疾病，如食道炎、胃及十二指肠糜烂及溃疡、肿瘤、结缔组织病；精神病和妊娠、哺乳期妇女；过敏体质以及对药物过敏者。

治疗方法：基础治疗：两组均给予瑞格列奈片（丹麦诺和诺德公司提供，批号：H20080127；规格：每片 2.0mg）每次

0.5 ～ 2.0mg，将血糖控制在强化治疗达标水平。治疗组：基础治疗加用一贯煎加减：沙参 20g，麦冬 20g，枸杞子 20g，当归 10g，川楝子 10g，赤芍 10g，法半夏 10g，（炒）麦芽 10g，党参 20g，茯苓 15g，白术 10g，黄芪 15g，山药 15g，葛根 10g，生地黄 30g，炙甘草 6g 等。每日 1 剂。水煎至 200g，早晚分 2 次口服。对照组：基础治疗加用莫沙必利分散片（成都康弘药业集团股份有限公司提供。批号：H20031110；规格：每片 5mg），1 次 10mg，每天 3 次，饭前 30 分钟温开水送服，两组患者均以 2 周为 1 个疗程。

观察方法及指标：13C- 辛酸呼气检测：两组患者治疗前后均测定胃固体排空情况，患者在禁食 12 小时以上的空腹状态下，进行口服试验餐：1 个鸡蛋重量 60g，100ul13C- 辛酸与 1 个蛋黄混合，再与 1 个蛋清共同煎熟，患者食用全麦面包 50g，饮水 150mL，总热量 1056KJ。进食试验餐在 5 分钟内进行，4 小时内收集 100mL 呼出气体。前 2 小时每 15 分钟收集并测定 1 次，后 2 小时间每 30 分钟收集并测定 1 次。检测收集的 CO_2 气体经过选择性同位素红外线能谱分析仪测定 13C 变化。直至检测的 CO_2 气体中含 13C- 辛酸剂量基本相当。利用计算机拟合曲线及非线性回归法计算胃半排空时间（GET1/2）及延迟相时间（TLAG）。中医证候积分的比较。于治疗前后及停药后 2 周观察胃脘胀满、早饱、纳差、隐隐作痛、口燥咽干、大便干结、舌苔、脉象；并根据中医证候积分表进行评分。

疗效评定标准：临床痊愈：中医临床症状、体征消失或基本消失，证候总积分减少＞95%；显效：中医临床症状、体征明显改善，证候总积分减少 70% ～ 95%；有效：中医临床症状、体征均有好转，证候总积分减少 30% ～ 69%；无效：中医临床症状、体征均无明显改善，甚或加重，证候总积分减少 < 30%。

结果：治疗组 40 例中临床痊愈 0 例，显效 7 例，有效 23 例，无效 10 例，总有效率 75.00%。对照组 40 例中痊愈 0 例，显效 2 例，有效 23 例，无效 15 例，总有效率 62.50%。两组总有效率比较差异有统计学意义（$P < 0.05$），治疗组优于对照组。两组患者治疗前后及停药 2 周后中医证候积分比较，治疗组治疗后早饱、胃脘胀满、纳差、烧心、恶心呕吐、症状总积分与治疗前比较差异有统计学意义（$P < 0.01$），舌象、脉象差异无统计学意义（$P > 0.05$）。对照组治疗后早饱、胃脘胀满、症状总积分与治疗前比较差异有统计学意义（$P < 0.05$），两组患者治疗前后 GET1/2 及 TLAG 比较差异有统计学意义（$P < 0.05$ 或 < 0.01）。组别、时间、例数 GET1/2 及 TLAG 治疗组治疗后与对照组比较，胃脘胀满、烧心、恶心呕吐、纳差比较差异有统计学意义（$P < 0.01$）；早饱、舌象、脉象及症状总积分差异无统计学意义（$P > 0.05$）。治疗组停药 2 周与对照组比较，早饱、胃脘胀满、纳差、舌象、脉象及症状总积分明显低于对照组，差异有统计学意义（$P < 0.05$ 或 $P < 0.01$），治疗组优于对照组；烧心、恶心呕吐差异无统计学意义（$P > 0.05$）。

3. 讨论　中医学认为糖尿病属消渴病范畴，是由于素体阴虚，加之饮食不节，情志失调，致燥热亢盛，阴津亏损，总的病机是阴虚为本，燥热为标。根据 DGP 的临床表现，结合四诊及病史综合分析，DGP 应属于中医学痞满范畴，中医学对 DGP 有不同的治法，目前西药主要采用促胃肠动力药物进行治疗，常用的药物有多潘立酮、莫沙必利、红霉素等，效果不甚满意。

我们在临床工作中观察到 DGP 患者中属胃阴亏虚型比例较大。由于糖尿病迁延日久，阴血亏耗，胃阴亏虚，胃失和降致胃轻瘫。DGP 的病位在胃，病机为胃阴亏虚、胃失和降，故见胃脘部胀满，恶心呕吐，纳差、早饱、胃痛隐隐，口燥咽干等症状，证属胃阴亏虚兼有肝气郁结，故宜采用养阴益胃疏肝法，以一贯煎加减治疗。方中重用生地黄为君，滋养胃阴；以沙参、麦冬、当归、枸杞子为臣，配合君药滋阴养血生津；更用少量川楝子疏泄肝气为佐使，以疏肝和胃，共奏滋养胃阴、疏肝理气之功。党参、黄芪、山药、白术、茯苓、赤芍、半夏、麦芽、葛根更增益气养阴之功效。其中川楝子性味苦寒，虽有苦燥伤阴之说，但若配在滋阴养血的方药中，却无伤阴之害。故纵观全方，具有滋养胃阴、疏泄肝气之功。经 80 例胃阴亏虚型 DGP 患者临床疗效观察及证候积分、GET1/2 及 TLAG 统计学分析，说明养阴益胃疏肝法治疗 DGP 具有肯定疗效。

附（三） 糖尿病肾病

1. 概述 糖尿病肾病（DiabeticNephropathy，DN）是糖尿病（DiabetesMellitus，DM）的一种严重的微血管并发症，随着 DM 的进展，30%～50% 的患者可合并 DN。目前 DN 已经是导致终末期肾病（ES R D）的主要原因，有人统计认为 DN 已经是我国慢性肾衰竭血液透析的第 2 位病因。DN 患者蛋白尿增多是疾病进展的重要危险因素，如何有效减少尿蛋白是延缓进展至 ESRD 的关键，目前公认的 ACEI/ARB 是治疗 DN 的有效药物，但对于大量蛋白尿效果尚不令人满意。

糖尿病肾病病因和发病机制不清。目前认为系多因素参与，在一定的遗传背景以及部分危险因素的共同作用下致病。

（1）遗传因素 男性发生糖尿病肾病的比例较女性为高；来自美国的研究发现在相同的生活环境下，非洲及墨西哥裔较白人易发生糖尿病肾病；同一种族中，某些家族易患糖尿病肾病，凡此种种均提示遗传因素存在。1型糖尿病中40%～50%发生微量白蛋白尿，2型糖尿病在观察期间也仅有20%～30%发生糖尿病肾病，均提示遗传因素可能起重要作用。

（2）肾脏血流动力学异常 糖尿病肾病早期就可观察到肾脏血流动力学异常，表现为肾小球高灌注和高滤过，肾血流量和肾小球滤过率（GFR）升高，且增加蛋白摄入后升高的程度更显著。

（3）高血糖造成的代谢异常 血糖过高主要通过肾脏血流动力学改变以及代谢异常引致肾脏损害，其中代谢异常导致肾脏损害的机制主要包括：①肾组织局部糖代谢紊乱，可通过非酶糖基化形成糖基化终末代谢产物（AGES）；②多元醇通路的激活；③二酰基甘油－蛋白激酶C途径的激活；④己糖胺通路代谢异常。上述代谢异常除参与早期高滤过，更为重要的是促进肾小球基底膜（GBM）增厚和细胞外基质蓄积。

（4）高血压 几乎任何糖尿病肾病均伴有高血压，在1型糖尿病中肾病高血压与微量白蛋白尿平行发生，而在2型中则常在糖尿病肾病发生前出现。血压控制情况与糖尿病肾病发展密切相关。

（5）血管活性物质代谢异常 糖尿病肾病的发生发展过程中可有多种血管活性物质的代谢异常。其中包括RAS，内皮素、前列腺素族和生长因子等代谢异常。

根据糖尿病肾病的病程和病理生理演变过程，Mogensen曾建议把糖尿病肾病分为以下五期：

Ⅰ期：肾小球高滤过和肾脏肥大期：这种初期改变与高血糖水平一致，血糖控制后可以得到部分缓解。本期没有病理组织学损伤。

Ⅱ期：正常白蛋白尿期：GFR 高出正常水平。肾脏病理表现为 GBM 增厚，系膜区基质增多，运动后尿白蛋白排出率（UAE）升高（> 20μg/min），休息后恢复正常。如果在这一期能良好地控制血糖，患者可以长期稳定处于该期。

Ⅲ期：早期糖尿病肾病期，又称持续微量白蛋白尿期：GFR 开始下降到正常。肾脏病理出现肾小球结节样病变和小动脉玻璃样变。UAE 持续升高至 20 ~ 200μg/min 从而出现微量白蛋白尿。本期患者血压升高。经 ACEI 或 ARB 类药物治疗，可减少尿白蛋白排出，延缓肾脏病进展。

Ⅳ期：临床糖尿病肾病期：病理上出现典型的 K–W 结节。持续性大量白蛋白尿（UAE > 200μg/min）或蛋白尿大于 500mg/d，约 30% 患者可出现肾病综合征，GFR 持续下降。该期的特点是尿蛋白不随 GFR 下降而减少。患者一旦进入Ⅳ期，病情往往进行性发展，如不积极加以控制，GFR 将平均每月下降 1mL/min。

Ⅴ期：终末期肾衰竭：GFR < 10mL/min。尿蛋白量因肾小球硬化而减少。尿毒症症状明显，需要透析治疗。

糖尿病肾病治疗依不同病期而异。临床一般治疗方案如下：

控制血糖：糖基化血红蛋白（HbA1c）应尽量控制在 7.0% 以下。严格控制血糖可部分改善异常的肾血流动力学；至少在 1 型糖尿病可以延缓微量白蛋白尿的出现；减少已有微量白蛋白尿者转变为明显临床蛋白尿。

控制血压：糖尿病肾病中高血压不仅常见，同时是导致糖尿病肾病发生和发展的重要因素。降压药物首选血管紧张素转化酶抑制剂（ACEI）或血管紧张素受体拮抗剂（ARB）。该类药物具有改善肾内血流动力学、减少尿蛋白排出，抑制系膜细胞、成纤维细胞和巨噬细胞活性，改善滤过膜通透性等药理作用。即使全身血压正常的情况下也可产生肾脏保护功能，且不依赖于降压后血流动力学的改善。ACEI 的副作用主要有高钾血症、肾功能减退和干咳等。降压的靶目标在伴有蛋白尿者血压为 130/80mmHg。β 受体阻滞剂和利尿剂因其潜在的糖脂代谢紊乱作用不主张纳入一线用药，除非合并心动过速或明显水肿。钙通道阻滞剂（CCB）在糖尿病肾病患者中的肾脏保护功能尚不明确，但地尔硫卓类的作用似乎优于二氢吡啶类，后者不推荐单独用于糖尿病肾病患者。

饮食疗法：高蛋白饮食加重肾小球高灌注、高滤过，因此主张以优质蛋白为原则。蛋白质摄入应以高生物效价的动物蛋白为主，早期即应限制蛋白质摄入量至 0.8g/（kg•d），对已有大量蛋白尿和肾衰竭的患者可降低至 0.6g/（kg•d）。中晚期肾功能损伤患者，宜补充 α－酮酸。另外，有人建议以鱼、鸡肉等部分代替红肉类（如牛肉、羊肉、猪肉），并加用多不饱和脂肪酸。此外也不必过分限制植物蛋白如大豆蛋白的摄入。

终末期肾脏病的替代治疗：进入终末期肾衰竭者可行肾脏替代治疗，但其预后较非糖尿病者为差。糖尿病肾病患者本身的糖尿病并发症多见，尿毒症症状出现较早，应适当放宽肾脏替代治疗的指征。一般内生肌酐清除率降至 10 ~ 15mL/min 或伴有明显胃肠道症状、高血压和心力衰竭不易控制者即可进入维持性透析。血液透析与腹膜透析的长期生存率相近，前者利于血糖控制、透析充分性较好，但动静脉内瘘难建立，透析过程中易发生心脑血管意外；后者常选用持续不卧床腹膜透析（CAPD），其优点在于短期内利于保护残存肾功能，因不必应用抗凝剂故在已有心脑血管意外的患者也可施行，但以葡萄糖作为渗透溶质使患者的血糖水平难以控制。

器官移植：对终末期糖尿病肾病的患者，肾移植是目前最有效的治疗方法，在美国约占肾移植患者的20%。近年来尸体肾移植的5年存活率为79%，活体肾移植为91%，而接受透析者其5年存活率仅43%。活体肾特别是亲属供肾者的存活率明显高于尸体肾移植。但糖尿病肾病患者移植肾存活率仍比非糖尿病患者低10%。单纯肾移植并不能防止糖尿病肾病再发生，也不能改善其他的糖尿病并发症。胰肾双器官联合移植有可能使患者糖化血红蛋白和血肌酐水平恢复正常，并改善其他糖尿病并发症，因此患者的生活质量优于单纯肾移植者。

2. 临床应用　为观察一贯煎加味治疗糖尿病肾病Ⅳ期蛋白尿的疗效，将60例糖尿病肾病Ⅳ期患者随机分为治疗组和对照组各30例，对照组给予饮食控制、运动、降糖、降压、降脂等基础治疗，并服用缬沙坦胶囊。治疗组在对照组治疗基础上加服一贯煎加减方治疗。观察两组治疗前后24小时尿蛋白定量、肾功能及血脂。

诊断标准：参照《中国2型糖尿病防治指南（2010年版）》提出的DN诊断准，DN分期参照国际公认的丹麦学者Mogensen分期方法进行。Ⅳ期：临床DN期，临床表现为显性白蛋白尿，部分可表现为肾病综合征，病理检查肾小球病变较Ⅲ期（肾小球基底膜增厚及系膜基质增宽明显，小动脉壁出现玻璃样变）更重，部分肾小球硬化，灶状肾小管萎缩及间质纤维化。

（1）纳入标准

①性别不限，年龄 30 ～ 75 岁。

②6 个月内接受肾活检，病理诊断提示为 DN，或虽未进行肾活检，但临床诊断符合 DN 的诊断标准。

③符合糖尿病肾病Ⅳ期标准。

④尿蛋白定量 ≥ 0.5g/24h，Scr < 265.2μmoL/L。

（2）排除标准

①1 型糖尿病。

②不符合 DN 的诊断标准。

③严重高血压难以控制。

④既往 1 个月内出现严重感染。

⑤近 6 个月内出现心绞痛、心肌梗死、心力衰竭、脑梗死或脑出血等严重心脑血管事件。

⑥妊娠或哺乳期。

⑦口服缬沙坦胶囊后血压低于 90/60mmHg。

（3）治疗方法

对照组：给予基础饮食指导，根据身高、体质量及运动量，计算出每天饮食总热量，按脂肪、蛋白质、碳水化合物 30%、10%、60% 的比例配餐，其中蛋白质摄入量控制在 0.5 ～ 0.8g/（kg·d）。接受合理的降血糖治疗，降糖措施不限。控制目标为空腹血糖 < 7.0mmol/L，餐后 2 小时血糖 < 10.0mmol/L，HbA1c < 7%。观察期间禁止输注白蛋白。单纯口服缬沙坦胶囊（代文，北京诺华制药有限公司生产，批准文号：国药准字 H20040217，规格：80mg/ 粒），80mg，每天 1 次。

治疗组：在对照组治疗的基础上加用一贯煎加减方治疗。处方：生地黄 30g，沙参 10g，当归 10g，枸杞子 20g，麦冬

10g，川楝子 5g，生黄芪 30g，瓜蒌仁 15g，酒大黄 10g，生白术 20g，桑叶 15g，荷叶 15g，金樱子 15g，芡实 15g。由北京康仁堂制作成免煎颗粒，每次 1 袋，每天 2 次。2 组疗程均为 8 周。

（4）疗效观察

观察指标：①安全性指标：血尿便常规、电解质、肝肾功能。②评价指标：观察治疗前后 2 组 24 小时尿蛋白定量、空腹血糖、餐后 2 小时血糖、总三酰甘油（TG）及总胆固醇（TCHO）水平。

疗效标准：参照《中药新药临床研究指导原则》拟定。显效：主要症状、体征消除或明显改善，证候积分减少 ≥ 70%，24 小时尿蛋白较治疗前下降 > 40%；有效：主要症状、体征均有好转，证候积分减少 ≥ 30%，24 小时尿蛋白较治疗前下降 ≤ 40%；无效：主要症状、体征均未达到上述标准，24 小时尿蛋白较治疗前无变化或增高。

统计学方法：采用 SPSS17.0 软件进行统计学处理，满足正态分布的计量资料采用 t 检验，不满足正态分布的计量资料采用非参数检验。计数资料采用 χ^2 检验，以 $P < 0.05$ 为差异有统计学意义。

（5）治疗结果

2 组综合疗效比较：总有效率治疗组为 83.3%，对照组为 53.3%，组间比较，差异有统计学意义。2 组治疗后 24 小时尿蛋白定量均有所下降，其中治疗组下降更明显，与对照组比较，差异有统计学意义。治疗组治疗后总三酰甘油及总胆固醇较治疗前明显下降，差异有统计学意义，对照组治疗后无明显下降，治疗后组间比较，差异有统计学意义。2 组治疗前后血肌酐、空腹及餐后血糖均无明显变化。

3. 讨论　一贯煎出自《柳州医话》，是清代魏之琇之名方，方由北沙参、麦冬、生地黄、枸杞子、当归、川楝子组成，主治肝肾阴虚、肝气不舒证。方中生地黄、麦冬、沙参、枸杞子滋补肺肝肾之阴，现代药理研究亦证实以上诸药均有较好的降血糖作用。当归养血活血；川楝子疏肝泄热，理气止痛，遂肝木条达之性，其性苦寒，但与大量甘寒滋阴养血药配伍，则无苦燥伤阴之弊。任师认为患者罹患糖尿病且合并肾病后多有抑郁情绪，缺乏治疗的信心和决心，中医学认为此与情志不舒、肝郁化热有关。方中巧妙地用川楝子可疏肝行气化热，有效调节患者的抑郁情绪，使患者积极配合治疗。笔者认为糖尿病肾病尿蛋白属精微下泻，脾虚水谷精微失于运化输布，肾藏精，肾虚开阖失司，精微物质溢于小便而成蛋白尿，故加生黄芪、生白术益气健脾升清；加金樱子、芡实以补肾收涩固精；黄芪具有益气健脾、利水消肿的功效，现代临床研究发现黄芪可降低 DN 患者的血肌酐、尿素氮及尿蛋白，同时可缓解 DN 患者肾小球高滤过、高灌注状态，药理研究亦发现黄芪具有调节免疫、改善脂质代谢、减轻水钠潴留、降低高凝状态、促进肝脏蛋白质合成的作用。此外 DN 病程日久，多有气血两虚之候，方中生黄芪配伍当归起到益气养血之作用。西医学认为 DN 大量蛋白尿与肾小球"高滤过、高灌注、高压力"有关，笔者认为方中加酒大黄、瓜蒌仁可以宽胸通腑泄浊，从大便排出毒素，可间接减轻肾小球的"高滤过、高灌注、高压力"，从而起到降低尿蛋白的作用。多数慢性肾病均忌感冒，感冒后可使尿蛋白量增多，方中加桑叶疏风清热解表以散邪，以起到未病先防的作用，现代药理研究亦证实桑叶多糖对 DN 患者具有一定的肾保护作用及抗肾小球纤维化的作用，其机制可能是通过下调

TGF-β 1mRNA 表达来实现。DM 患者容易合并脂代谢紊乱，脂代谢紊乱又可促使肾病的进展，方中加荷叶能明显调节 DM 患者的脂代谢紊乱，从而起到减少尿蛋白的作用。《本草从新》记载荷叶"升散消耗，虚者禁之"，《证治要诀》载"荷叶服之，令人瘦劣"，可见荷叶在古代就被发现有减肥之功效。现代研究表明，荷叶中的活性成分生物碱（莲碱、原荷叶碱和荷叶碱等多种生物碱及黄酮类物质、维生素、多糖等成分）有降血脂、减肥作用，这说明荷叶有明显的降血脂作用。

本观察结果表明，在常规应用缬沙坦胶囊的基础上加用一贯煎加减方对减少 DN Ⅳ 期尿蛋白定量、调节血脂有一定疗效，有效率高于单纯应用缬沙坦胶囊，其有效机制需通过动物实验研究进一步证实。

二、胆囊切除术后胆道动力障碍

（一）概述

自 1991 年国内行第一例腹腔镜胆囊切除术（LC）以来，现 LC 已成为胆囊良性疾病外科治疗的金标准。但 LC 术后 5%～10% 的患者在排除了炎症、结石、狭窄和肿瘤等器质性病变后，仍有不明原因的右上腹痛，伴腹胀、恶心，严重者可出现胆绞痛样疼痛，对此现象，国内外医学专家经过百年探索未果，以往将其笼统归属在胆囊切除术后综合征（postcholecystectomy syndrome，PCS）的范畴，自 20 世纪 80 年代以来，随着 B 超、ERCP、CT 等影像技术的发展，大多数 PCS 都可以发现具体的器质性病变，如胆囊管残留结石等，胆囊残株炎、缩窄性胰头炎、胆总管残留结石等，目前将出现上诉症状而无器质性病变者归属于胆囊切除术后胆道动力障碍（PCBD）的范畴。

胆囊切除术后胆道动力障碍（PCBD），临床症状为右季肋区或上腹部绞痛，或向腰背部、右肩胛放射，疼痛时间10～30分钟，慢性疼痛可持续数小时，有时伴恶心、呕吐，无显性黄疸；通常亦无发热，少数患者发作后ALT、AST、ALP或血淀粉酶轻度升高。

（二）临床应用

临床对于有症状无器质性发现者一直未予以重视，西医均为对症治疗，疗效也不确切。发生PCBD不但患者痛苦，而且外科医生也常被埋怨甚至被误解，还可能引起医疗纠纷。中医用一贯煎为主方，随症化裁，治者甚众，收效颇佳。

王守振等为观察一贯煎加减治疗胆囊切除术后胆道动力障碍（PCBD）的疗法。选取了51例病例，所有病例均通过B超、CT、ERCP或MRCP等影像技术排除了炎症、结石、狭窄、肿瘤等器质性病变。所有患者均经中医辨证，属肝阴不足，肝气不舒证型。服用中药组方为：生地黄15g、沙参10g、麦冬15g、枸杞子15g、当归15g、川楝子10g、生甘草10g、赤芍15g、红花10g。证属气滞证以胁肋部、腹部胀痛为主症者，加用柴胡、郁金、青陈皮；属肝胆湿热证以胁肋灼痛、口苦、咽干、尿黄、舌红苔黄腻为主症者，加茵陈、虎杖、蛇舌草、半边莲等；胁痛呕恶为主症者，加用薏米、藿香、佩兰，去生地黄、麦冬；属瘀血证以右胁刺痛，肝大、舌边有瘀点为主症者，加丹参、五灵脂、蒲黄等。在服用中药煎剂期间暂停用一切其他药物治疗。结果：7天为1疗程，治疗1～3个疗程。显效

15 例，占 29.4%；有效 32 例，占 62.7%；无效 4 例，占 7.9%。总有效率 92.1%。

（三）讨论

一贯煎由清代名医魏玉璜创制，主治肝阴不足，肝气不舒所致胸脘胁痛、吞酸、吐吞、咽干口燥、舌红少津之阴虚肝郁证。患者经过手术后可致机体津液部分丢失，而再精细的手术也是对机体的一种创伤，导致气滞血瘀。本病属中医学腹痛、胁痛范畴，手术难免加重心理压力，精神紧张，导致肝气不舒，病位在肝脾，病机为肝失疏泄。中医学认为肝胆为表里，肝主疏泄，胆藏肝之精气（胆汁）助消化，生理情况下胆汁的化生和排泄受肝的疏泄功能控制调节。如肝的疏泄功能失常会影响胆汁的分泌和排泄，反之若胆汁排泄不畅，会使疏泄功能失常，终则肝胆同病。胆囊切除术后，使肝失去了与胆之间的阴阳互根互用的协调关系，易出现阳损及阴，最终导致肝阴不足，肝失疏泄而出现临床症状。本方运用滋阴柔肝的药物加用疏肝解郁、活血化瘀的药物，立意深刻，组方贴切。方中以生地黄为君药，滋阴补肾兼养肝血；沙参、麦冬养阴生津、润肺清燥，枸杞子滋肝肾之阴，当归补肝经之血，诸药与君之用以为臣；再用川楝子、赤芍、红花疏肝理气，活血化瘀以佐使。全方重在滋阴养血以柔肝之法而达疏肝之目的，其重用滋阴反能疏肝的道理，张山雷谓之为"气之所以滞，本由液之不能充"。

随着 B 超、ERCP、CT、MRCP 等影像技术的发展，大多数胆囊切除术后综合征（PCS）都发现有具体的器质性病变，我们对该类患者一定要首先利用目前先进的诊疗技术手段解除病因而达到有效治疗效果，以免贻误病情。对于这类患者通过该方法治疗后症状可有不同程度的改善，但往往不能从根本上解决问题。

（四）医案精选

患者，女，56 岁，大方县人，农民。自 2003 年起，右上腹间歇隐痛，进食脂肪餐后加剧。腹部 B 超示：胆囊多发性结石；胆囊炎。肝功能正常。于 12 月 10 日行 LC 治疗，术后 1 周患者腹疼痛再发。症见：右上腹、右胁部刺痛、隐痛，伴口干咽燥，腹胀，舌红少苔，脉弦细而数，ERCP 未发现异常。辨证为"胁痛"，肝阴不足、瘀血阻络型。方用一贯煎加味：生地黄 20g，枸杞子 25g，北沙参 25g，杭白芍 20g，川楝子 10g，当归 10g，麦冬 20g，丹参 15g，赤芍 15g。服药 3 天后，自觉症状有所好转，守方加减再服 1 周腹痛消失而出院。

按： 运用一贯煎治疗胆囊切除后再发腹痛，并非一成不变，而应根据其组方辨证加减化裁，退热不宜过寒、祛瘀不宜太破、宜清润忌温燥、宜平淡不宜峻猛、补虚不能滞邪、攻邪不致伤正，以达"邪去而正不衰"的原则。如属气滞证，以胁肋腹部胀痛为主症者，加用柴胡、郁金、青陈皮、山楂等。属肝胆湿热证，以胁肋灼痛、口苦、咽干、尿黄、舌红苔黄腻为主症者，加茵陈、虎杖、蛇舌草、半边莲等；胁痛呕恶为主症者，加用薏苡仁、广木香、藿香、佩兰、炒谷麦芽、白蔻仁等，去生地黄、麦冬，或减量；属瘀血证，以右胁刺痛、肝大、舌边有瘀点为主症者，加丹参、赤芍、红花、五灵脂、蒲黄等。

三、胃食管反流病

(一)概述

胃食管反流病（GRED）是指胃、十二指肠内容物因各种诱因反流入食管引起烧心、反酸、呃逆等为主要症状的临床综合征。GERD 包括非糜烂性反流病（NERD），糜烂性食管炎（RE）和 Barrett 食管（BE）三型。如果不能有效控制症状，胃食管反流可以进一步影响食管、咽喉、肺等器官，发展成糜烂性食管炎、哮喘、Barrett 食管，甚至食管腺癌等疾病。其伴发的食管外症状多为胸骨后灼痛、咽部不适、哮喘等症状，并可导致食管炎或咽、喉、气道等食管以外的组织损害。

目前胃食管反流病临床高发，严重影响了患者的生活质量。对其发病机制研究较多，西医学认为其发病主要是由于食管下括约肌（LES）松弛、胃黏膜受损和胃酸分泌过多等，中医学认为其病机在于脾胃，属于胃失和降的体现，与之相应的中西医临床治疗方案的探索也属于临床热点。

胃食管反流病是临床上的常见多发疾病，发病率随年龄的增长而升高，40 岁以上患病率增加，尤其是老年人常伴有严重的并发症，男女发病无明显差异，但是男性食管炎和 Barrett 食管发病率明显增高。不同地区 GERD 的发病率不同，根据发病症状进行统计分析，西方国家 GERD 发病率很高，达 10% ~ 20%；亚洲大部分地区 GERD 患病率低于 5%，多为轻度患者，以 NERD 为主，占总 GERD 发病率的 50% ~ 70%。我国的流行病学资料显示，GERD 发病率一般在 2.0% ~ 6.2%，RE 和 BE 的检出率在逐年增加。

　　胃食管反流病还与一系列其他病有显著的相关性。近年来研究表明，BE 与食管腺癌发病风险的升高密切相关，在患 GERD 超过 10 年的患者中，BE 的检出率明显增加。BE 可发展为低、高级别上皮内瘤，黏膜内癌和浸润性癌，因而在临床上引起了高度关注。

　　1. 西医学理论对其发病机制的研究　　正常情况下食管有防御胃酸及十二指肠内容物侵袭的功能，包括抗反流屏障、食管廓清功能及食管黏膜组织抵抗力。西医学认为，GERD 是由多种因素造成的消化系统动力障碍性疾病。GERD 发病是食管对胃、十二指肠内容物反流的防御机制下降和攻击因素如酸、胃蛋白酶、胆盐和胰酶等对食管黏膜攻击作用的结果。GERD 的发病机制一般包括：食管下括约肌（LES）压力降低、一过性食管下端括约肌松弛（TLESR）、食管裂孔疝、食管廓清功能减低、食管黏膜屏障受损致其防御功能下降、胃十二指肠功能异常、食管内脏高敏感以及胃酸、胃蛋白酶和十二指肠反流物的攻击作用等。

　　胃食管反流的主要机制被认为是不恰当的 LES 松弛，胃底的扩张增加一过性下食管括约肌的松弛频率。目前认为，TLESR 是引起胃食管反流的主要原因。50% 以上内镜检查阴性的 GERD 患者，其反流原因是频繁发生 TLESR。谢鹏雁等研究发现，胃食管反流可以发生在由食管扩张引起的 LES 松弛期内；对于快速食管扩张，单独的 LES 松弛伴随反流的百分比显著高于伴有继发蠕动的 LES 松弛时出现的胃食管反流情况。通过探讨新生儿胃食管反流的发病机制，病理性反流组食管下括约肌压力（LESP）和屏障压显著低于对照组，提示新生儿 GERD 的发生不单是 LESP 降低这一因素，还可能与短暂 LES

松弛有关。

此外，食管黏膜屏障受损、幽门螺杆菌亦与本病存在关联。对于本病的治疗，目前西医学主要有抑制胃酸分泌，增强下食管括约肌功能，促进食管及胃的排空能力及强化食管黏膜的防御机能等几种思路。

2. 中医学理论对其发病机制的研究　中医学认为，胃食管反流病涉及中医学吐酸、嘈杂、胸痹、梅核气等范畴。对本病的病因病机的研究，古代文献与现代文献的认识基本一致。《灵枢·四时气》云："邪在胆，逆在胃。"张景岳在《景岳全书·非风》中提出："腹满少食，吐涎呕恶，吞酸嗳气，谵语多思者，病在脾脏。"因此，本病的病位在脾胃，与肝胆关系密切。《素问·六元正纪大论》曰："木郁之发……民病胃脘当心而痛。"提示木郁土虚，胃失和降是本病病机的关键。现代医家谭万初等根据陈无择《三因极一病证方论·胸痞证治》篇，将其定为"胸痞"，认为其基本的病机应是胃气夹热上逆，病因常见有酒食所伤、情志失调和脾胃虚弱。李敬华等认为本病病机关键为胃失和降、浊气上逆，其发生原因有暴饮暴食、平素急躁或抑郁、素体羸弱。赵慧等通过总结现代中医名家专著及各文献报道中 GERD 的中医辨证分型，在 GERD 的 14 个证型中，肝胃郁热证、肝胃不和证、脾胃虚弱证及痰气郁阻证为临床中常见的 4 大证型。

对于 GERD 治疗，中医学重视分型证治，与西医对症治疗但是易于复发的特点相比，中医治疗往往通过辨证施治，从病因、病位、病机等多方面把握疾病的特征。汪荫华根据前人论述，结合自己的临床实践，将本病的病因大致归纳为饮食不节、情志失调、劳力所伤、体质虚弱，并将本病分为肝胃不和证、肝胆胃郁热证、气郁痰阻证、寒热错杂证、气滞血瘀证、脾虚气逆证、胃阴不足证7种证型，据证施治。比如肝胃不和证用柴胡疏肝散加减，以疏肝理气、和胃降逆；肝胆胃郁热证用左金丸合化肝煎加减，以泄肝利胆、和胃降逆；气郁痰阻证用旋覆半夏汤加减，以理气解郁、化痰散结等。

唐旭东认为 GERD 发病的根本病机在于胃失和降，不降反逆，治疗上以"通降法"为核心才是切中病机。通降法主要以行气降胃为根本，根据临证特点辅以他法。何占德等总结多年来中医药辨治胃食管反流病方法，认为胃食管反流病病机与"郁热内蕴""胃气上逆"等有关，病位在胃与食管，涉及肝胆脾。临证分为肝胃郁热、胆热犯胃、气滞血瘀、中虚气逆、胃阴亏虚5型进行辨证论治，结合自制中药糊吞服，疗效颇佳。刁迎梅结合多年临床诊治实践经验，依据中医学理论，将GERD 依临床表现不同分为"肝胃不和证、脾胃湿热证、痰气郁结胸膈证、脾胃虚寒证"4证进行辨证治疗。对肝胃不和证治以疏肝和胃；脾胃湿热证治以芳香化湿，清热和降；痰气郁结胸膈证治以理气开胸，化痰利咽；脾胃虚寒证治以益气健脾，和胃降逆。在长期的临床诊疗观察中均取得满意的疗效。马新英等经过多年的临床观察与实践，认为肝脾的功能在整个疾病的发生、发展及治疗过程中起了决定性作用，提出了以肝脾为中心辨证分型治疗。覃婧通过数则病案，探讨从《伤寒论》三阴病角度诊治本病的疗效，多方合用使清上温下，辛开苦降，寒热并用，攻补兼施，散中有收，收中有散，取得良好疗效。

目前西医学对 GERD 的治疗主要以质子泵抑制剂抑制胃酸分泌为主，但长期抑酸有可能导致不良后果，且停药后易复发，出现症状重叠现象时无明确治疗方案等。同样，中药或中成药往往没有明显的抑制胃酸和黏膜保护作用。因此，在用西药针对性治疗的同时，结合中医药治疗，可降低 GERD 复发率，减少 PPI 依赖，提高临床疗效和患者的生活质量。

（二）临床应用

许凤莲为观察一贯煎加味治疗反流性食管炎的疗效，将120 例本科室住院的反流性食管炎患者按 1∶1 的比例随机分为两组。治疗组 60 例，男 43 例，女 17 例；年龄 29～75 岁；病程 6 个月～3 年。对照组 60 例，男 40 例，女 20 例；年龄 27～76 岁；病程 4 个月～3 年。①两组患者均符合《反流性食管炎诊断及治疗指南（2003 年）》中对 RE 的诊断标准。②所有患者均行电子胃镜检查，诊断为反流性食管炎，排除了食管癌、霉菌性食管炎、贲门失弛缓症、胃癌、消化性溃疡等疾病。③排除了药物不良反应所引起的反酸、烧心及心源性胸痛等。两组一般资料对比，差别无统计学意义（$P > 0.05$），具有可比性。

治疗方法：对照组给予口服奥美拉唑胶囊，每次 20mg，每日 2 次；吗丁啉片，每次 10mg，每日 3 次，皆于饭前 15 分钟服用。治疗组给予一贯煎加味治疗，药物组成：生地黄 20g、枸杞子、煅瓦楞子各 15g，沙参、麦冬、当归、炒莱菔子、代赭石、海螵蛸各 10g，川楝子 5g。加减：伴心烦口苦、咽干喜饮者合左金；伴饮食喜热，大便溏者加干姜、吴茱萸。每日 1 剂，水煎留汁 400mL，分早晚 2 次温服。两组均以 4 周为 1 个疗程。

疗效判定标准：痊愈：临床症状消失，复查胃镜示食管下段黏膜光滑、无充血及糜烂，且停药 2 个月内无复发。有效：临床症状消失，复查胃镜示食管下段黏膜正常，但停药2个月内有复发。好转：临床症状减轻，胃镜下观察食管下段黏膜炎症范围缩小，程度减轻。无效：症状未达到好转标准。结果：治疗组痊愈13例，有效24例，好转19例，无效4例，有效率占93.3%；对照组痊愈8例，有效22例，好转15例，无效15例，有效率占75.0%。两组对比，差别有统计学意义（$P < 0.05$）。

（三）案例

患者，男，48岁，于2010年5月30日初诊。主诉：反酸、烧心已2年余，伴口干、纳差。曾口服西药吗丁啉、奥美拉唑治疗，服药期间症状消失，停药后第二天症状如故。半年前行电子胃镜检查为反流性食管炎。现要求服汤剂治疗。现病史：患者一般情况良好，舌红少津，脉弦细。西医诊断：反流性食管炎。中医诊断：泛酸，证属肝阴不足、气机郁滞。治宜滋阴疏肝，行气降逆。给予一贯煎加味，处方：生地黄20g，枸杞子、煅瓦楞子各15g，沙参、麦冬、当归、炒莱菔子、代赭石、海螵蛸各10g，川楝子5g。每日1剂，水煎留汁400mL，分早晚2次温服。用药2周后烧心、反酸症状消失，食欲有增，仍感口干。效不更方，又服药2周，诸症消。2个月后电话随访，无复发。

（四）讨论

反流性食管炎在临床上为常见病、多发病，发病率随年龄增加而增加，40～60岁为高发年龄段，男性多于女性（2～3:1）。西医学认为本病发病机制是食管抗反流防御机制减弱和反流物对食管黏膜攻击作用的结果。治疗时用 H 受体拮抗剂或质子泵抑制剂配合促胃动力药，必要时辅助应用抗酸药，服药时间一般为 3 ~ 6 个月，停药后症状复发率高达70% ~ 80%。本病属于中医学泛酸、胃痛范畴，基本病机为肝气犯胃，胃失和降。中医学理论认为：脾主运化，胃主通降，脾与胃表里相配，合作密切，共同完成对食物的运化传输。肝主疏泄，能促进脾胃对食物的运化过程。正如《素问·宝命全形论》中所说："土得木而达。"唐容川在《血证论》中也说："木之性主于疏泄，食气入胃，全赖肝木之气以疏泄之，而水谷乃化。"此外，肝主藏血、主生发，故有"肝体阴而用阳"之说。肝的这些生理功能决定了在病理上常表现为肝阳有余、肝阴不足、肝气郁结的特点。本文所论之病证即属肝阴不足、气机阻滞、肝气犯胃致胃失和降所致，治疗应滋阴疏肝，和胃降逆。一贯煎出自《续名医类案》，主治肝肾阴虚，肝气郁滞证。方中生地黄滋阴养血、补益肝肾，为君药，内寓滋水涵木之意；沙参、麦冬滋养肺胃，意在佐金平木，当归、枸杞子养血柔肝，4 药共为臣药；川楝子疏肝泄热，复其条达之性，为佐药。全方组方严谨，配伍精专；苦燥而不伤阴，养阴而不遏滞气机，且无碍胃气之弊，充分照顾到"肝体阴而用阳"的生理特点，更配海螵蛸、煅瓦楞子以制酸；炒莱菔子、代赭石以降逆气。诸药合用，共奏滋阴疏肝、降逆和胃之效。切中病机，用治本病，故能获效。现代药理学研究表明，海螵蛸、瓦楞子含碳酸钙，能中和胃酸；川楝子、莱菔子、代赭石能促进胃肠蠕动，沙参、麦冬、当归、生地黄、枸杞子能提高人体免疫力。临床实践也证明，用本方法治疗反流性食管炎，疗效确切。

四、慢性萎缩性胃炎

（一）概述

慢性萎缩性胃炎，简称（CAG），是一种常见病，世界卫生组织将其列为胃癌前状态，尤其是伴有肠上皮化生或不典型增生者，癌变可能性更大。其发病缓慢，病势缠绵，迁延难愈，治疗棘手。中医学文献中无萎缩性胃炎这一病名，依症状可归属于中医学的胃痞范畴。

慢性萎缩性胃炎的临床表现不仅缺乏特异性，而且与病变程度并不完全一致。临床上，有些慢性萎缩性胃炎患者可无明显症状，但大多数患者可有上腹部灼痛、胀痛、钝痛或胀满、痞闷尤以食后为甚、食欲不振、恶心、嗳气、便秘或腹泻等症状，严重者可有消瘦、贫血、脆甲、舌炎或舌乳头萎缩，少数胃黏膜糜烂者可伴有上消化道出血。其中 A 型萎缩性胃炎并发恶性贫血在我国少见，本病无特异体征，上腹部可有轻度压痛。

诊断：萎缩性胃炎，黏膜皱壁平滑，黏膜层变薄，细胞浸润可涉及黏膜下层，腺体大部分消失，有时局限组织的再生过程占优势，可发生息肉，甚至可转变为胃癌。病变严重时，胃黏膜形态像小肠（肠化）。由于腺体的大部分消失和胃的分泌功能减低，盐酸、胃蛋白酶和因子的分泌均减少。胃黏膜的基本病变如下：

1. 胃黏膜内固有的腺体萎缩　判断腺体是否发生萎缩，主要根据以下几点：

①腺体的上皮细胞体积缩小，细胞数目减少，因而腺体体积缩小，甚至消失，使残留的固有腺体不规则分布。②萎缩腺

体之间纤维组织增生，间质增宽，其中有较多的炎细胞浸润。③固有腺体减少，代之以化生的腺体，正常腺体减少，化生的腺体越多，则萎缩程度越重。④正常腺体不同程度消失，而为一种增生的小腺体代替。

凡出现上述任何一项病变者，均可作为腺体萎缩的表现。腺体萎缩常呈灶性分布，一般先幽门，后胃体，先小弯部，后大弯侧。

萎缩的程度可分三级：轻度：胃窦部浅层腺体呈局灶性萎缩、减少，而大小弯腺体正常。中度：胃窦部及小弯腺体均有萎缩、减少，范围较轻度广泛。重度：胃窦部大部分萎缩、减少，仅残留少数原有腺体，大、小弯及弯腺体萎缩；或黏膜显著变薄，原有腺体完全萎缩、消失，而代之以化生腺体。

2. 化生　是指胃黏膜各部分的固有腺体变为其他类型的胃腺或肠道的腺体，如肠上皮化生、幽门腺化生。

（1）肠上皮化生（肠腺化生）　是指胃黏膜的任何一种腺体变成了小肠的腺体，最常见于幽门窦，继而向小弯、大弯、胃体部扩展，肠上皮化生，先从腺颈部上皮开始，然后向黏膜表面上皮及腺体深部发展，肠上皮化生（肠腺化生）实为小肠腺化生，它与大肠腺的区别就在于有潘氏细胞。

（2）假幽门腺化生　是胃体及胃底腺萎缩时出现的一种变化，如活检确系取自胃体部，在黏膜内见有幽门腺，可认为是化生，特别是取自大弯部的黏膜，如见有幽门腺，可肯定为化生。

3. 增生　当腺体有萎缩、消失时，常伴随颈部腺体的增生，这是一种对损伤的修复、代偿现象。

4. 不典型增生　是指腺体在增生基础上，组织结构出现了异常现象，即组织结构的异型性，此种增生常见于慢性萎缩性胃炎，有肠腺化生的腺体更为常见，不典型增生的腺体常呈灶性分布，与周围腺体一般有较清楚的分界，有时，仅可见少数几个腺体有不典型增生的改变。

5.癌变　为重度不典型增生的进一步发展。癌变可从黏膜的不同深度开始，有的从黏膜表面上皮开始，活检易于发现，有的从黏膜深部腺体开始，如活检取材较浅，则不易发现，此种情况应予注意。

历代医家认为慢性萎缩性胃炎病因病机不一，外感内伤皆可致病。刘春丽认为中医学有"内因、外因、不内外因"的三因之说，本病也不例外。内因情志不舒，郁怒思虑；外因感受寒湿秽浊等六淫不正之气；不内外因之饮食所伤，如暴饮暴食、饥饱无度、贪凉饮冷、过食辛辣烟酒、肥甘厚味，或食饮不洁之物等，均可伤胃，而生诸症。刘启泉等认为浊毒致病广泛，但以中焦脾胃最为多见，浊为湿之甚，毒乃热之极，浊毒不解，蕴结于中焦，既可加重气滞湿阻，继生浊毒，又能入血入络伤阴耗气，故其致病缠绵，这也正是 CAG 反复难愈的关键所在。此毒又可与现今幽门螺旋杆菌（Hp）相联系。李连会等认为慢性萎缩性胃炎病因有外毒、药食毒邪、环境毒邪、内生毒邪、虫毒。而虫毒即为 Hp 通过多种机制损伤胃黏膜，造成胃黏膜反复发生炎症，长期作用导致胃黏膜的萎缩。西医学研究证实，Hp 的感染是其发病的主要原因之一，世界卫生组织已将其列为Ⅰ类致癌原。单兆伟老中医认为，慢性萎缩性胃炎的形成乃是一个由气及血，由经入络的渐变过程。《金匮要略》载："腹不满，其人言我满，为有血瘀。"白宇宁等认为慢性萎缩性胃炎的发生发展是由气及血入络的渐变复杂过程，认为脾胃虚弱是发病之本，邪壅胃腑、胃络瘀阻是重要病机特征，邪毒久滞、毒损胃络是重要病机转归，故提出脾虚络阻毒损为其基本病机，以健脾通络解毒为基本治则。亦有从湿论治者，顾庆华教授认为湿热中阻为慢性萎缩性胃炎的重要病机之一，采用清热化湿法可获得较好的疗效，但在具体运用时需要辨清患者湿热的程度，分清湿重还是热重而予以分治，同时要注意宣通气机，达到"气行则水行，水行则湿化"的目的。木为土之所不胜，临床治脾胃病多以肝脾论治，肝失疏泄，木气郁结，则脾气不升，胃气不降，壅滞为病，或疏泄太过，横逆而犯，脾胃受伐，升降无度，或脾胃虚弱，肝木乘之，气乱为病，故《内经》有载："土恶木也。"此外，孟思贤等提出从心胃相关论治慢性萎缩性胃炎，心胃相关理论指出心与胃有着密切的联系，在位置、经络、生理、病理方面息息相关，而慢性萎缩性胃炎以胃为本，与心亦有密切联系，强调治胃可从心论治。

经方治疗：经方治疗慢性萎缩性胃炎临床分为肝胃气滞型、热毒内陷型、食滞中焦型、瘀血内阻型、中气虚弱型等，治法有疏肝解郁、健脾和胃、泄热除痞、散结和胃、消食和胃、活血化瘀、健脾理气清胃、补中益气等。临床所用经方较多。张永奎等采用半夏泻心汤加减治疗，对照组采用维酶素片治疗，比较两组患者的疗效及症状改变情况，结果半夏泻心汤加减治疗慢性萎缩性胃炎疗效显著。孙国峰运用柴胡疏肝散加减方治疗慢性萎缩性胃炎患者 42 例，结果显示临床症状和胃镜检查均好转。胡慧明等用陈夏六君子汤加味治疗慢性萎缩性胃炎在临床上取得较好效果。白涛等采用加味化肝煎治疗肝胃郁热型慢性萎缩性胃炎疗效满意。马志勇予观察组患者服用加味四君子汤加减，对照组患者口服胃复春片，结果表明加味四君子汤加减治疗慢性萎缩性胃炎的疗效明显而且安全可靠，值得临床推广应用。庞厚安予对照组维霉素治疗，研究组采用一贯煎加味法进行治疗，总有效率研究组 84.21%，对照组为 63.16%，结果表明加味一贯煎能够有效治疗慢性萎缩性胃炎，改善临床症状明显，具有较高的临床价值。

（二）临床应用

崔曙岩等为观察一贯煎治疗慢性萎缩性胃炎的疗效，选取了 60 例患者，其中男 28 例，女 32 例；年龄最大者 61 岁，最小者 35 岁，平均年龄为 48 岁，病程最长者为 10 年，最短者为 6 个月，其中胃黏膜轻度萎缩者 21 例，中度萎缩者 33 例，重度萎缩者 6 例，观察病例全部经过胃显微镜和胃黏膜活检确诊为慢性萎缩性胃炎，并排除癌变，或其他并发症。本病临床表现上为上腹部隐隐灼痛，痞满不舒，食少便干，咽干口燥，消瘦乏力，舌红少苔或无苔，脉细或弦细数，辨证属胃阴不足型，治疗方药组成为：北沙参 15g，生地黄 15g，枸杞子 10g，乌梅 5g，当归 10g，麦冬 10g，川楝子 10g，元胡 10g，枳实 10g，莪术 10g，鸡内金 10g，蒲公英 30g，甘草 6g。每日 1 剂，水煎取 300mL 分饭前两次温服，2 个月为 1 个疗程。治疗期间嘱患者注意饮食清淡，勿食辛辣刺激之品，定时进餐，并注意调节情志。

疗效标准：根据《慢性胃炎中西医结合诊断辨证和疗效标准》（试行方案）分为显效、有效和无效。显效：临床症状消失，饮食正常，体重增加；胃镜复查黏膜急性炎症基本消失，慢性炎症好转；胃黏膜活检病理证实胃镜所见，腺体萎缩，肠化生恢复或减轻两个级别以上。有效：临床症状明显减轻，食欲改善，体重增加；胃镜检查病变有所减轻一个级度以上，腺体萎缩，肠化生减轻。无效：症状改善不明显，体重无增加；胃镜检查及胃黏膜病理检查达不到有效标准。

治疗结果：全部病例均在服药前经纤维胃镜、病理活检确诊为慢性萎缩性胃炎，服药 2 个月后再次复查胃镜和病理组织活检，显效 43 例，有效 12 例，无效 5 例。随访时间平均 12 个月，有 39 例症状无复发，有 21 例复发继续服原方药仍有效。分析原因：与疗程坚持不够或者饮食不能按照医嘱等因素有关，无 1 例癌变。

案例

李某，女，63 岁，1998 年 6 月 30 日初诊。胃脘痛、痞满数年，时轻时重，每遇情绪波动，痛满加重，胃胀，纳差，口干苦，大便干，舌红苔黄，脉弦。经纤维胃镜检查提示：陈旧性溃疡；部分腺体萎缩。诊断为萎缩性胃炎。此为肝气郁结，横逆犯胃。治宜疏肝解郁，理气和胃。方药：柴胡 9g，鸡内金 9g，白芍 15g，栀子 12g，郁金 12g，木香 6g，延胡索 12g，玉竹 12g，黄芩 12g，甘草 6g。服 9 剂后诸症减轻，守上方去延胡索、木香，加焦麦芽、焦山楂、焦神曲各 10g，继服 20 剂，诸症悉除。

按： 本例患者心胸狭隘，遇小事辄烦恼，稍有不遂即怏怏不乐，终致肝气郁结，横逆犯胃。方用四逆散加减，疏肝解郁理气和胃，药证相符，故见效机。

讨论： 西医学研究表明，Hp 感染是慢性萎缩性胃炎形成和发展的重要因素之一，因此根除 Hp 能有效逆转已形成的萎缩性胃炎。单北伟提出，Hp 当属中医学"邪气"范畴，应清化活血，故研制出清幽养胃胶囊治疗 Hp。徐喜玲将 80 例慢性萎缩性胃炎患者随机分为对照组和观察组，对照组 44 例给予多潘立酮、阿莫西林、甲硝唑片治疗，观察组 36 例在对照组基础上辅以中药方（黄芪、党参、白术、生地黄、沙参、半夏、茯苓、蒲黄、五灵脂、柴胡）治疗，结果表明，观察组 Hp 转阴率优于对照组，不良反应发生率低于对照组。慢性萎缩性胃炎所表现的胃黏膜上皮变薄、腺体萎缩、黏膜肌层增厚且多伴有肠腺化生固有膜内多量淋巴细胞浆细胞浸润，除与 Hp 有关，还与饮食、环境、自身免疫、酗酒、服用非甾体抗炎药、接触金属、放射、缺铁性贫血、生物因素、体质因素等损伤胃黏膜的各种因素有关。临床采用对症治疗，对于 Hp 阴性者给予抗酸保护胃黏膜联合中药辨证施治。陈汉武等将 78 例慢性萎缩性胃炎患者随机分为观察组与对照组各 39 例，对照组采用西医治疗（奥美拉唑肠溶胶囊、维酶素片），观察组在对照组治疗基础上加用中药治疗，结果治疗组疗效明显优于对照组，发挥了中西医药的协同治疗效果，值得临床推广应用。马继利将 116 例慢性萎缩性胃炎患者随机分为观察组与对照组各 58 例，两组均给予果胶铋、阿莫西林、奥美拉唑等常规治疗，观察组同时服用中药汤剂。结果：痊愈率与总有效率观察组均高于对照组。

其他治法：中医治疗有其独特优势，不止中药治疗，针灸治疗也取得了良好效果。龚志荣等研究针灸治疗慢性萎缩性胃炎，治疗组针刺取穴胸 9～12、腰 1、华佗夹脊穴、胃俞、足三里（双）、天枢（双）、中脘、内关、三阴交，采用 28 号 1～1.5 寸毫针常规针刺胃俞、足三里（双），得气后行补法，余穴行平补平泻手法，每次留针 30 分钟，然后取穴足三里（双）、中脘、胃俞施以温和艾灸，每穴灸 30 分钟，每天 1 次，连续 10 次，2～3 个月为 1 个疗程；对照组口服阿莫西林胶囊、甲硝唑片、奥美拉唑、丽珠得乐颗粒。研究发现，针灸足三里、三阴交后可显著增强胃蠕动，促进胃排空；胃电图也显示胃电频率和振幅均有双向的调整作用，对胃酸和胃蛋白酶有调整作用，原来水平高者针刺后降低，而低者则升高；对营养不良患者低于正常的胃总酸游离酸、胃蛋白酶脂肪酶等指标，针灸后可恢复正常。另外，马文胜等采用以活血通络、祛瘀生新为主的丹红注射液治疗慢性萎缩性胃炎 56 例，取得较好的疗效。

结语：综上所述，中药在改善慢性萎缩性胃炎临床症状方面有一定的优势，有些中药方较西药有复发率低、服药依从性好、毒副作用小的优势，但尚存在一些问题：临床辨证分型没有统一的标准，诊断不规范，疗效评定不统一，需靠同一临床医师内镜下评价，有待中医辨证与现代检查相结合，提高辨证准确性，并规范诊断标准、统一疗效标准，使之趋于规范化。若能从众多经方验方中选取一特效方，将是患者的福音。另外，在对复方研究的过程中，很少进行拆方研究，对其中药物的协同效应及单味药有效成分及作用机制研究亦不多，应充分利用现代科技手段，从生理、生化、分子生物学着手，使之提高到细胞及分子水平，以更好地为临床服务。

五、消化性溃疡

（一）概述

消化性溃疡（PU）主要指发生于胃和十二指肠的慢性溃疡，是一种多发病、常见病。是由于酸性胃液及蛋白酶对黏膜的自身消化作用所致，因此得名。酸性胃液接触的任何部位，如食管下段、胃肠吻合口、空肠上段及具有异位胃黏膜的

Meckel 憩室（美克尔憩室，位于远端回肠）均可发生。因为胃溃疡和十二指肠溃疡最常见，故一般所谓的消化性溃疡是指胃溃疡和十二指肠溃疡。治疗主要是服用抑制胃酸、保护黏膜的药物。

病因：近年来的实验与临床研究表明，胃酸分泌过多、幽门螺杆菌感染和胃黏膜保护作用减弱等因素是引起消化性溃疡的主要环节。胃排空延缓和胆汁反流、胃肠肽的作用、遗传因素、药物因素、环境因素和精神因素等都和消化性溃疡的发生有关。

（二）临床特点

1. 消化性溃疡疼痛特点

（1）长期性　由于溃疡发生后可自行愈合，但每于愈合后又好复发，故常有上腹疼痛长期反复发作的特点。整个病程平均 6 ~ 7 年，有的可长达一二十年，甚至更长。

（2）周期性　上腹疼痛呈反复周期性发作，为此种溃疡的特征之一，尤以十二指肠溃疡更为突出。中上腹疼痛发作可持续几天、几周或更长，继以较长时间缓解。全年都可发作，但以春、秋季节发作者多见。

（3）节律性　溃疡疼痛与饮食之间的关系具有明显的相关性和节律性。在一天中，凌晨 3 点至早餐的一段时间，胃酸分泌最低，故在此时间内很少发生疼痛。十二指肠溃疡的疼痛好发在两餐之间发生，持续不减直至下餐进食或服制酸药物后缓解。一部分十二指肠溃疡患者，由于夜间的胃酸较高，尤其在睡前曾进餐者，可发生半夜疼痛。胃溃疡疼痛的发生较不规则，常在餐后 1 小时内发生，经 1 ~ 2 小时后逐渐缓解，直至下餐进食后再复出现上述节律。

（4）疼痛部位 十二指肠溃疡的疼痛多出现于中上腹部，或在脐上方，或在脐上方偏右处。胃溃疡疼痛的位置也多在中上腹，但稍偏高处，或在剑突下和剑突下偏左处。疼痛范围约数厘米直径大小。因为空腔内脏的疼痛在体表上的定位一般不十分确切，所以，疼痛的部位也不一定准确反映溃疡所在解剖位置。

（5）疼痛性质 多呈钝痛、灼痛或饥饿样痛，一般较轻而能耐受，持续性剧痛提示溃疡穿透或穿孔。

（6）影响因素 疼痛常因精神刺激、过度疲劳、饮食不慎、药物影响、气候变化等因素诱发或加重；可因休息、进食、服制酸药、以手按压疼痛部位、呕吐等方法而减轻或缓解。

2.消化性溃疡其他症状与体征

（1）症状 本病除中上腹疼痛外，尚可有唾液分泌增多、烧心、反胃、嗳酸、嗳气、恶心、呕吐等其他胃肠道症状。食欲多保持正常，但偶尔可因食后疼痛发作而惧食，以致体重减轻。全身症状可有失眠等神经官能症的表现，或有缓脉、多汗等自主神经系统紊乱的症状。

（2）体征 溃疡发作期，中上腹部可有局限性压痛，程度不重，其压痛部位多与溃疡的位置基本相符。

（三）检查

1.内镜检查 不论选用纤维胃镜或电子胃镜，均作为确诊消化性溃疡的主要方法。在内镜直视下，消化性溃疡通常呈圆形、椭圆形或线形，边缘锐利，基本光滑，被灰白色或灰黄色苔膜所覆盖，周围黏膜充血、水肿，略隆起。

2. X 线钡餐检查　消化性溃疡的 X 线表现是壁龛或龛影，是钡悬液填充溃疡的凹陷部分所造成的。在正面观，龛影呈圆形或椭圆形，边缘整齐，是溃疡周围的炎性水肿而形成的环形透亮区。

3. Hp 感染的检测　Hp 感染的检测方法大致分为 4 类：①直接从胃黏膜组织中检查 Hp，包括细菌培养、组织涂片或切片染色镜检细菌；②用尿素酶试验、呼吸试验、胃液尿素氮检测等方法测定胃内尿素酶的活性；③血清学检查抗 Hp 抗体；④应用多聚酶链反应（PCR）技术测定 HP-DNA。细菌培养是诊断 Hp 感染最可靠的方法。

4. 胃液分析　正常男性和女性的基础胃酸排出量（BAO）平均分别为 2.5mmol/h 和 1.3mmol/h，男性和女性十二指肠溃疡患者的 BAO 平均分别为 5.0mmol/h 和 3.0mmol/h。当 BAO > 10mmol/h，常提示胃泌素瘤的可能。各种胃病的胃液分析结果显示，胃酸对溃疡病的诊断仅作参考。

（四）诊断

消化性溃疡的诊断主要依靠急诊内镜检查，其特征是溃疡多发生于高位胃体，呈多发性浅表性不规则的溃疡，直径在 0.5 ~ 1.0cm，甚至更大。

1. 鉴别诊断

（1）胃癌　胃良性溃疡与恶性溃疡的鉴别十分重要。两者的鉴别有时比较困难。以下情况应当特别重视：①中老年人近期内出现中上腹痛、出血或贫血；②胃溃疡患者的临床表现发生明显变化或抗溃疡药物治疗无效；③胃溃疡活检，病理有肠化生或不典型增生者。临床上，对胃溃疡患者应在内科积极治疗下，定期进行内镜检查随访，密切观察直到溃疡愈合。

（2）慢性胃炎　本病亦有慢性上腹部不适或疼痛，其症状可类似消化性溃疡，但发作的周期性与节律性一般不典型。胃镜检查是主要的鉴别方法。

（3）胃神经官能症　本病可有上腹部不适、恶心呕吐，或者酷似消化性溃疡；但常伴有明显的全身神经官能症症状，情绪波动与发病有密切关系。内镜检查与X线检查未发现明显异常。

（4）胆囊炎胆石病　多见于中年女性，常呈间隙性、发作性右上腹痛，常放射到右肩胛区，可有胆绞痛、发热、黄疸、Murphy征。进食油腻食物常可诱发。B超检查可以明确诊断。

（5）胃泌素瘤　本病又称Zollinger-Ellison综合征，有顽固性多发性溃疡，或有异位性溃疡，胃次全切除术后容易复发，多伴有腹泻和明显消瘦。患者胰腺有非β细胞瘤或胃窦G细胞增生，血清胃泌素水平增高，胃液和胃酸分泌显著增多。

（五）中医分型论治

1. 肝胃不和型

证候：胃脘胀满，攻撑作痛，牵及两胁，遇情志不遂则加重，吐酸，胸闷嗳气，善太息，大便不畅。舌淡苔薄白，脉弦细。此证型胃镜下常表现为PU活动期，溃疡较浅，或伴有胆汁反流。

治法：疏肝理气，和胃止痛。

方药：柴胡疏肝散加减。柴胡、枳壳、佛手、延胡索、川楝子各12g，郁金、白芍各15g，广木香、苏梗9g。

方解：方中柴胡枢转气机，疏肝解郁，配枳壳加强其功；

广木香配佛手理气止痛；延胡索、郁金、川楝子疏肝理气，活血止痛；白芍敛阴养肝；苏梗宽中和胃降逆。诸药合用，共奏疏肝理气，和胃止痛之功。

2.脾胃湿热型

证候：胃痛或胸脘顶胀、憋闷，嘈杂灼热，口干口苦，渴不欲饮，头重如裹，神疲体倦，纳呆恶心，小便色黄，大便不畅。舌质红，苔黄厚腻，脉弦滑或数。此证型胃镜下常表现为PU活动期伴周围黏膜明显充血水肿或伴糜烂，或伴有胆汁反流者。

治法：清热燥湿，理气和胃。

方药：柴平饮加减。蒲公英、金钱草、柴胡、陈皮、延胡索、厚朴各12g，枳实、苍术各15g，黄芩、半夏各9g，海螵蛸20g、浙贝母15g。

方中黄芩、蒲公英、金钱草清热祛湿；柴胡、延胡索、枳实、厚朴行气消滞燥湿；苍术、半夏、陈皮燥湿理脾；海螵蛸、浙贝母制酸止痛。诸药配伍，共奏清热燥湿、理气和胃之功。

3.脾胃虚弱型

证候：胃脘隐痛，绵绵不断，每于受凉、劳累后疼痛发作，空腹痛甚，得食痛减，口泛清水，纳差，神疲乏力，大便溏薄。舌淡苔白，脉细弱。此证型胃镜下常表现为PU活动期伴慢性胃炎者。

治法：益气健脾，和胃止痛。

方药：香砂六君子加减。党参、黄芪各30g，白术、茯苓各15g，法半夏、陈皮、延胡索各12g，砂仁9g，木香6g。

方中党参、黄芪、白术健脾益气健中；茯苓健脾渗湿；法半夏燥湿降逆；砂仁、陈皮宽中和胃；延胡索、木香理气止痛。

诸药合用，共奏益气健脾、和胃止痛之功。

4. 胃阴亏虚型

证候：胃脘隐痛或灼痛，似饥不欲食，午后尤甚，或嘈杂心烦，口燥咽干，五心烦热，消瘦乏力，纳呆食少，大便干结或干涩不爽。舌质红，舌苔少或剥脱，或干而少津，脉细数。此证型胃镜下常表现为PU伴慢性萎缩性胃炎者。

治法：养阴益胃，理气止痛。

方药：一贯煎合益胃汤加减。沙参30g，天花粉、石斛、麦冬、白芍、生地黄各15g，郁金、延胡索、佛手各12g。

方中天花粉、沙参、石斛滋养胃阴；麦冬、白芍、生地黄滋养肝阴；郁金、延胡索、佛手疏肝理气止痛。诸药配伍，共奏养阴益胃、理气止痛之功。

5. 瘀血阻络型

证候：胃脘疼痛有定处，如针刺或刀割，痛而拒按，食后痛甚，入夜尤甚，或见吐血、黑便。舌质紫暗或见瘀斑，脉涩或沉弦。此证胃镜下常表现为PU或伴出血、瘢痕形成者。

治法：活血祛瘀，通络止痛。

方药：失笑散合丹参饮加减。丹参24g，郁金15g，延胡索、枳壳、川楝子各12g，蒲黄、五灵脂各10g，三七粉3g冲服。

方中蒲黄、五灵脂、丹参、三七粉活血化瘀止痛；延胡索、郁金、枳壳、川楝子疏肝理气止痛。诸药合用，共奏活血祛瘀、通络止痛之功。

6. 寒热错杂型

证候：既有胃脘疼痛、嘈杂灼热、口苦、口干、口臭、大便干燥等胃热症状，进食冷饮食物或胃部受寒后又会出现胃部不适、胃痛、胃胀甚至泻下等胃寒症状。这一证型在临床上比较常见。胃镜下常表现为 PU 或伴充血水肿、糜烂、胆汁反流并存者。

治法：辛开苦降，寒热并用，虚实并调。

方药：半夏泻心汤加减。党参（人参为最佳）30g，黄芩、黄连、干姜、半夏 10g，炙甘草 6g，大枣 3 枚。

方中以黄芩、黄连苦寒降泻除其热，干姜、半夏之辛温开结散其寒；党参（或人参）、炙甘草、大枣之甘温益气补其虚。七味相伍，寒热并用，辛开苦降，补气和中，则寒得温、热得清、虚得补、痞得消、邪去正复，气得升降，众症悉平。诸药合用，具有和胃降逆、开结消痞之功。

（六）临床应用

李莉等为观察一贯煎加味在治疗消化性溃疡的临床疗效，选取了 80 例患者，诊断标准按照《内科学》消化性溃疡的诊断标准，均经纤维内窥镜确诊。两组均有胃脘疼痛反复发作或饥饿的症状，或伴有胀满痞闷，或嗳气泛酸，大便或溏或结，甚或黑便。随机分为两组：治疗组 40 例，其中男性 24 例，女性 16 例，平均年龄 42.5 岁，病程 2 ~ 15 年；对照组 40 例，其中男性 23 例，女性 17 例，平均年龄 39.6 岁，病程 2 ~ 15 年。两组性别、年龄、病程及西医诊断均无显著差异（$P > 0.05$），有可比性。治疗方法：治疗组用一贯煎加味：生地黄 20g，北沙参、麦冬、全当归各 10g，枸杞子 15g，川楝子 10g，白芍 10g，水煎服，1 剂 / 日，早晚分服。随症加减：胃痛喜按者加吴茱萸、高良姜各 12g；胸胁苦满者加焦栀子 6g，牡丹皮 12g；头晕，心慌气短者加炙黄芪 30g，炒白术 15g；泛酸者加乌贼骨

18g，煅瓦楞子 18g；黑便者加白及 12g，仙鹤草 15g；情绪不稳，烦燥者加柴胡 10g，清木香 6g。对照组：①奥美拉唑（洛赛克）20mg，2 次 / 日，口服；②克拉霉素 0.25g，2 次 / 日，口服；③阿莫西林 0.5g，3 次 / 日，口服。两组均治疗 4 周，治疗期间忌食辛辣刺激性食物，并注意规律饮食。有效：临床症状消失或明显减轻，胃镜检查溃疡面缩小，半年内无复发；无效：临床症状好转或无明显改善，胃镜检查无明显改善。结果：治疗组疗效优于对照组，但无统计学意义（$P < 0.05$），两组治疗后 1 年随访，复发率比较有显著差异（$P < 0.01$）。

案例

周某，女，39 岁，1976 年 3 月 21 日初诊。患消化性溃疡已 3 年。胃中嘈杂，灼热而痛；伴胁痛，口干咽燥，口渴。唇舌俱红，少苔，脉细数。证属肝胃阴虚，肝气犯胃。治宜滋阴和胃疏肝。用一贯煎加减。处方：生地黄 15g，枸杞子 12g，北沙参、麦冬、当归、川楝子各 9g，绿萼梅 4.5g，玫瑰花 3g。每日 1 剂，水煎服。连服 7 剂，诸症明显减轻，续上方 7 剂图治。

按：本例消化性溃疡，辨证属肝胃阴虚，肝气犯胃。方选一贯煎。方中重用生地黄、枸杞子，以滋阴养血而补肝阴；辅以北沙参、麦冬、当归益阴补血；川楝子疏肝止痛而不劫阴。疏肝之品往往易劫肝阴，应选择既疏肝又不伤阴，既理气又和胃之品，如绿梅花、玫瑰花、佛手片、生麦芽之类。

中医学认为，本病当属胃脘痛、痞满、吞酸、嘈杂等范畴。古典医籍对其有许多记载。如《素问·六元正纪大论》谓："木郁之发……民病胃脘当心而痛。"《脉因证治》谓："郁而生热，或素有热，虚热相搏，结于胃脘而痛。"《素问·举痛论》还阐发了寒邪入侵，引起气血壅滞不通而作胃痛之理。总而言之，胃痛的病因主要为外感寒邪、饮食所伤、情志不遂、脾胃虚弱等。胃痛的治疗，以理气和胃止痛为基本原则。

西医学认为，消化性溃疡是因胃酸、胃蛋白酶侵蚀胃黏膜而导致，是一种全球性的常见病及多发病。一贯煎中生地黄含梓醇、益母草苷、甘露醇地黄苷、多种糖类及多种氨基酸等有显著消肿抗炎与免疫抑制作用的物质，清热凉血、养阴生津为君药；石斛含生物碱、石斛碱、石斛胺及黏液质、淀粉等，促使胃肠平滑肌收缩，促进胃液分泌，帮助消化；配以麦冬含麦冬皂苷等多种甾体皂苷及麦冬黄酮等，对白色葡萄球菌、枯草杆菌、大肠杆菌、伤寒杆菌等有较强抑制作用，与北沙参、当归、枸杞子滋阴养血活血共为臣药；芍药含芍药苷及挥发油，有解痉止痛作用，降低肠管、胃平滑肌的张力和抑制作用，对金黄色葡萄球菌和志贺痢疾杆菌、皮肤真菌有抑制作用。诸药合用，共奏滋阴养胃之功。治疗结果提示：本方有抑制肠道有害细菌生长、提高免疫力、促进胃黏膜修复之作用，其临床疗效明显优于对照组。

六、脑卒中后抑郁

脑卒中后抑郁（post-stroke depression，PSD）是脑卒中常见的并发症之一。病情严重者可能会产生轻生的念头，如不及时防范，可能导致部分患者自杀。临床常表现为抑郁心境的情感障碍性疾病。

据调查发现，至少有40% ~ 50%的脑卒中患者在卒中后有抑郁的体验，多发生在脑卒中后2个月至1年。由于抑郁反应的发生非常隐蔽，不易被察觉，有些患者由于存在语言障碍，抑郁症状不能被及时检出，往往等到意外事件发生后才知道。如果我们对抑郁状态的表现早有所认识，多注意患者的情绪和精神状态，这种惨剧完全可以避免。①重型抑郁：抑郁症状：悲伤，焦虑，早醒，食欲减退，厌世或自杀；自然病程：1年；脑损害部位：左半球额叶皮质或基底节。②轻型抑郁：抑郁症状：能力减退，社会性退缩，兴趣丧失，睡眠障碍，流泪；自然病程：1～2年；脑损害部位：不恒定。

（一）临床表现

1. 情绪和性格的变化　情绪低落，情绪不稳，经常感到委屈想哭，语言减少，不爱与人交往，多疑。

2. 睡眠不好　经常失眠，梦多，入睡困难，或睡眠不深，夜间易醒或早醒。

3. 无兴趣　对以前喜欢做的事情不感兴趣，不愿意参加社交活动，经常闭门不出。

4. 身体不适　常常伴有胃部不适，食欲下降和体重减轻，有时感心慌、胸闷、气短、头晕头疼、周身窜痛等。

5. 能力下降　以前能胜任的工作和家务不能胜任，总感觉疲乏，懒得活动。

6. 悲观无价值感　对未来不抱希望，常常感到孤独、绝望、害怕和无助，经常自责，有时有自杀的念头。

（二）治疗

1. 心理治疗　医生积极治疗原发病，帮助患者肢体功能康复本身对患者的抑郁有很好的治疗作用。多与患者交流，及时了解患者的心理活动，帮助患者消除不良情绪，树立战胜疾病的信心。

2. 药物治疗　目前应用较多的是五羟色胺，再摄取抑制剂（SSRI）如氟西汀等，一般要服用 3 ~ 6 个月或更长时间，如按正规治疗，绝大多数患者的抑郁症状可以完全消除，有利于肢体功能的恢复，使患者生活和社会交往能力尽快得到恢复。

张小健为观察一贯煎合柴胡加龙骨牡蛎汤加减治疗脑卒中后抑郁的疗效，将 60 例患者随机分为治疗组和对照组，两组患者性别、年龄及治疗前 HAMD 评分等无显著差异（$P > 0.05$）。诊断标准：脑卒中按 1995 年第四届脑血管病会议制定的脑血管病疾病诊断标准，并经头颅 CT 或 MRI 扫描证实。抑郁症参照《中国精神障碍分类与诊断标准》（CCMD-3），采用汉密尔顿抑郁量表评分，总分 < 8 分为无抑郁，≥ 8 分为轻度抑郁，≥ 17 分为中度抑郁，≥ 24 分为重度抑郁。中医学辨证：根据 1994 年 6 月国家《中医病症诊断疗效标准》文献的研究结果，肝肾阴虚型：情绪抑郁，五心烦热，盗汗，腰膝酸软，两目干涩，脉细数。其中情绪抑郁必备，其余 5 项中应有 3 项。治疗方法：对照组：常规脑血管病治疗，抗血小板、抗凝、神经营养剂、扩张血管药物等。并服用氟哌噻顿美利曲辛片（丹麦灵北制药有限公司，每片含 0.5mg 氟哌噻顿及 10mg 美利曲辛，每日 1次，每次 1 片，晨起服）。治疗组：在常规脑血管病治疗基础上配合口服一贯煎合柴胡龙骨牡蛎汤加减，药用北沙参 10g，麦冬 10g，当归身 10g，生地黄 20g，枸杞子 10g，川楝子 6g，柴胡 12g，龙骨 30g，黄芩 10g，生姜 10g，人参 10g，桂枝（去皮）10g，茯苓 10g，半夏 10g，大黄（切）6g，牡蛎 30g，大枣（擘）6 枚。每日 1 剂，水煎取汁 200mL，每日 2 次温服。结果：治疗组总有效率 90%，对照组总有效率 70%，明显优于

一贯煎

对照组（$P < 0.01$）。

多数学者认为脑卒中后抑郁应属中医学中风、郁证之合病，也称为中风后抑郁症。病位在肝、脑，涉及肾、脾、心等。多由于情志所伤。脑卒中患者难以接受突如其来的功能障碍，产生焦虑抑郁情绪，思虑过度，忧思郁怒伤肝。情志内伤是中风后抑郁症的重要病因，脏腑虚衰是中风后抑郁症之病理基础。中风之为病多为本虚标实之证，肝肾阴虚者尤多。阴虚则阳亢，肝脏体阴而用阳，其性喜条达而恶抑郁。肝肾阴亏，肝失所养，疏泄失常，肝郁气滞则导致胸脘胁痛、烦躁、失眠、食欲减退、易怒、欲哭等肝郁乘脾则食欲减退。西医学多数认为5-羟色胺（5-HT）和NE在脑内水平的减少可能是导致抑郁症的重要致病因素。

本研究运用一贯煎合柴胡加龙骨牡蛎汤治疗中风后抑郁症的肝肾阴虚证。方中重用生地黄为君，滋阴养血、补益肝肾；北沙参、麦冬、当归身、枸杞子、人参为臣，益阴补气养血柔肝，配合君药以补肝体，育阴而涵阳；并佐以少量川楝子，疏肝泄热，理气止痛，遂肝木条达之性。柴胡加龙骨牡蛎汤出自《伤寒论》第107条。方中龙骨、牡蛎镇心安神；桂枝温经通阳化气；又有柴胡、黄芩和里解外；茯苓、半夏健脾化湿宁神；大黄通腹泄热、活血化瘀，且可防一贯煎甘腻化湿，制约桂枝半夏之辛热；又以生姜、大枣为引，以防重镇苦寒之品伤脾胃。两方合用，攻补兼施，共奏滋阴疏肝理气、活血化瘀、祛痰开窍、醒脑安神之功。

（三）典型案例

张某，男，74岁。初诊：2002年10月12日。主诉：失眠 1 月余，伴情绪低落、烦躁不安。病史：患者 2002 年 7 月中旬起出现头昏头胀痛，记忆力明显下降，言语欠利，反应迟钝，无神志不清及肢体欠利。头颅 MRI 示：双侧基底节区多处梗塞灶。当时曾用静脉滴注丹参等治疗。9 月上旬起出现失眠，情绪低落消极，少兴趣，时胆怯、心烦易怒、急躁不安，多思多虑，有轻生思想，夜间入眠二三小时，醒后难再入睡，头昏，头胀，口干，口苦，紧张时口唇及手抖动，纳谷少味，大便干结。舌苔薄黄腻，舌质暗红，脉弦。血压：160/96mmHg。曾服舒乐安定等药佐眠，效果不好。有高血压病史。诊断：不寐，郁证；脑梗死后抑郁。中医辨证：肝阳偏亢，瘀阻脑络。治拟平肝潜阳，活血通络安神。处方：桑叶、菊花各 15g，天麻 10g，钩藤（后下）、葛根、川芎、郁金、菖蒲、赤芍、白芍各 15g，柴胡 10g，龙骨、牡蛎、珍珠母（先煎）、丹参、夜交藤、合欢皮、全瓜蒌（炒打）各 30g，远志 10g、辰灯心 3g，水牛角粉（另吞）3g，14 剂。二诊：药后心情较前平静，睡眠改善，能入眠 5 小时左右，大便转畅，日行 1 次，血压：140/86mmHg，原方改全瓜蒌（炒打）18g，再进 14 剂。继后守上方连续服药 2 月，患者神纳俱好，夜睡六七小时，心情平静，二便调和，随访基本临床痊愈。

（四）讨论

多数专家认为，脑卒中后抑郁属中医学中风、郁证范畴。中风之证，病位在脑，表现在肝，涉及心、脾、肾。中风病因病机虽有风、火、痰、瘀、虚之分，但其发病与肝风内动密切相关。而郁证又与肝郁相连，从临床辨证分析，我们认为肝郁瘀阻最切中病机。西医对脑卒中的抑郁，其治疗往往仅针对抗抑郁治疗，既疗效单一，也存在着较多不良反应。而中药平肝活血，既能治疗中风，也能改善中风后抑郁状态，两者兼顾。故中医平肝活血法治疗脑卒中后抑郁及其后遗症值得进一步研究探讨。部分医家习惯将 PSD 归入中医学郁证的范畴。对郁证病因病机的论述，早在《黄帝内经》中即有"忧愁者，气闭塞而不行"的记载。

《景岳全书·郁证》曰："凡五气之郁，则诸病皆有，此因病而郁也。至若情志之郁，则总由乎心，此因郁而病也。"《丹溪心法·六郁》说："气血冲和，百病不生，一有怫郁，诸病生焉。"《杂病源流犀烛》云："诸郁，脏气病也，其原本于思虑过深，更兼脏气弱，故六郁之病生焉。"《医碥》说："郁而不舒，则皆肝木之病矣。"

现代医家大多认为本病的病因病机为中风后气机逆乱，痰瘀内生损及人体阴阳气血，使脑神失养，神失所藏而发病，病变在脑，与肝、心、脾、肾有关，病多虚实兼见。樊蔚虹等对临床中 PSD 的常见证型进行了归纳总结，发现 PSD 的证型主要分布为肝郁气滞、心脾两虚、肝肾阴虚、气虚血瘀、忧郁伤神、阴虚火旺、痰扰心神。其他的证型包括脾肾阳虚、心阴亏虚、肝寒证等。其中肝郁气滞、心脾两虚、肝肾阴虚、气虚血瘀四型为临床常见证型，无论在文献调查还是病例回顾中肝郁气滞证都排在各证型首位。

七、帕金森病

帕金森病（PD）又名震颤麻痹，是最常见的神经退行性疾病之一。流行病学显示，患病率为 15 ~ 328/10 万人口，> 65 岁人群约 1%；发病率为 10 ~ 21/10 万人口 / 年。PD 病因及发病机制尚未明确，可能与社会因素、药物因素、患者因素等有关。PD 病理改变为：中脑黑质致密部、蓝斑神经元色素脱失，黑质色素变淡及出现路易小体。PD 神经生化改变为：中脑黑质致密部、蓝斑神经元脱失致上述部位及其神经末梢处多巴胺（DA）减少，DA 减少 ≥ 70% 时产生 PD 临床表现，而黑质纹状体系统中与 DA 功能拮抗的乙酰胆碱（ACH）作用相对亢进，DA 与 ACH 平衡失调。病因及发病机制尚未明确，可能与社会因素、药物因素、患者因素等有关。

（一）临床表现

1. 运动症状　运动过缓、肌强直、静止性震颤、姿势步态异常。

2. 非运动症状　认知 / 精神异常、睡眠障碍、自主神经功能障碍、感觉障碍。检查：CT、MRI 检查可发现脑萎缩、腔隙性脑梗死等，PET 和 SPECT 检查可显示多巴胺代谢异常。

（二）诊断标准

1. 纳入标准　运动迟缓（随意运动下降，进行性言语和重复动作幅度变小），至少符合下列表现之一：①肌强直；②4 ~ 6 小时静止性震颤；③姿势不稳（并非由视觉、前庭功能、小脑或本体觉障碍引起）。

2. 支持标准　①单侧起病；②存在静止性震颤；③进行性病程；④症状长期不对称，起病一侧症状最明显；⑤L-dopa 反应良好（70% ~ 100%）；⑥L-dopa 诱导的舞蹈症；⑦对 L-dopa 有反应持续 5 年或以上；⑧临床病程 10 年以上。

3. 排除标准　①反复卒中史，帕金森样症状阶梯性加重；

②反复头部外伤史；③明确脑炎病史；④症状出现时有镇静药物治疗史；⑤症状持续缓解；⑥3年后仍表现为严格单侧症状；⑦核上性麻痹；⑧小脑症状；⑨早期严重的自主神经功能障碍；⑩早期严重的痴呆、记忆、语言和行为异常；⑪Babinski征阳性；⑫CT检查发现有小脑肿瘤或交通性脑积水；⑬大剂量L-dopa治疗无反应（排除吸收不良）；⑭MPTP接触史。

（三）鉴别诊断

1.帕金森综合征　常见的病因有以下几种：中毒、感染、药物、脑血管病等。

2.帕金森叠加综合征　多系统萎缩（MSA）、进行性核上性麻痹（PSP）、皮层基底节变性（CBGD）、路易体痴呆（DLB）等。

（1）多系统萎缩（MSA）　临床表现为肌强直和运动迟缓而震颤不明显，可伴随小脑受损征和自主神经受损征，对左旋多巴制剂反应较差。神经病理见壳核、苍白球、尾状核、黑质及蓝斑明显的神经细胞脱失、变性和神经胶质细胞增生，神经胶质细胞胞浆内可发现嗜银包涵体。

（2）进行性核上性麻痹（PSP）　轴性、对称性帕金森病样表现，早期出现姿势不稳向后倾倒，震颤少见。特征性的垂直性凝视麻痹，表现为眼球共同上视或下视麻痹。左旋多巴制剂治疗反应差。头部MRI可显示有"蜂鸟征"。

（3）皮质基底节变性（CBGD）　可有姿势性或动作性震颤、肌僵直，对左旋多巴制剂反应差，失用，异己手征，皮层性感觉障碍，部分有认知障碍，晚期可轻度痴呆。

（4）路易体痴呆（LBD）　痴呆较重，发病早于帕金森病样表现，也可在 PD 发病后一年内发生痴呆。早期出现视幻觉、妄想、谵妄，波动性认知障碍，觉醒和注意力变化。病理：大脑皮质和脑干神经元胞质内可见 Lewy 小体和苍白体。

3. 变性（遗传）性帕金森综合征　①亨廷顿病（HD）；②肝豆状核变性（WD）：肝损害，角膜 K-F 环，血清铜、铜蓝蛋白减低；③苍白球黑质红核色素变性（HSD）：MRI 检查 T_2WI 示双苍白球外侧低信号，内侧有小的高信号，称为"虎眼征"。骨髓巨噬细胞和周围血淋巴细胞的 Giemsa-Wright 染色中可找到海蓝色组织细胞；④原发性基底节钙化。

4. 原发性震颤　是震颤相关疾病中最常见的一种，与震颤为主要症状的帕金森病患者早期难以鉴别。原发性震颤发病较早，有阳性家族史，为常染色体显性遗传。震颤的特点为姿势性或动作性，频率为 4 ~ 8Hz，幅度较小，通常在运动和紧张时加重，饮酒可减轻症状。可波及到头部，服普奈洛尔有效。无肌强直和运动迟缓等症状。

（五）治疗

根据临床症状严重程度的不同，可以将帕金森病的病程分为早期和中晚期，即将 Hoehn-Yahr1 ~ 2.5 级定义为早期，Hoehn-Yahr3 ~ 5 级定义为中晚期。以下我们分别对早期和中晚期帕金森病提出具体的治疗意见。

1. 早发型患者在不伴有智能减退的情况下，可有如下选择：①非麦角类 DR 激动剂；② MAO-B 抑制剂；③金刚烷胺；④复方左旋多巴；⑤复方左旋多巴＋儿茶酚 -O- 甲基转移酶（COMT）抑制剂。首选药物并非按照以上顺序，需根据不同患者的具体情况而选择不同方案。若遵照美国、欧洲的治疗指南应首选方案①、②或⑤；若患者由于经济原因不能承受高价格的药物，则可首选方案③；若因特殊工作之需，力求显著改善运动症状，或出现认知功能减退，则可首选方案④或⑤；也可在小剂量应用方案①、②或③时，同时小剂量联合应用方案④。对于震颤明显而其他抗帕金森病药物疗效欠佳的情况下，可选用抗胆碱能药，如苯海索（benzhexol）。

2.晚发型或有伴智能减退的患者一般首选复方左旋多巴治疗。随着症状的加重，疗效减退时可添加 DR 激动剂、MAO–B 抑制剂或 COMT 抑制剂治疗。尽量不应用抗胆碱能药物，尤其针对老年男性患者，因其具有较多的副作用。

（六）临床应用

蔡学兵为观察一贯煎合芍药甘草汤加虫类药物联合多巴丝肼治疗帕金森病的临床疗效，选取 80 例患者，均按 WHO 帕金森病的诊断及命名标准选取病例，随机分为 2 组：治疗组 40 例，病程 15 天至 12 年；年龄（67±11）岁；女 14 例，男 26 例；既往脑出血者 8 例，脑梗死病史 22 例。对照组 40 例，病程 3 个月至 10 年；年龄（68±11）岁；女 15 例，男 25 例；脑出血 4 例，脑梗死病史 28 例。2 组在起病类型、伴发症等方面比较，差异均无统计学意义（$P > 0.05$）。治疗方法：40 例对照组患者仅多巴丝肼片实施常规治疗，治疗组在常规治疗基础上加服一贯煎合芍药甘草汤加虫类药物，药物组成：全蝎 5g，僵蚕 8g，水蛭 3g，白芍、当归各 10g，麦冬、甘草、沙参、川楝子、生地黄、枸杞子各 15g。水煎，1 剂 / 日，分 2 次服用。观察 3 个月。统计学方法：统计软件采用 SPSS11.0 进行分析，以均数 ± 标准差表示治疗结果，采用 t 检验，$P < 0.05$ 为差异有

统计学意义。结果：治疗组总有效率95％，对照组80％，2组比较有统计学意义（$P < 0.05$）。

如今虽尚不能对PD进行根治，但可以恢复部分变性的神经细胞。在中医学中属于脑病中颤证范畴的帕金森病，依照《医学纲目》记载："风颤者，以风入于肝脏经络，上气不守正位，故使头招面摇，手足颤掉也。"在中医学中其病理实质被认为在于气血两虚、肾肝阴虚，症状表现为行动徐缓、强直、颤证等。最近几年来，随着中西结合的发展，进一步了解认识了这种疾病，也深入了解分析了其病机病因。认为其发病多为变换不一，互相兼杂，诸虚并存，或本虚标实所引起。结论：该症的关键在于"虚"，由虚致脉络瘀阻，筋脉失养，气血不足；由风动而致颤，而风动系虚引起。

一贯煎合芍药甘草汤加虫类药物由生地黄、川楝子、僵蚕等11味中药结合而成。中药学理论认为：水蛭入肝经，性平，味辛咸，功能逐瘀破血，适用于多种因瘀血所致的病症；生地黄性微寒，味苦，入肝经、心包经、心经，功能安神除烦，消痈凉血，祛瘀活血。两药相合，善破脏腑经脉之一切瘀血，故破瘀活血力强。僵蚕入肝肺经，性平，味辛咸，功能散结化痰，止痛祛风，止痉息风；全蝎入肝经，性平，味辛，功能止痉息风，止痛通络，散结解毒。僵蚕、全蝎相配，止痉通络，息风平肝力强。此三味虫类药物相配伍，既提高了息风平肝之能，又增强了化瘀活血之力。现代药理分析：水蛭可直接将 F Ⅱ 抑制，其体内外抗血栓作用均强，抗血栓与抗凝作用较强，还对动静脉血栓、微血栓均有效；对 F Ⅱ 诱导的血小板聚集及 F Ⅱ α 激活因子 ⅩⅡ、Ⅷ、Ⅴ 等均有抑制作用，亦具有蛋白水解作用。全蝎具有一定的免疫活性，并可将心肌的收缩力增强，凝血时间也会延长。具有抗惊厥与催眠作用的僵蚕含有一定量的草酸铵，实验表明其可抑制肿瘤生长，具有一定的免疫活性，更能使机体免疫力得到提升。除多巴丝肼片之外，其相关制剂都能够提高患者自身的生活质量，并且能够有效缓解病情。在联合应用其他类型药物时，不但能够改善患者的运动功能，还可使患者多巴丝肼片的用量逐步减少。

（七）典型案例

吴某，男，60 岁，甘肃省华亭县安口镇人。2011 年 2 月 28 日来诊。患帕金森病 10 年，近期又有怕冷，手心发热、出汗，后脑勺易冒冷汗，头晕眼花，恶梦多等现象，双手抖动，紧张时抖动严重，指甲青暗，竖纹多，拇指甲有横纹，面暗唇黑，舌胖苔腐，脉双寸虚滑，双关弦长，双尺虚短。诊断：颤症（帕金森病）。证属痰瘀互结，虚风上扰。治法：祛痰除瘀，活血通络，滋阴息风。方药：一贯煎合金定神化裁、功能散化裁、左归丸、维生素 E、复合维生素 B。

处方 1：陈皮 2 份，半夏 3 份，茯苓 3 份，枳实 3 份，白术 2 份，天麻 1 份，厚朴 2 份，川楝子 1 份，甘草 1 份，郁金 2 份，菖蒲 2 份，远志 2 份，胆南星 2 份。上药共为细末，中午冲服 7g。

处方 2：当归 2 份，生地黄 2 份，川芎 1 份，桃仁 2 份，红花 1 份，赤芍 2 份，柴胡 1 份，枳实 2 份，地龙 1 份，丹参 2 份，葛根 1 份，石斛 1 份，牛膝 1 份，桔梗 1 份，黄芪 2 份。上药共为细末，早、晚各冲服 7g。

处方 3：左归丸，每日 2 次，每次 90 粒（小蜜丸）。复合维生素 B，每日 2 次，每次 2 片。维生素 E，每日 2 次，每次 1

粒。

嘱：处方3的三种药在第二个月开始在饭前服用，但与处方1、处方2的药面错开2小时以上。忌生冷、油腻、荤腥、海鲜、上火的食物，饭吃八成饱。2个月后，手不抖了，怕冷、头晕眼花、后脑勺冒汗、手心发热出汗、失眠、做噩梦等症状全无。减1粒维生素E，续服2个月以巩固。

按：帕金森病在中医学中归属颤证、振掉、颤振、风证的范畴。西医学研究表明，帕金森病在疾病发生和演化的过程中主要累及肾、肝、脑。

（1）肝风内动为本病之标：早在《黄帝内经》中就有关于肝风内动引起的筋脉挛急证候的描述，如《素问·至真要大论》的"诸风掉眩，皆属于肝"。《杂病证治准绳》的"……筋脉约束不住，而莫能任持，风之象也"。这都说明若肝脏阴血亏损，肝风内动伤筋，血络筋脉失于濡养，筋急不柔则可出现筋脉挛急、关节屈伸不利、摇动震颤。

（2）帕金森病的本质为虚：帕金森病的病机较为复杂，多数学者认为，本病为本虚标实，导致本虚的原因大致有年龄因素、情志因素和久病及肾等。肝肾阴虚是本病最根本的病理基础，也是形成内风、痰、瘀、火的根源所在。周仲瑛认为，本病的发生主要是因为肝肾阴虚，在肝肾阴虚的基础上，痰瘀内生，相互交结，长期阻滞脑络使虚病更虚。王永炎认为，帕金森病的病机是本虚标实，本虚是发病基础，重在肝肾不足。笔者总结各学者对于帕金森病病机的认识，认为肾虚是帕金森病病机之根本。

（3）髓海不足是该病演化的结果：帕金森病以肢体运动功能障碍为主要表现，但在疾病后期可出现喜怒无常、表情淡漠、呆傻愚笨等脑神失养的症状，正如中医学理论认为，脑为元神之府，人的思维、记忆、学习、活动均与脑密切相关。且脑为髓海，《灵枢·海论》云："髓海有余，则轻劲多力……髓海不足，则脑转耳鸣，胫酸眩冒，目无所见，懈怠安卧。"说明髓海充盈与否与整个机体的运动有直接关系；若髓海不足，元神失常，则运动失调或震颤或迟缓。中医学理论还认为"肾主骨生髓"，肾精不足则髓海亏虚，这又与本病属虚紧密联系在一起。而西医学已证实帕金森病发生的病理基础为脑神经元退行性病变或功能受损，故其病位在脑。

总之，脾、肾、肝三脏是中医理论辨证要点，在实施针对性治疗时，严格筛选复杂的中药成分，疗效稳定，临床治疗效果也极为突出。可加强气血循环，抗神经细胞病变，补充微量元素，养血补气，协调脏腑功能，恢复多巴胺功能，平衡阴阳物质，提高机体的免疫力，改善大脑血氧供给，不良反应小，而且将精微物质上输于脑，值得临床推广。

（八）总结

在目前帕金森病现有的治疗方法中，西药治疗见效快，作用明显；但不良反应较多，且不能够有效地控制帕金森病的进程，对后期帕金森病运动并发症的治疗效果仍欠理想。中医药治疗的毒副作用较小，通过调节机体整体状况，可以起到调节神经、内分泌，改善体质，进而提高生存质量的作用；虽然起效缓慢，但起效后坚持服用效果良好。

然而，中医治疗帕金森病仍存在一些需要解决的问题：①辨证分型标准不统一性，有待于进一步完善；②对相似方药的应用注意四诊合参，选择最有效的药物，避免重复使用；③过分强调辨证论治，忽略了中医的整体观念。故治疗时应注重中西医结合，因为单纯地使用中药或中成药治疗，症状改善不显著，疗效较为缓慢，因此在西药迅速控制症状的基础上，用中药减轻西药的不良反应和延长西药的有效时间，是提高帕金森患者生存质量、降低死亡率的有效手段。

八、睡眠障碍

睡眠障碍是指睡眠量不正常以及睡眠中出现异常行为的疾病，也是睡眠和觉醒正常节律性交替紊乱的表现。可由多种因素引起，常与躯体疾病有关，包括睡眠失调和异态睡眠。睡眠与人的健康息息相关。调查显示，很多人都患有睡眠方面的障碍或者和睡眠相关的疾病，成年人出现睡眠障碍的比例高达30%。专家指出，睡眠是维持人体生命的极其重要的生理功能，对人体必不可少。

睡眠根据脑电图、眼动图变化分为二个时期，即非快眼动期（HREM）和快眼动期（REM）。非快眼动期时，肌张力降低，无明显的眼球运动，脑电图显示慢而同步。此期被唤醒则感倦睡。快眼动期时肌张力明显降低，出现快速水平眼球运动，脑电图显示与觉醒时类似的状态。此期唤醒，意识清楚，无倦怠感。此期出现丰富多彩的梦。研究发现，脑干尾端与睡眠有非常重要的关系，被认为是睡眠中枢之所在。此部位各种刺激性病变能引起过度睡眠，而破坏性病变则会引起睡眠减少。另外还发现睡眠时有中枢神经介质的参与，刺激 5- 羟色胺能神经元或注射 5- 羟色胺酸，可产生非快眼动期睡眠，而给 5- 羟色胺拮抗药，则产生睡眠减少。使用去甲肾上腺素拮抗药，则快眼动期睡眠减少；而给去甲肾上腺素激动药，快眼动期睡眠增多。

（一）临床表现

1. **睡眠量的不正常**　可包括两类：一类是睡眠量过度增多，如因各种脑病、内分泌障碍、代谢异常引起的嗜睡状态或昏睡，以及因脑病变所引起的发作性睡病，这种睡病表现为经常出现短时间（一般不到 15 分钟）不可抗拒性的睡眠发作，往往伴有摔倒、睡眠瘫痪和入睡前幻觉等症状。一类是睡眠量不足的失眠，整夜睡眠时间少于 5 小时，表现为入睡困难、浅睡、易醒或早醒等。失眠可由外界环境因素（室内光线过强、周围过多噪音、值夜班、坐车船、刚到陌生的地方）、躯体因素（疼痛、瘙痒、剧烈咳嗽、睡前饮浓茶或咖啡、夜尿频繁或腹泻等）或心理因素（焦虑、恐惧、过度思念或兴奋）引起。一些疾病也常伴有失眠，如神经衰弱、焦虑、抑郁症等。

2. **睡眠中的发作性异常**　指在睡眠中出现一些异常行为，如梦游症、梦呓（说梦话）、夜惊（在睡眠中突然骚动、惊叫、心跳加快、呼吸急促、全身出汗、定向错乱或出现幻觉）、梦魇（做噩梦）、磨牙、不自主笑、肌肉或肢体不自主跳动等。这些发作性异常行为不是出现在整夜睡眠中，而多是发生在一定的睡眠时期。例如，梦游和夜惊，多发生在正相睡眠的后期；而梦呓则多见于正相睡眠的中期，甚至是前期；磨牙、不自主笑、肌肉或肢体跳动等多见于正相睡眠的前期；梦魇多在异相睡眠期出现。

（二）辩证论治

中医学关于睡眠障碍的辨证论治颇为丰富，近年来不少医者从临床实际出发，探求其发生的机理，提出了新的辨证思路。

1. 从五脏论治　有学者认为，睡眠障碍其病因病机主要表现在肝、脾，并涉及他脏。提倡"五脏皆有不寐"的整体观，以及从肝论治、兼顾他脏、辨证加减的证治体系，并由此分脏制定了睡眠障碍的证治方案。

2. 从精神情志论治　精神情志与睡眠障碍关系密切，由此将不寐分成烦恼型、多疑型、紧张型、抑郁型，分别选用清热泻火、疏肝降逆法，滋阴清热、理气解郁法，清心宁神、调和肝脾法等治之，取得良好疗效。

3. 从昼夜节律论治　人体的睡眠是一种具有昼夜节律性的生理活动，睡眠障碍则是这种正常睡眠－觉醒节律紊乱的结果。遵循这一规律，提出"因时制宜"的治疗方案。

4. 从心肾相交论治　所有的睡眠障碍都是"火不归根"引起的，所有的治疗方案最终都需要回到"引火归根、心肾相交"的问题上来，并将睡眠障碍分为五型：肝气郁结型、肾精不足型、心火旺盛型、经脉瘀阻型、痰湿阻滞型。

5. 从肝脾论治　导致睡眠障碍产生的诸多因素均与肝脾失调有关，中医治睡眠障碍的理法方药是在辨证论治的基础上，注重调理肝脾。

（三）预防

睡眠障碍，常常由于长期的思想矛盾或精神负担过重、脑力劳动、劳逸结合长期处理不当、病后体弱等原因引起。患此病后首先要解除上述原因，重新调整工作和生活。正确认识本病的本质，起病是慢慢发生的，病程较长，常有反复，但预后是良好的。要解除自己"身患重病"的疑虑，参加适当的体力劳动和体育运动有助于睡眠障碍的恢复。

（四）临床应用

高文燕为观察一贯煎加味治睡眠障碍的临床疗效，选取100例患者，男46例，女54例；年龄最大者84岁，最小者19岁；病程最长达10余年，最短的1周。治疗方法：方药组成：生地黄20～40g，沙参15～20g，麦冬15～20g，枸杞子15～20g，当归6～10g，川楝10～12g，酸枣仁12～15g，柏子仁12～15g，五味子10～15g，夜交藤10～15g，茯神10～15g，远志10～15g，朱砂1.5～3g，琥珀1.5～3g。每日1剂，水煎服。治疗结果：经上方治疗100例患者，治愈（用药7剂临床症状消失，恢复正常睡眠）84例，好转（服药7～21剂临床症状有所改变，睡眠明显好转）16例。

1. 从"肝藏魂"分析睡眠障碍的治则 《血证论》云："肝藏魂，人寤则魂游于目，寐则魂返于肝。"可见，"肝藏魂"功能的正常与否，直接影响睡眠。《灵枢·本神》亦云："肝藏血，血舍魂。"可见，"肝藏魂"影响睡眠的生理功能是建立在肝藏血功能基础上的。因此，肝藏血功能的正常，血化神功能得以正常运行。如肝藏血功能异常，肝不藏血，血不化神，则会发生失眠。故肝藏血，肝才能藏魂，养肝血是治疗睡眠障碍的重要治则。

2. 养肝血方剂及其配伍分析 临床上治疗睡眠障碍常用的养肝血方剂有杞菊地黄丸、一贯煎、补肝汤、酸枣仁汤等。

（1）杞菊地黄丸的配伍分析 杞菊地黄丸，由六味地黄丸加枸杞子、菊花组成。六味地黄丸"三补""三泻"，方中熟地黄、山茱萸、山药三药相配，滋养肝脾肾，称为"三补"。配伍泽泻利湿泄浊，防熟地黄之滋腻；牡丹皮清相火，并制山茱萸之温涩；茯苓淡渗脾湿，并助山药之健运，称为"三泻"。方中熟地黄的用量是山茱萸与山药两味之和，现加入枸杞子与菊花，重在补肝肾之阴，临床主要用于治疗肝肾阴亏引起的眩晕耳鸣、视物昏花、失眠等。

（2）一贯煎的配伍分析　本方出自《续名医类案》，由北沙参、麦冬、当归、生地黄、枸杞子、川楝子组成。方中重用生地黄滋阴养血、补益肝肾为君，内寓滋水涵木之意。当归、枸杞子养血滋阴柔肝；北沙参、麦冬滋养肺胃，养阴生津，意在佐金平木，扶土制木，四药共为臣药。佐以少量川楝子，疏肝泄热，理气止痛，复其条达之性。因此，本方重在治疗阴虚肝郁、肝胃不和引起的失眠。

（3）补肝汤的配伍分析　本方出自《医学六要》，由四物汤加炙甘草、木瓜、酸枣仁组成。具有补肝养筋明目之功效。方中四物汤补血调血，以补肝固本；酸枣仁甘平以养心安神；木瓜酸温可舒筋活络养肝；炙甘草调中益气，且可调和诸药。临床主要用于治疗肝血不足引起的筋缓手足不能收持、目暗视物不清、失眠等。

（4）酸枣仁汤配伍分析　酸枣仁汤出自《金匮要略》，由酸枣仁、甘草、知母、茯苓、川芎组成。方中重用酸枣仁为君，以其甘酸质润，入心、肝之经，养血补肝，宁心安神。茯苓宁心安神；知母苦寒质润，滋阴润燥，清热除烦，共为臣药，与君药相伍，以助安神除烦之功。佐以川芎之辛散，调肝血而疏肝气，与大量之酸枣仁相伍，辛散与酸收并用，补血与行血结合，具有养血调肝之妙。甘草和中缓急，调和诸药为使。

养肝血方剂治疗睡眠障碍有良好疗效，但目前尚缺乏系统研究。

（五）典型案例

案例1 患者，男，58岁。2008年初患失眠，病初每晚睡前需口服安定5mg，可诱导睡眠，日后需不断增加药量来维持睡眠。2008年3月20日来我院医治前，安眠药增加到睡前必服安定6片方可入睡，否则晚间心烦气躁，不能入睡，晨起后眩晕、耳鸣、神倦健忘，加之工作操心伤脑，形体日趋消瘦，几乎不能坚持正常工作，特来要求中医药诊治。综合上述病情分析，该患者年过五旬，长期失眠，形体日渐消瘦，可见阴虚火旺难以入寐，不寐更致阴虚加重，故而加重失眠。现仍心烦不寐，眩晕耳鸣，神倦健忘，形体消瘦，脉细弦，舌红少津，苔薄黄。辨为阴虚阳亢、心肾不交之证。心火亢盛、肾水亏虚，故而心烦不寐、眩晕、耳鸣、神倦、健忘，脉弦细，舌红少津。治疗上应滋其阴，降其火，使水火相济，阴阳相交，心肾交通，心神宁静则自入寐。处方：生地黄40g，沙参20g，麦冬20g，枸杞子15g，当归10g，川楝子12g，酸枣15g，柏子仁15g，远志15g，茯神12g，甘草6g。每日1剂，水煎服，取浓汁至300mL，睡前半小时口服。服药7剂后，安定由原6片减至2片就可入寐。已无头晕、耳鸣，身倦无力、心烦气躁也明显好转。守原方再服7剂后，不服安定可入眠。再减原方滋阴药的用量，改为生地黄20g，沙参15g，麦冬15g，余药同前，连服7剂后，无需服任何药物就可安然入睡。随之体重增加，记忆力增强，能坚持日常工作，无不适而告愈。

案例2 患者，女，46岁，2008年5月23日来诊。主诉：失眠1个月，加重1周。该患者近1个月来由于工作不顺心、家庭失和而烦躁易怒。近 1 周来，夜不能寐或睡而不实，晨起后头晕目眩，时有耳鸣，心悸健忘，形体消瘦，脉弦细，舌体瘦薄，舌质红，苔薄黄。方用一贯煎加味：生地黄 20g，沙参 20g，麦冬 20g，枸杞子 15g，川楝子 12g，当归 10g，酸枣仁 5g，柏子仁 15g，夜交藤 1.5g，朱砂 3g（冲），琥珀 1.5g（冲），甘草 6g。服法同上。3 剂后睡眠好转，其他诸症减轻，前方朱砂减为 1.5g（冲），去琥珀，加远志 15g，连服 7 剂，眠安病瘥。

讨论：除了一贯煎，酸枣仁汤在治疗失眠上也有奇效。《金匮要略》记载："虚劳虚烦不得眠，酸枣仁汤主之。"明代万全在《痘疹心法·卷十二》中用于治疗痘疹太密，血虚，烦躁不得眠，其所提酸枣仁汤在方剂组成中虽与仲景不尽相同，但两首方剂均是以酸枣仁为君药，亦不失为仲景所述酸枣仁汤治疗失眠提供有益的借鉴。《本草易读》则称该方"治虚劳虚烦不眠，诸方第一"，实是治疗失眠的良方。弓慧珍等用酸枣仁汤合甘麦大枣汤治疗心血亏虚之精神失常症引起的失眠，也起到了良好的治疗作用。倪国栋将酸枣仁汤与安神定志丸合并使用治疗顽固性失眠，取得良好效果。王妍以酸枣仁汤为基础方自拟安神汤治疗不寐，疗效显著。杨波等研究发现，酸枣仁汤主要成分具有镇静催眠作用。夏寒星研究发现，酸枣仁汤能使慢性应激抑郁大鼠的行为学改变，具有明显的抗抑郁作用。王育虎研究亦发现，酸枣仁汤能使小鼠的自主活动次数均明显减少，睡眠时间均显著延长。金阳等人研究发现，酸枣仁汤对电刺激所致失眠大鼠的睡眠周期有影响，且随着剂量的变化作用不同。

遵古人之说，失眠是因情志所伤，阳不入阴所致。治疗上用滋阴潜阳、宁心安神法，使其阳入于阴，心交于肾，水火相济，阴平阳秘。临床上采用一贯煎加味治疗失眠，就是取该方能在滋阴的同时又兼有疏肝理气之功，加上宁心安神之品，治疗失眠疗效卓著。

九、支气管扩张

（一）概述

支气管扩张是由于支气管及其周围肺组织慢性化脓性炎症和纤维化，使支气管壁的肌肉和弹性组织破坏，导致支气管变形及持久扩张。典型的症状有慢性咳嗽、咳大量脓痰和反复咯血。患者多有麻疹、百日咳或支气管肺炎等病史。主要致病因素为支气管感染、阻塞和牵拉，部分有先天遗传因素。

1. 感染　感染是引起支气管扩张的最常见原因。肺结核、百日咳、腺病毒肺炎可继发支气管扩张。曲霉菌和支原体以及可以引起慢性坏死性支气管肺炎的病原体也可继发支气管扩张。

2. 先天性和遗传性疾病　引起支气管扩张最常见的遗传性疾病是囊性纤维化。另外，可能是由于结缔组织发育较弱，马方综合征也可引起支气管扩张。

3. 纤毛异常　纤毛结构和功能异常是支气管扩张的重要原因。Kartagener综合征表现为三联征，即内脏转位、鼻窦炎和支气管扩张。本病伴有异常的纤毛功能。

4. 免疫缺陷　一种或多种免疫球蛋白的缺陷可引起支气管扩张，一个或多个IgG亚类缺乏通常伴有反复呼吸道感染，可造成支气管扩张。IgA缺陷不常伴有支气管扩张，但它可与IgG2业类缺陷共存，引起肺部反复化脓感染和支气管扩张。

5. 异物吸入　异物在气道内长期存在可导致慢性阻塞和炎症，继发支气管扩张。

（二）临床表现

支气管扩张病程多呈慢性，可发生于任何年龄。幼年患有麻疹、百日咳或流感后肺炎病史，或有肺结核、支气管内膜结核、肺纤维化等病史。典型症状为慢性咳嗽、咳大量脓痰和反复咯血。咳痰在晨起、傍晚和就寝时最多，每天可达100 ~ 400mL。咳痰通畅时患者自感轻松；痰液排出不畅，则感胸闷、全身症状亦明显加重。痰液多呈黄绿色脓样，合并厌氧菌感染时有臭味，收集全日痰静置于玻璃瓶中，数小时后可分为3层：上层为泡沫，中层为黄绿色混浊脓液，下层为坏死组织沉淀物。90% 患者常有咯血，程度不等。有些患者咯血可能是其首发和唯一的主诉，临床上称为"干性支气管扩张"，常见于结核性支气管扩张，病变多在上叶支气管。若反复继发感染，患者时有发热、盗汗、乏力、食欲减退、消瘦等。当支气管扩张并发代偿性或阻塞性肺气肿时，患者可有呼吸困难、气急或发绀，晚期可出现肺心病及心肺功能衰竭的表现。部分患者（1/3）可有杵状指（趾），全身营养不良。

（三）相关检查

1. 低氧血症　感染明显时血白细胞升高，核左移。痰有恶臭，培养可见致病菌。药敏的细菌学检查，针对囊性纤维化的sweat 试验、血清免疫球蛋白测定（B 淋巴细胞）、淋巴细胞计数和皮肤试验（T 淋巴细胞）、白细胞计数和分类（吞噬细胞）、补体成分测定（CH50、C3、C4）。

2. 肺功能检查　一秒用力呼出量 / 用力肺活量比值，肺功能损害为渐进性，表现为阻塞性通气障碍，FEV_1、FEV_1/FVC、PEF 降低。残气量 / 肺总量比值，残气占肺总量百分比增高。

后期可有低氧血症。

3. X 射线检查　胸部可无异常（占 10%）或肺纹理增多、增粗，排列紊乱。囊状支气管扩张在胸片上可见粗乱肺纹理中有多个不规则蜂窝状（卷发状）阴影，或圆形、卵圆形透明区，甚至出现小液平，多见于肺底或肺门附近。柱状支气管扩张常表现为"轨道征"，即在增多纹理中出现 2 条平行的线状阴影（中央透明的管状影）。

4. 胸部 HRCT 检查　对支气管扩张显示能力取决于 CT 扫描方法、扩张支气管的级别及支气管扩张的类型，CT 诊断囊状支气管扩张较柱状扩张可靠性更大。支气管扩张的 CT 诊断与支气管扩张类型、有无感染及管腔内有无黏液栓有关。

5. 纤维支气管镜检查　通过纤支镜可明确扩张、出血和阻塞部位。可进行局部灌洗，取得灌洗液做涂片革兰染色或细菌培养，对协助诊断及治疗均有帮助。通过支气管黏膜活检有助于纤毛功能障碍的诊断。

（四）诊断标准

1. 幼年有诱发支气管扩张的呼吸道感染史，如麻疹、百日咳或流感后肺炎病史，或肺结核病史等。

2. 出现长期慢性咳嗽、咳脓痰或反复咯血症状。

3. 体检肺部听诊有固定性、持久不变的湿啰音，杵状指（趾）。

4. X 射线检查示肺纹理增多、增粗，排列紊乱，其中可见到卷发状阴影，并发感染出现小液平，CT 典型表现为"轨道征"或"戒指征"或"葡萄征"。确诊有赖于胸部 HRCT。怀疑先天因素应做相关检查，如血清 Ig 浓度测定、血清 γ - 球蛋白测定、胰腺功能检查、鼻或支气管黏膜活检等。

（五）鉴别诊断

1.慢性支气管炎　多见于中年以上的患者，冬春季节出现咳嗽、咳痰或伴有喘息，多为白色黏液痰，并发感染时可有脓痰。

2.肺脓肿　有急性起病过程，畏寒、高热，当咳出大量脓痰后体温下降，全身毒血症状减轻。X线检查可见大片致密炎症阴影，其间有空腔及液平面，急性期经有效抗生素治疗后，可完全消退。

3.肺结核　多有低热、盗汗、全身乏力、消瘦等结核中毒症状，伴咳嗽、咳痰、咯血，痰量一般较少。啰音一般位于肺尖。X线胸片显示，多为肺上部斑片状浸润阴影；痰中可找到结核杆菌，或PCK法结核杆菌DNA阳性。

4.先天性肺囊肿　多于继发感染后出现咳嗽、咳痰、咯血，病情控制后X线胸片表现为多个边界清晰的圆形阴影，壁薄，周围肺组织无浸润。

（六）并发症

支气管扩张症常因并发化脓菌感染而引起肺炎、肺脓肿、肺坏疽、脓胸、脓气胸。当肺组织发生广泛性纤维化，肺毛细血管床遭到严重破坏时，可导致肺动脉循环阻力增加，肺动脉高压，引起慢性肺源性心脏病。常用治疗如下。

1.清除过多的分泌物　依病变区域不同进行体位引流，并配合雾化吸入。有条件的医院可通过纤维支气管镜行局部灌洗。

2.抗感染　支气管扩张患者感染的病原菌多为革兰阴性杆

菌，常见流感嗜血杆菌、肺炎克雷伯杆菌、铜绿假单胞菌等，可针对这些病原菌选用抗生素，应尽量做痰液细菌培养和药敏试验，以指导治疗。伴有基础疾病（如纤毛不动症）者，可根据病情，长期使用抗生素治疗。

3. 提高免疫力　低丙球蛋白血症、IgG 亚类缺乏者，可用丙种球蛋白治疗。

4. 手术治疗　病变部位肺不张长期不愈，病变部位不超过一叶或一侧者，反复感染药物治疗不易控制者，可考虑手术治疗。

（七）临床应用

赵东凯等为观察一贯煎合苇茎汤治疗支气管扩张的临床效果，随机选取收治的 48 例支气管扩张患者作为研究对象，根据平行对照法将患者分为观察组与参考组，各为 24 例。观察组：一贯煎合苇茎汤。主要药物：北沙参、当归、川楝子各为 12g，麦冬、枸杞子各为 15g，生地黄 30g，芦根、薏苡仁各为 30g，冬瓜子 24g，桃仁 9g，1 剂 / 日，清水煎 2 次，取药 300mL，分为早晚两次温服，连续治疗 21 天。参考组患者采用常规祛痰、抗感染、对症治疗等西医常规治疗，比较两组患者治疗前后血清 C 反应蛋白、血白细胞计数变化及临床治疗效果。疗效判定参考全国慢性支气管炎临床专业会议修订的《慢性支气管炎临床诊断及疗效判断标准》内相关诊断标准。临床控制：显效：咳、喘、痰及肺部哮鸣等临床症状基本消失，X 线检查结果显示，炎症均完全吸收；减轻：上述症状有所缓解，然而未恢复正常，X 线检查显示肺部阴影基本被吸收；无效：上述症状无改善，X 线检查结果无变化。结果：治疗后两组患者血清

C 反应蛋白、血白细胞计数均出现明显改善（$P < 0.05$），观察组改善情况明显优于参考组（$P < 0.05$），观察组治疗总有效率明显大于参考组（$P < 0.05$）。

中医学将支气管扩张归属于肺痈、咯血范畴。洪广祥等认为疾病本虚标实，肺脾气虚为本，痰热为标，因此在治疗中更加重视痰热阴伤的转归，将辨证论治作为基本原则。本次治疗中使用的苇茎汤为《备急千金药方》中药方。方中芦根可清肺胃之气分热盛、生津，为治疗的主要药物；冬瓜子具有清热化痰、利湿排脓的功效；桃仁具有活血祛瘀、止咳平喘功效；薏苡仁可清热排脓、利水渗湿、健脾，能够将肺中痰湿有效祛除。诸药均具有清热化痰功效。一贯煎中北沙参具有益胃生津、养阴清肺功效；当归性温，能够调节机体免疫功能，同时抗缺氧；川楝子行气止痛，疏泄肝热；麦冬具有养阴润肺功效；枸杞子益肝阴、养肝体。药物联合使用，共奏滋阴柔肝、条达肝气的功效。本次研究结果显示：观察组患者治疗后血清 C 反应蛋白、血白细胞计数指标均明显优于参考组（$P < 0.05$），患者治疗总有效率明显大于参考组（$P < 0.05$）。由此可知，一贯煎合苇茎汤治疗支气管扩张效果显著，能够有效提高临床治愈率，促进患者康复。

（八）典型案例

黄某，男，57 岁，2012 年 11 月 27 日初诊。患者支气管扩张病史 40 余年，幼年时患肺炎失治，少年时发现"支气管扩张"，其后每于受凉后反复发作。2012 年初于当地医院行 CT 肺平扫，示双肺中下肺多量囊状扩张，未予系统治疗。刻诊：咳嗽频繁，气急，咳大量淡黄色浓稠痰，每日约 500mL，较易咳出，自觉痰有腥味；口干咽燥，纳少，眠可，易疲倦，大便稍稀，小便调；舌红，苔黄腻，脉滑。查体：听诊双下肺可闻及湿性啰音，双手杵状指，口唇轻度发绀。西医诊断：支气管扩张并感染。中医诊断：肺痈；中医辨证：痰热壅肺，肺脾两虚。治则治法：清肺化痰，益气止咳。以千金苇茎汤和二陈汤为基础加味治疗。具体处方如下：苇茎 45g、冬瓜子 15g、桃仁 10g、麸炒薏苡仁 30g、桔梗 10g、紫菀 15g、款冬花 15g、前胡 15g、陈皮 10g、法半夏 9g、茯苓 30g、生甘草 10g、生黄芪 20g、红景天 30g、红曲 6g、鱼腥草 30g，共 7 剂，水煎服，日 1 剂。

二诊：患者复诊，诉咳嗽明显好转，痰量明显减少，减至每日约 200mL，色淡黄，易出；乏力改善，纳仍少，眠可，二便调。舌红，苔黄腻，脉滑。上方去紫菀、款冬花、前胡，加焦三仙各 10g、炒白术 15g、金荞麦 30g、浙贝母 15g，继服 14 剂。三诊：服上方后，患者诉神清气爽，基本不咳嗽，咳痰明显减少，每日咳十余口淡黄痰，纳食改善，舌淡红，苔略黄微腻，脉滑。嘱其继服本方 7 剂，以资巩固。

按：患者幼年肺炎失治，长期咳嗽，咳大量淡黄色浓稠痰，易反复发作，舌质红，苔黄腻，脉弦滑。张教授认为此乃痰热壅肺、肺脾两虚之证，痰热壅肺，肺气郁闭，肺络不和则咳嗽频繁，气急；脾为生痰之源，肺为贮痰之器，肺脾气虚，痰浊内停，则见食欲不振，咳吐浊痰，大便偏稀；咳淡黄色浓稠痰，自觉喉中有腥味，此为痰浊郁热，郁蒸成痈；内热壅盛，津液耗伤，则见口干咽燥；苔黄腻，脉滑数亦为痰热内盛之征象。故先后以苇茎、冬瓜子、薏苡仁、鱼腥草、金荞麦等清肺化痰；予桃仁、红曲、红景天等活血化瘀消痈；予桔梗、甘草等宣肺祛痰，因势利导，涌吐祛邪；予紫菀、款冬花、前胡等止咳化痰；予法半夏燥湿化痰；予茯苓、陈皮、炒白术、焦三仙等补肺健脾益气。消、托、补三法并用，共奏清肺化痰消痈、益气补肺养血之功。

讨论：支气管扩张按其发病的不同程度与阶段，可归入中医学肺痈范畴。主要病因为感受风热、痰热素盛、饮食不节及劳累过度、正气虚弱等。在治疗上应当权衡病机层次浅深，通利肺道。支气管扩张病机的关键为肺气壅盛、宣降失常、气机怫利、痰热瘀毒停留，复又阻气之宣降，久之耗伤正气，邪盛正伤。而肺之气机失常层次有深浅之分，如微热气郁、热盛气逆及肺气壅胀，治疗时常关注肺之气机，开郁清肺、宣肺行气或泻肺决壅、通利气道。在临证时，张教授善于运用经方化裁，轻者选用千金苇茎汤、桔梗汤治之，重者则选葶苈大枣泻肺汤。《金匮要略》曰："咳而胸满，振寒，脉数，咽干，不渴，时出浊唾腥臭，久久吐脓如米粥者，为肺痈，桔梗汤主之。"由此可知桔梗汤之所主者，为肺痈之初成。时出浊唾腥臭，久而久之，方吐脓如米粥。张教授指出桔梗为仲景治疗肺痈主药，味苦、辛，性微温，入肺经。能开提肺气，宣肺祛痰；从治疗肺痈的桔梗汤和以排脓为名的排脓散、排脓汤来看，桔梗可治疗痰如脓腥臭，具有排脓作用。桔梗和甘草合用可宣肺行气，调畅气机，祛痰排脓。《金匮要略》曰："肺痈喘不得卧，葶苈大枣泻肺汤主之。"又曰："肺痈，胸满胀，一身面目浮肿，鼻塞，清涕出，不闻香臭酸辛，咳逆上气，喘鸣迫塞者，葶苈大枣泻肺汤主之。"葶苈子为十字花科植物独行菜、北美独行菜或播娘蒿的种子，既治咳喘，又治胸腹胀满，还治面目水肿。《淮南子》云："葶苈愈胀，胀者，壅极不通之谓。"肺脏壅阻不通而腐，腐久乃吐脓。张教授以药测方，反推之，知葶苈大枣泻肺汤非泻肺，实泻肺中壅胀，泻肺决壅，通利气道，病势较之桔梗汤更进一步。《金匮要略·肺痿肺痈咳嗽上气病脉证治》曰："千金苇茎汤治咳有微热，烦满，胸中甲错，是为肺痈。"烦满，读如烦懑。烦懑者，肺中微热之初生，为尚未灼烁肺津为腥臭之浊唾时。故认为苇茎汤所主之候，还在桔梗汤之前。而千金苇茎汤在临床上也常被用于治疗支气管扩张。由是观之，苇茎汤最先而轻，桔梗汤为中，葶苈大枣泻肺汤最后而重。张教授临证时常根据患者病情轻重层次之分，择而治之。

其次，支气管扩张者，常可见于酒客烟徒，其大便秘结者，最易生肺热。肺与大肠相表里，燥气在下，循经上传，病势向上，则肺脏必受其熏灼，非用釜底抽薪之法，不足以清上炎也。《经方实验录·肺痈其一》云："总不使其大便秘结，则肺热有下行之路。"常选用大黄、芒硝、麻子仁等，使肺热移下行之。《素问·至真要大论》曰："散者收之。"病势向外，助体收固。当病变趋势向外，机体本能抗病，产生收敛之势，治应顺势而用收固之法。受大环内酯类（红霉素）抗炎症、减少支气管腺体分泌治疗支扩的启发，在临证时，应用一些具有燥湿化痰作用或性味收涩的中药如半夏、白及、五味子等，考虑这类药物可能减少腺体分泌而发挥疗效，故尝试运用于支气管扩张缓解期的治疗，取得了不错的效果。因此，在干性支气管扩张或痰量较少的缓解期适当给予具收敛作用的中药，能提高疗效，有一定的价值和意义。

十、急、慢性胆囊炎

胆囊炎是较常见的疾病，发病率较高。根据其临床表现和临床经过，又可分为急性和慢性两种类型，常与胆石症合并存在。右上腹剧痛或绞痛，多见于结石或寄生虫嵌顿梗阻胆囊颈部所致的急性胆囊炎，疼痛常突然发作，十分剧烈，或呈绞痛样。胆囊管非梗阻性急性胆囊炎时，右上腹疼痛一般不剧烈，多为持续性胀痛，随着胆囊炎症的进展，疼痛亦可加重，疼痛呈放射性，最常见的放射部位是右肩部和右肩胛骨下角等处。

胆囊内结石突然梗阻或嵌顿胆囊管导致急性胆囊炎，胆囊管扭转、狭窄或胆道蛔虫或胆道肿瘤阻塞也可引起急性胆囊炎。此外，增龄老化过程中，胆囊壁逐渐变得肥厚或萎缩，收缩功能减退，造成胆汁淤滞、浓缩并形成胆酸盐；胆总管末端及 Oddi 括约肌变得松弛，容易发生逆行性感染；全身动脉粥样硬化，血液黏滞度增加可加重胆囊动脉缺血。胆囊管或胆囊颈梗阻后，胆囊内淤滞的胆汁浓缩形成胆酸盐，后者刺激胆囊黏膜引起化学性胆囊炎（早期）；与此同时胆汁潴留使胆囊内压力不断增高，膨胀的胆囊首先影响胆囊壁的静脉和淋巴回流，胆囊出现充血水肿，当胆囊内压 $> 5.39kPa（55cmH_2O）$ 时，胆囊壁动脉血流阻断，胆囊发生缺血性损伤，缺血的胆囊容易继发细菌感染，加重胆囊炎进程，最终并发胆囊坏疽或穿孔。若胆囊管梗阻而没有胆囊壁的血液循环障碍和细菌感染，则发展为胆囊积液。近年的研究表明，磷脂酶 A 可因胆汁淤滞或结石嵌顿从损伤的胆囊黏膜上皮释放，使胆汁中卵磷脂水解成溶血卵磷脂，后者进而使黏膜上皮细胞的完整性发生变化引,起急性胆囊炎。

（一）临床表现

1.急性胆囊炎、急性结石性胆囊炎、急性无结石性胆囊炎临床表现基本相同。

（1）症状　①疼痛：右上腹剧痛或绞痛，多为结石或寄生虫嵌顿梗阻胆囊颈部所致的急性胆囊炎；疼痛突然发作，十分剧烈，或呈现绞痛样，多发生在进食高脂食物后，多发生在夜间；右上腹一般性疼痛，见于胆囊管非梗阻性急性胆囊炎时，右上腹疼痛一般不剧烈，多为持续性胀痛，随着胆囊炎症的进展，疼痛亦可加重，疼痛呈放射性，最常见的放射部位是右肩部和右肩胛骨下角等处，乃系胆囊炎症刺激右膈神经末梢和腹壁周围神经所致。②恶心、呕吐：是最常见的症状。如恶心、呕吐顽固或频繁，可造成脱水、虚脱和电解质紊乱，多见于结石或蛔虫梗阻胆囊管时。③畏寒、寒战、发热：轻型病例常有畏寒和低热；重型病例则可有寒战和高热，热度可达39℃以上，并可出现谵语、谵妄等精神症状。④黄疸：较少见，如有黄疸，一般程度较轻，表示感染经淋巴管蔓延到了肝脏，造成了肝损害，或炎症已侵犯胆总管。

（2）主要体征　腹部检查可见右上腹部及上腹中部腹肌紧张、压痛、反跳痛、Murphy征阳性。伴胆囊积脓或胆囊周围脓肿者，于右上腹可扪及有压痛的包块或明显肿大的胆囊。当腹部压痛及腹肌紧张扩展到腹部其他区域或全腹时，则提示胆囊穿孔，或有急性腹膜炎。有15%～20%的患者因胆囊管周围性水肿、胆石压迫及胆囊周围炎造成肝脏损害，或炎症累及胆总管，造成Oddi括约肌痉挛和水肿，导致胆汁排出障碍，可出现轻度黄疸。如黄疸明显加深，则表示胆总管伴结石梗阻或并发胆总管炎的可能。严重病例可出现周围循环衰竭征象。血压常偏低，甚至可发生感染性休克，此种情况尤易见于化脓坏疽型重症病例时。

2.慢性胆囊炎

（1）症状 持续性右上腹钝痛或不适感；有恶心、嗳气、反酸、腹胀和胃部灼热等消化不良症状；右下肩胛区疼痛；进食高脂或油腻食物后症状加重；病程长，病情经过有急性发作和缓解相交替的特点，急性发作时与急性胆囊炎症状同，缓解期有时可无任何症状。

（2）体征 胆囊区可有轻度压痛和叩击痛，但无反跳痛；胆汁淤积病例可扪到胀大的胆囊；急性发作时右上腹可有肌紧张，体温正常或有低热，偶可出现黄疸。胆囊压痛点在右腹直肌外缘与肋弓的交点，胸椎压痛点在 8～10 胸椎旁，右膈神经压痛点在颈部右侧胸锁乳突肌两下角之间。

（二）诊断

1.急性胆囊炎 ①多以食用油腻食物为诱因；②突发右上腹持续性剧烈疼痛伴阵发性加重，可向右肩胛部放射，常有恶心、呕吐、发热；③右上腹有压痛、肌紧张，Murphy 征阳性，少数可见黄疸；④白细胞及中性粒细胞计数增高，血清黄疸指数和胆红素可能增高；⑤B 超可见胆囊肿大，胆囊壁增厚或毛糙，囊内有浮动光点，伴有结石时可见结石影像；⑥X 射线检查：胆囊区腹部平片可有胆囊增大阴影。

2.慢性胆囊炎 ①持续性右上腹钝痛或不适感，或伴有右肩胛区疼痛；②有恶心、嗳气、反酸、腹胀和胃部灼热等消化不良症状，进食油腻食物后加重；③病程长，病情经过有急性发作和缓解交替的特点；④胆囊区可有轻度压痛的叩击痛；⑤胆汁中黏液增多，白细胞成堆，细菌培养阳性；⑥B 超可见胆囊结石，胆囊壁增厚，胆囊缩小或变形；⑦胆囊造影可见胆结石，胆囊缩小或变形，胆囊收缩功能不良，或胆囊显影淡薄等。

（三）治疗

1.一般治疗　①积极预防和治疗细菌感染及并发症，注意饮食卫生，防止胆道寄生虫病的发生，并积极治疗肠蛔虫症。②生活起居有节制，注意劳逸结合、寒温适宜，保持乐观情绪及大便通畅。③本病若有结石，或经常发作，可考虑手术治疗。④应选用低脂肪餐，以减少胆汁分泌，减轻胆囊负担。

2.*药物治疗*

（1）急性胆囊炎　①解痉、镇痛：可使用阿托品、硝酸甘油、哌替啶（度冷丁）等，以解除 Oddi 括约肌痉挛和疼痛。②抗菌治疗：抗生素使用是为了预防菌血症和化脓性并发症，通常以氨苄西林（氨基苄青霉素）、克林霉素（氯林可霉素）和氨基醣苷类联合应用，或选用第二代头孢霉素如头孢孟多（头孢羟唑）或头孢呋辛治疗。抗生素的更换应根据血培养、手术时的胆汁培养和胆囊壁的细菌培养，以及药物敏感试验的结果而定。③利胆药物：50% 硫酸镁口服（有腹泻者不用），去氢胆酸片口服，胆酸片口服。

（2）慢性胆囊炎　①利胆药物：可口服 50% 硫酸镁、去氢胆酸片等。②驱虫疗法：针对病因进行驱虫。③溶石疗法：如系胆固醇结石引起者，可用鹅去氧胆酸溶石治疗。文献报道，溶石有效率可达 60% 左右。疗程结束后仍需服维持量，以防复发。

（3）合理选用中成药　①金胆片：功能消炎利胆，用于急慢性胆囊炎。②清肝利胆口服液：功能清利肝胆湿热，主治纳呆、胁痛、疲倦乏力、尿黄、苔腻、脉弦等症。

3.外科手术治疗　行胆囊切除术是急慢性胆囊炎的根本治疗。手术指征：①胆囊坏疽及穿孔，并发弥漫性腹膜炎者；②急性胆囊炎反复急性发作，诊断明确者；③经积极内科治疗，病情继续发展并恶化者；④无手术禁忌证，且能耐受手术者；⑤慢性胆囊炎伴有胆石者。诊断一经确立，行胆囊切除术是一合理的根本治法。如患者有心、肝、肺等严重疾病或全身情况不能耐受手术，可予内科治疗。

急慢性胆囊炎根据症状表现可将其归属于中医学胆胀、胁痛、腹痛、黄疸等病范畴。胆为六腑之一，"中正之官，决断出焉"，附于肝，与肝相表里，有"亦藏""亦泻"的特点。六腑的生理功能"以通为用"，以畅通为基础，通则顺，顺则治，治则无病，所谓"传化物而不藏"是也。治疗六腑病证，必须把握住"以通为治"的原则。田方等认为胆囊之病，或因于气机郁滞而排泄不利，或因于湿热内闭而排泄受阻，或因于瘀血停滞而胆管不通，或因于肝阴亏虚而胆管干涩，皆影响到胆汁的顺利排泄，胆汁与气血、湿热等邪气交互搏结，内阻不通则发为胁痛，外泛肌肤发为黄疸，病虽不同，病机则一，皆"不通为患"也。治疗上一方面或利肝理气，或清热利湿，或活血化瘀，或滋阴柔肝，辨证用药以祛疾病之成因；一方面疏肝利胆，通腑泻下，因势利导以倡胆腑之生理。"辨证用药"和"通腑泻下"是治疗胆囊炎组方用药的两个基本要素；"辨证用药"必须在"通腑泻下"的基础上才能发挥出更好的作用。王联福认为若胃肠积滞不通，则胆汁不能注入肠胃以助消化，胆汁郁积益甚，只有及时清除荡涤肠胃积滞，才能促使胆汁正常贮藏、排泄，所以在辨证论治的全过程必须时时着眼于一个"通"字，尤其是在急性期，应抓住时机，大胆、果断地"通"，这是及时逆转，清除肝胆闭塞，转化生机的关键。魏道祥用开泄法治疗急性胆囊炎。开泄法是指通过开宣肺气、宣通气滞、化湿泄浊，予邪以出路的一种治法；临床多用于湿痰郁滞，胸脘痹阻，上焦清阳失旷，涉及中焦之证。魏道祥根据"异病同治"的规律，认为开泄法的病证部位虽以上焦为主，重点在肺，在气分，但"诸气膹郁，皆属于肺""肺主一身之气""肺朝百脉"，肺居膈上，其气肃降；肝在膈下，其气升发，肝从左而升，肺从右而降，若肺气膹郁则不能制约肝木，可形成肝气逆乱的证候，故开泄法证治范围可扩大用治胁痛。本法亦遵《类证治裁·胁痛》中"有郁热胀痛者，宜苦辛泄降"之旨治之。杨彩霞等认为脾失健运，湿邪滞留，郁久化热，胆汁郁而不通而引起疼痛，或者湿邪日久化火，火热炽盛而病变加深。其采用中药疏肝利胆、清热解毒、健脾和胃之法治疗该病，取得良好疗效。

（四）临床应用

沈德华等为观察应用一贯煎加减治疗数例急、慢性胆囊炎的临床疗效，选择 2013 年 7 月～2014 年 6 月来我院接受治疗的 80 例急慢性胆囊炎患者作为研究对象，采用随机数字法将其分成对照组和治疗组，其中治疗组患者采用一贯煎加味实施治疗，而对照组患者采用西药实施治疗。结果治疗组患者中的临床治疗有效率为 92.5%；而对照组患者的临床治疗有效率为 65.0%；对两组患者临床治疗效果进行比较分析，治疗组患者的临床各项指标情况优于对照组患者的临床各项指标情况，差异具备统计学意义（$P < 0.05$）。结论：对于急慢性胆囊炎患者来说，应用一贯煎加味实施治疗具备不良反应小、后遗症低、副作用小、并发症低等非常显著的临床效果，其在临床中值得

被推广使用。

（五）典型案例

患者，男，50 岁。2006 年 11 月 9 日初诊。因右上腹隐痛月余，加重一周就诊。患者既往有胆囊炎病史两年，近一个月来右上腹隐隐作痛，时作时止，村医给予消炎利胆药金胆片、环丙沙星口服，效果不显，近一周右上腹疼痛加剧，面色不华，喜热饮，得温痛减，遇寒加重，脘腹胀痛，时吐清涎，胃寒肢冷，神疲气短，舌淡苔白腻，脉弦细无力。B 超提示：胆囊大小为 76mm×35mm，胆囊壁毛躁、增厚、透声差，提示胆囊炎。上消化道钡透视：食道、胃及十二指肠未见器质性病变。证属阳虚郁滞，治宜温阳益气，调肝利胆。处方：枸杞子 10g，川楝子 10g，生地黄 10g，当归 10g，赤芍 15g，吴茱萸 10g，乌药 10g，肉桂 10g，干姜 3 片，大枣 10 枚，木香 10g，郁金 10g。守方加减，先后六诊，服药 26 剂，病情逐渐好转，嘱忌食生冷，防寒保暖，远离烟酒油腻之物，清淡饮食，两个月后复查 B 超提示，胆囊炎已愈。

按：中医学认为"痛则不通，通则不痛"，治疗强调"以通为用"。在辨证治疗上运用疏泄胆腑、通瘀导滞的治疗原则，为中西结合治疗胆囊炎提供了比较好的治疗方法。

讨论：急慢性胆囊炎在中医学需辨有无外感及在气、在血，但属虚、属实及虚实程度更为重要。郝守山分为 2 型进行治疗：①肝胆实热型；②气滞血瘀型。总有效 96.50%。刘瑞珍将本病分为肝胆湿热型、肝气郁结型、气滞血瘀 3 型。王伟明等将慢性胆囊炎分为肝脾不和、肝郁脾虚、脾虚血瘀、湿热困脾 4 型，临床疗效显著。高有利辨证分为：肝胆湿热、脾胃气虚、肝郁脾虚、肝胆郁滞、脾肾阳虚5型，治愈率58.93%，总有效率91.03%。王振卿等辨证分型为：肝气郁结、瘀血停着、肝胆郁热、肝胆湿热、肝郁脾虚、肝阴不足6型，疗效显著。此外，胡涛等认为针药并用治疗慢性胆囊炎效果显著。中药疗法及针刺相应穴位可疏肝利胆，健脾和胃，达"通则不痛"之效。贾志义应用耳穴贴压法治疗慢性胆囊炎，治愈率为66.7%。吴东运用大柴胡汤加减联合足三里穴位封闭治疗胆囊炎总有效率92.98%。黄东源运用健脾利胆汤，并配合针灸，选穴：①阳陵泉、丘墟、太冲、胆囊穴；②足三里、阴陵泉、上巨虚、关元、脾俞；每次取1组，2组交替使用。有效率为83.3%。杜意平等运用推按运经仪的治疗机理，用程控脉冲波刺激经络穴位，使电刺激俞穴与人体生物电耦合而发生作用，达到疏通经络气血、促进脏腑功能、增加血液循环、恢复肝胆的目的，以利胆、消炎、止痛，并使病变组织得到及时恢复。

十一、慢性乙肝

慢性乙型肝炎（简称乙肝）是指乙肝病毒检测为阳性，病程超过半年或发病日期不明确而临床有慢性肝炎表现者。临床表现为乏力、畏食、恶心、腹胀、肝区疼痛等症状。肝大，质地为中等硬度，有轻压痛。病情重者可伴有慢性肝病面容、蜘蛛痣、肝掌、脾大，肝功能可异常或持续异常。根据临床表现分为轻度、中度和重度。而慢性乙肝携带是指乙肝病毒检测为阳性，无慢性肝炎症状，1年内连续随访3次以上，血清ALT和AST均无异常，且肝组织学检查正常者。2017年10月27日，世界卫生组织国际癌症研究机构公布的致癌物清单初步整理参考，乙型肝炎病毒（慢性感染）在一类致癌物清单中。

（一）临床表现

感觉肝区不适、隐隐作痛、全身倦怠、乏力，食欲减退、感到恶心、厌油、腹泻。患者有时会有低热，严重的患者可能出现黄疸，这时应该及时到医院就诊，如果延误治疗，少数患者会发展为重症肝炎，表现为肝功能损害急剧加重，直至衰竭，同时伴有肾功能衰竭等多脏器功能损害，患者会出现持续加重的黄疸，少尿、无尿、腹水、意识模糊、谵妄、昏迷。慢性乙肝患病日久，会沿着"乙肝－肝硬化－肝癌"的方向演变，这就是我们常说的"乙肝三部曲"，所以患乙肝后应采取积极的治疗措施，并定期检查身体。

（二）诊断

1. ALT 及胆红素反复或持续升高，AST 常可升高，部分患者 r- 谷氨酰转肽酶、精氨酸琥珀酸裂解酶（ASAL）、碱性磷酸酶也升高。胆碱酯酶及胆固醇明显减低时提示肝功严重损害。靛青绿留滞试验及餐后 2 小时血清胆汁酸测定可较灵敏地反映肝脏病变。

2. 中、重度慢性肝炎患者清蛋白（A）降低，球蛋白（G）增高，A/G 比值倒置，γ 球蛋白和 IgG 亦升高。凝血酶原的半寿期短，可及时反应肝损害的严重程度，凝血因子 Ⅴ、Ⅶ减少。部分患者可出现自身抗体，如抗核抗体、抗平滑肌抗体、抗线粒体抗体、类风湿因子及狼疮细胞等阳性。

3. 血清学检测乙肝病毒标记物

（1）乙型肝炎表面抗原（HBsAg）和乙型肝炎表面抗体（HBsAb）的检测　血清 HBsAg 在疾病早期出现。一般在 ALT 升高前 2 ~ 6 周，在血清中即可检出 HBsAg。HBsAg 阳性是乙肝病毒感染的主要标志。血清 HBsAb 的出现，是乙肝病毒感染恢复的标志。注射过乙肝疫苗者，也可出现血清 HBsAb 阳性，提示已获得对乙肝病毒的特异性免疫。

（2）乙型肝炎核心抗原（HBcAg）和乙型肝炎病毒核心抗体（HBcAb）的检测　在血清中一般不能检测出 HBcAg。HBcAb 为总抗体，包括 HBcAbIgM 和 HBcAbIgG，但主要是 HBcAbIgG 抗体。急性肝炎和慢性肝炎急性发作时均可出现 HBcAbIgM 抗体。如 HBcAbIgM 和 HBcAbIgG 均阳性，提示为慢性乙肝急性发作。

（3）乙型肝炎 E 抗原（HBeAg）和乙型肝炎 E 抗体（HBeAb）的检测　若血清 HBeAg 阳性，提示有乙肝病毒复制，亦在乙肝病毒感染的早期出现。若 HBeAb 阳性则提示既往感染乙肝病毒。

4. 血清 HBV-DNA 检测。血清 HBV-DNA 是乙肝病毒复制和传染的直接标记。慢性乙肝为阳性。

（三）临床应用

刘焰等为观察双虎清肝方加一贯煎加减及药渣育蘑菇食疗对慢性乙肝患者的临床疗效，选取慢性乙肝患者 42 例，其中男30 例，女 12 例，年龄 35～56 岁，平均 42.3 岁，其中 HBeAg阳性 22 例，HBeAg 阴性 20 例。诊断标准：本研究病例均行生化和组织学检查，符合卫生部慢性乙肝诊断标准 GB15990-1995。即 HBV-DNA 阳性，ALT 持续反复异常或升高，血清HBsAg 阳性，肝组织学检查有肝炎病变。治疗方法：本组患者均给予双虎清肝方加一贯煎加减，水煎服，1 剂 / 日，3 个月为1 个疗程，后改用上方药渣培育蘑菇，200g/d，做成美味佳肴食用 6 个月。疗效评价：参阅卫生部 2010 年制订的慢性乙肝临床指导原则中疗效评定标准。显效（完全应答）：肝功能主要是：ALT 指标恢复正常，效果好的可实现 HBV–DNA、HBeAg、HBsAg 的相继转阴。有效（部分应答）：肝功能 ALT 指标的恢复最具指导意义，HBV–DNA、HBeAg 可实现阴转，但乙肝染色标志物 HBsAg 阳性。无效：未达到上述指标。稳定：完全应答或部分应答，停药 6 ~ 12 个月仍为显效或有效。复发：治疗结束时疗效显著，停药 6 ~ 12 个月出现肝功能（ALT 为主）异常，HBV–DNA 阴转阳者。结果：显效 25 例，占 59.5%，有效 15 例，占 35.7%，总有效率 95.2%，且治疗 6 个月复查稳定，复发率低。

治疗慢性乙肝总的目标是：最大限度地长期抑制或消除 HBV，调整免疫，保护肝细胞，减轻肝细胞炎症坏死及肝纤维化，延缓和阻止疾病进展，减少和防止肝脏失代偿、肝硬化、HCC 及并发症发生，从而改善生活质量和延长存活时间。目前使用的所有抗病毒西药都对乙肝病毒复制的原始模板（cccDNA）无效，停药后，乙肝病毒就很快以 cccDNA 为模板继续复制，肝病复发。长期用药，毒副作用增加，病毒常常发生变异。中医辨证治疗慢性乙肝具有独特优势，肝实火，火属心，心为肝之子，泻心火，即泻肝实，心应苦，苦能清热，方中用黄连。虚则补其母，水生木，水为木之母，水属肾，肝虚补肾。肾藏精，精化血以养肝，血又能化生精。方中用一贯煎（沙参、生地黄、当归、枸杞子、麦冬、川楝子）加减。

张仲景《伤寒杂病论》"见肝之病，知肝传脾，必先实脾"，是调理脾胃消化功能，先安未受邪之地。治脾胃用消导、理气、健脾之法。方中用双虎清肝（金银花、虎杖、黄连、瓜蒌、白花蛇舌草、蒲公英、丹参、野菊花、紫花地丁、法半夏、枳实、甘草）加减。整方清热解毒、燥湿化痰、理气活血、健脾和胃，具有清气血之疫毒、保肝益脾胃功效。药渣培育蘑菇食疗，临床观察，疗效可靠，成分复杂，有待进一步研究。有报道：蘑菇性甘微寒，食疗具有：①提高免疫力。蘑菇的有效成分可增强 T 淋巴细胞功能，从而提高机体抵御各种疾病的免疫功能。②镇痛，镇静。巴西某研究所从蘑菇中提取到一种物质 Act-2，具镇痛镇静功效，其镇痛效果可代替吗啡。③止咳化痰。蘑菇提取液用于动物实验，发现其有明显的镇咳、稀化痰液的作用。④抗癌。日本研究人员在蘑菇有效成分中分析出一种分子量为 288 的超强力抗癌物质，能抑制癌细胞的成长，其作用比绿茶中的抗癌物质强 1000 倍。蘑菇中还含有一种毒蛋白，能有效抑制癌细胞的蛋白成长。⑤通便排毒。蘑菇中所含的人体很难消化的粗纤维、半粗纤维和木质素，可保持肠内水份，并吸收余下的胆固醇、糖，将其排出体外，对预防便秘、肠癌、动脉硬化、糖尿病等都十分有利。天然药用真菌具有独特优势，目前寻找治疗高血压、高血脂、糖尿病、肝病的有效成分，从真菌中筛选，前景看好。用该方药渣培育的蘑菇，可以激发阳气、疏通经络，抑制、杀灭、清除 HBV 病毒，调节机体免疫力，加强自身内环境稳定，不断清除病毒和病毒复合物，又避免免疫发生过强造成肝部损伤，防治纤维化和硬化。《内经》："今夫五脏之有疾也，譬犹刺也，犹污也，犹结也，犹闭也。刺虽久，犹可拔也；污虽久，犹可雪也；结虽久，犹可解也；闭虽久，犹可决也。"总之，在当今没有特效抗 HBV 病毒药物的情况下，通过中医药综合调理，通过我们不断探索，相信慢性乙肝一定能够战胜。

　　双虎清肝方加一贯煎加减及药渣育蘑菇治疗慢性乙肝辨证合理，经济实惠，疗效可靠，是一种值得推广使用的方法。

（四）典型案例

　　王某，男，39 岁，教师，于 2004 年 3 月 29 日就诊。患者肝功能异常 2 年余，曾在本地及外地多家医院治疗疗效欠佳，经人介绍前来诊治。症见：面色黧黑，精神不振，胃纳极差，稍食腹胀，呃逆，右胁隐痛入夜更剧，头晕目眩，肝掌，牙龈出血，夜寐欠安，大便不畅，小便黄短，舌质红绛边有紫斑，苔薄黄微腻，脉细弦。肝功能：ALT627U/L，AST249U/L，直接胆红素升高，白、球蛋白比例失调。乙肝两对半：HBsAg、HBeAg、抗–HBc 均为阳性。B 超检查：肝回声增粗增强，胆囊壁毛糙，脾稍大。病属慢性乙型活动性肝炎，胆囊炎；证属疫毒蕴结，脾失健运，肝阴不足，经脉瘀滞，治以清热解毒、疏肝运脾，处方：柴胡、佛手、郁金、当归各 10g，垂盆草、绵茵陈、白花蛇舌草各 20g，虎杖、鸡内金、茯苓各 15g，炒谷芽、炒麦芽各 24g，川楝子 10g，生地黄 10g。嘱忌酒、油腻食物，并注重休息。上方服用 20 剂，查肝功能：ALT256U/L、AST148U/L，胆红素正常。诉食后腹胀减轻，胃纳转佳，精神好转，但右胁肋仍隐痛，五心烦热，夜寐不宁，口干，牙龈仍有出血，大便干结，小便偏黄，舌深红边有瘀斑，苔薄黄干，脉细弦数。证属疫毒未尽，阴亏火盛，血热血瘀，针对阴虚体质，结合 B 超检查，治以养阴降火，化瘀通络，兼清余毒，调养肝体，以防肝硬化之变，处方：生地黄、赤芍、枸杞子、麦冬、女贞子、旱莲草各 15g，焦山楂、虎杖、垂盆草、白花蛇舌草各 12g，当归、鳖甲、穿山甲各 10g，五味子、田七各 6g。

上方加减服用 2 个月，肝功能及 A/G 恢复正常，右胁已舒，牙龈血止，肝掌已除，余无不适，至今仍在上班。

（五）讨论

中医在治疗慢性乙肝上应注意以下几点：

1. 祛邪与扶正相结合　慢性乙肝起病隐匿，免疫功能失调，病邪深伏久羁，损伤正气，正虚无力抗邪而长期邪恋不解，湿热顽毒深伏蕴结贯穿本病始终。因此，祛邪为第一要务，应予侧重；尽管邪恋与正虚密切相关，但扶正仍须谨慎。临床所见，扶正稍多，则易疾病进展，肝功能愈异常，似有"闭门留寇"之患。即使正虚内亏出现免疫耐受状态，为增强免疫力要扶正，也须与祛邪药相配合，上述两病例的成功治疗，都坚持把祛邪贯穿病程始终，做到祛邪不伤正，扶正不助邪，把握精当。

2. 宏观辨治与微观辨治相结合　宏观辨治是根据四诊所获得的宏观临床资料，按照传统中医理论所进行的辨证论治。但有相当一部分患者，可能属耐受性强或病情尚轻，从四诊中收集不到宏观资料，处于无证可辨，按"有是证用是药"的原则，甚感束手无策。何以为之？笔者认为，中医也应与时俱进，依据微观检测结果进行微观辨治，方可柳暗花明。微观辨治有三：一是降低转氨酶。如 ALT、AST、ALP 增高，按湿热蕴结论治，常用田基黄、垂盆草、虎杖、平地木、半枝莲、绵茵陈、广郁金等清解湿热药治疗。如仅为 ALT 增高，其他正常，可在清热解毒的基础上，加用酸味药起到降酶效应。二是降低胆红素。有些患者没有出现明显黄疸，但胆红素有所增高，可在清热利湿的基础上配合疏肝利胆退黄药进行治疗。三是促使慢性 HBsAg 携带者转阴。可用清热解毒利湿药进行抗病毒、祛湿热的治疗，但是，这些解毒祛邪药物久用，要谨防苦寒败胃之弊。

3.治已病与治未病相结合　慢性乙肝由急性乙肝演变而来。因湿热疫毒深伏难祛，以致病情从本脏传它脏，从实证转虚证；病程从气分入血分，从早期到晚期，势不可挡，久缠难愈。如何遵循其演变规律，截断病势发展，缩短病程，尽早康复是治疗中的一大难题。为此必须提前用药，以防患未然。据"见肝之病，知肝传脾，当先实脾"的理论，在治疗乙肝这个"已病"的同时，就要开始着手健脾"治未病"，及早"实脾"，以防止病情蔓延。健脾应包括运脾和补脾两个方面：早期湿热疫毒较重，以运脾为主；后期正气渐虚，以补脾为主。补脾不足涉及肾者，尚需脾肾同补，既实脾又实肾，以杜传变。遵《张氏医通·卷九·黄瘅》所云："以诸黄，虽多湿热，然经脉久病，不无瘀血阻滞也。"可见慢性乙肝"经脉久病"，出现血黏度增高、微循环障碍、痰瘀、血瘀等，会加速肝细胞损害，导致肝纤维化，使病情加重。因此，必须及早投入活血化瘀药，以通瘀化滞，抗肝纤维化，防肝硬化，截断恶性发展。临证时务必做到：一是随证选用：如兼湿热未尽者，佐以清热利湿；兼肝气郁结者，佐以疏肝理气；兼脾气虚弱者，佐以健脾益气；兼肝肾阴虚者，佐以滋养肝肾；兼脾肾阳虚者，佐以温补脾肾等。二是按病程、病情选用：对病程短、病情轻者，可用丹参、郁金、元胡、当归等和血通络药；对病程较长、病情较重者，可用赤芍、桃仁、田七、红花等活血通络药；对病程长、病情重者，可用山棱、莪术、穿山甲、地鳖虫等破血散结药。对没有症状和体征、肝功能正常的慢性 HBsAg 携带者，或经治疗肝功能恢复、症状消失的患者，要按微观检测结果进行辨病治疗，以达"未病先防"，或防止病情反弹。基于这种思路，上述两个久治难愈的病例，由于及早采用实脾和化瘀的治法，终于取得满意的疗效。

十二、不宁腿综合征

不宁腿综合征又称不安腿综合征（RestlessLegSyndrome，RLS），瑞典神经病学家 Ekbom 于 1945 年对比进行了全面的研究和阐述，故又称埃克波姆综合征。主要表现为夜间或者休息状态下双下肢尤以小腿不可名状的痛苦，活动或敲打后症状减轻，不适感除见于股部及两腿外，还见于上臂、肩部、足底，因此又称其为不宁肢综合征。RLS 的发病机制不甚清楚，目前比较公认的是与多巴胺系统及铁离子代谢异常有密切关系，与中枢或周围神经系统异常、血管异常有明显关系。RLS 上海地区患病率 1.2% ~ 5%，尤以中老年人常见。本病有原发性及继发性两种，原发性 RLS 多有家族史，与遗传因素有关，继发性 RLS 多伴发于糖尿病、尿毒症、妊娠等。以往 RLS 几乎是一种不被注意的疾病，在西欧和美国，两项最近的研究清楚地显示 RLS 几乎不被诊断和治疗。由于不适症状主要发生在夜间，活动后症状减轻，严重影响患者的睡眠，因此临床中很多患者是以睡眠质量降低伴腿部不适为主诉来就诊，目前中医药对于本病的治疗尚无系统的辨证论治，现根据临床报道总结如下：

（一）病因病机

虽无确切的中医病名，但本病症状表现与中医的"足悗""血痹""痹证"相似，《灵枢·百病始生》篇曰："厥气生足悗……血脉凝涩。"《素问·五脏生成》曰："人卧血归于肝……足受血而能步……卧出而风吹之，血凝于肤者为痹，凝于脉者为泣，凝于足者为厥，血行而不得反其空，故为痹厥也。"《灵枢·海论》篇曰："髓海不足，则脑转耳鸣，胫酸眩冒。"《金匮要略·血痹虚劳篇》曰："血痹阴阳俱微……外证身体不仁如风痹状。"肝为藏血之脏，若肝经阴血亏虚，卧时血归于肝，或肝气郁滞，气机不畅，血行瘀滞，则四肢肌肉经络失养，造成肢体不宁；脾为气血生化之源，若脾胃虚弱，化源不足，致使肌肉软弱无力，脾土运化水液之职失司易酿生水湿、痰饮；肾主骨生髓，若肾精不足则骨髓空虚，四肢失于濡养则酸软无力；外因则主要是风、寒、湿之邪客于经脉，气血运行不畅，筋脉失于濡养。因此本病主要与肝、脾、肾三脏密切相关，而气血不足、筋脉不通是本病的基本病机。

（二）分型辨治

1. 寒客经脉　治以温经散寒。武宏认为，此类患者多为阳气虚弱，寒客经脉，阳气被遏，不能外达，营血内弱，脉缩血涩，血运不畅，肢体失于温养而出现肢体的酸胀、酸麻等不适感。应用当归四逆汤加减治疗 45 例，治愈 42 例，好转 3 例，治愈率 93.3%。

2. 湿邪痹阻　病因有寒湿和湿热之分。寒湿证治以散寒除湿，高先正认为寒湿之邪壅阻经络，气血运行不畅，筋脉失于濡养。使用附片、巴戟天等温阳散寒除湿之品治疗 RLS 患者 1 例，共 30 剂而愈，随访年余未发。湿热证治以清热化湿。何刚认为脾失健运，湿浊内生，蕴而化热，湿热下注浸淫下肢肌肉筋脉。应用三仁汤加减治疗糖尿病引起 RLS 患者 36 例，痊愈 28 例，有效 5 例，无效 3 例，总有效率 91.7%。

3. 瘀血阻滞　治以活血化瘀。朱树宽认为血脉瘀阻，经络不通。应用血府逐瘀汤加减治疗 103 例，治疗后痊愈 83 例，好转 18 例，无效 2 例，总有效率为 98.1%，痊愈病例停药随访观察半年，未见复发。

4.气血亏虚　治以益气补血。陈亨平等认为气虚血运无力，血虚筋脉失养。采用归脾汤加减治疗，治疗组近期（1 个月）和远期（6 个月）总有效率分别为 84.2%、75.6%。

5.肝肾阴虚　治以益肾柔肝，养血濡筋。柳迎春认为肝肾阴虚，气血不足，筋肉失养，将 62 例 RLS 患者随机分成两组，治疗组 32 例给予加味一贯煎，对照组 30 例给予左旋多巴。治疗组治愈 20 例，好转 8 例，无效 4 例，总有效率 87.5%；对照组治愈 8 例，好转 10 例，无效 12 例，总有效率 60.0%。

不宁腿综合征的临床治疗上首选多巴胺能药物如复方多巴制剂，或多巴受体激动剂如普拉克索或罗匹尼罗。对准备坐飞机或开车长途旅行的患者，尤其适合使用复方多巴制剂。70% ～ 90% 的患者对多巴受体激动剂疗效良好，因此常常是首选用药，尤其是那些发作频率较高的患者。罗替戈汀贴剂具有缓释作用，对白天也有症状的患者或凌晨反跳的患者可能是不错的选择。受体激动剂可能会有恶心、嗜睡、头痛、头晕、低血压、外在水肿等副作用。部分患者可能会有病理性赌博、过度购物、性欲亢进等冲动控制障碍症状。另外，抗癫痫药物如加巴喷丁、卡马西平、普瑞巴林等对部分患者有一定疗效，尤其是在多巴胺能药物疗效不佳、无效或者副作用不能耐受时可以选用或合用。其他药物，如替马西泮、氯硝西泮、唑吡坦对部分患者有一定疗效。对继发性不宁腿综合征患者，首先是要治疗原发疾病。随着病因的消除，患者症状可能也会随之消失。如尿毒症患者的肾移植、缺铁性贫血患者的铁剂治疗，叶酸缺乏患者的叶酸补充等。对部分严重的难治性患者，可以用阿片类药物如可待因、氢可酮、美沙酮、羟考酮、曲马多等药物，对多巴受体激动剂无效的患者有较好的疗效。部分患者可能会引起便秘、尿潴留、瞌睡、认知改变。少数情况下可以引起呼吸抑制，大剂量的半衰期短的阿片类药物可能导致药物依赖。

（三）临床应用

柳迎春观察加味一贯煎治疗不宁腿综合征的疗效，方法是将 62 例不宁腿综合征患者随机分成两组。

诊断标准：必须具备以下 4 个临床特点：①因腿部不适引发的腿部活动。患者腿部常有难以描述的不适感，如蠕动、蚁走、瘙痒、烧灼、触电感等；感觉异常位于肢体深部，多数以累及下肢为主，单侧或双侧，半数患者也可累及上肢。活动后上述症状可以缓解。②静息后（坐和躺）可使症状出现或加重。③持续活动可使症状部分或全部缓解。轻症者在床上和椅子上伸展一下肢体即可缓解症状；重症者需来回踱步、搓揉下肢、伸屈肢体才能减轻症状。重新平躺或坐下后数分钟至 1 小时，上述症状常常再次出现。④夜间症状加重。典型者在 23 点至次日凌晨 4 点最为严重，故严重影响患者睡眠。早晨 6 点至中午12 点症状最轻。

排除标准：排除继发于糖尿病或周围神经病、女性妊娠、帕金森病、抑郁症的 RLS 以及近期使用药物、酒精或咖啡因，肝肾功能异常者。

治疗方法：对照组左旋多巴每晚 250mg 口服，1 周为 1个疗程，治疗 8 个疗程。治疗组方药组成：生地黄 30g，沙参 15g，麦冬 15g，当归 15g，枸杞子 12g，白芍 15g，川楝子 10g，鸡血藤 30g，伸筋草 10g，木瓜 10g。乏力明显者，加黄芪、太子参；肢体困倦者，加白术。煎服法：头煎加水400mL，煎至 200mL；二煎加水 400mL，煎至 200mL，两煎混合分早晚温服。每日 1 剂，1 周为 1 个疗程，治疗 8 个疗程。疗效标准（自拟）：治愈：症状完全消失，随访半年无复发。好转：不适感明显减轻，睡眠时间接近正常。无效：症状无任何好转。结果：治疗组 32 例，治愈 20 例，好转 8 例，无效 4例，总有效率 87.5%；对照组 30 例，治愈 8 例，好转 10 例，无效 12 例，总有效率 60.0%。两组疗效比较，经 Ridit 分析，u=2.8398，$P < 0.01$，治疗组疗效优于对照组。

不宁腿综合征发病原因不详，可能与多巴胺系统（黑质–纹状体）功能紊乱有关，西医多应用多巴胺受体激动剂及镇静催眠类药物治疗，但疗效欠佳。

本病中医学虽无明确命名，但有关症状论述早见于一些中医学著作中，《黄帝内经》中就有"胫痠""髓痠"的记载，是指小腿痿软无力且胀痛、躁热等不适感，静而尤甚，动则减轻，与本病表现类似。目前多数学者认为本病内因主要为肝肾阴虚，气血不足，筋肉失养而发病。一贯煎见于《续名医类案·心胃痛门》，为清代名医魏之琇先生所创。该方由沙参、麦冬、生地黄、当归、枸杞子、川楝子六味组成，方中重用生地黄滋阴壮水，益肾壮骨宁志；当归、枸杞子补肝血，养肝体以和肝用；再入甘寒质润之麦冬、沙参补养肝胃之阴；入少量川楝子疏泄肝气，又能顺肝木条达之性；再加入白芍、木瓜舒缓筋脉敛肝，伸筋草、鸡血藤舒筋活络，全方共奏益肾柔肝养血润筋之功，使肾精足，肝血旺，筋骨得养而腿自宁。

（四）典型案例

患者，女，58岁，主因"双下肢不适感5年，加重1周"就诊。患者自诉近5年无明显诱因常于安静或睡时出现双下肢烦躁、瘙痒、疼痛感，时又如蚁走虫爬感，难以明确表述，活动下肢后症状可略缓解。近1年症状加重，出现双下肢烧灼、抽动、无力感，活动肢体后症状缓解不明显。一周前于外院就诊，治以活血通络，予身痛逐瘀汤加减。服药后患者下肢抽动、无力感加重。现症伴烦躁，眠差，大便秘结，小便黄，舌暗红少苔，质干，脉沉数。

张主任认为，现阶段属病程中期，病性为"虚实夹杂"，证属肝肾阴虚，瘀血阻络。治疗以滋养肝肾，养血柔筋为主，辅以化瘀通络。处方：生地黄20g、山茱萸15g、北沙参20g、枸杞子20g、当归15g、白芍30g、川楝子6g、丹参15g、乌梢蛇10g、木瓜30g、川牛膝15g、枳壳15g、首乌藤20g。7剂，水煎服，每天1剂。方中生地黄、山茱萸、首乌藤滋养肝肾；北沙参、枸杞子滋阴养肝，以加强养阴作用；当归、枳壳、白芍配生地黄以养血柔筋；川楝子疏肝清热，清肝中虚火，配以活血通络药物，如凉血活血的丹参，性善走窜、长搜风邪、透关节、通经络的乌梢蛇；选用木瓜、川牛膝为引经药，使药达病所，同时起到活血、祛风湿、补肝肾的功效。全方合用，共奏养阴、柔筋、通络之功。

二诊：服药后双下肢烧灼感明显缓解，睡眠时间延长，心中烦躁感亦有减轻，但双下肢抽动感仍明显。考虑滋补肝肾后患者阴虚阳亢的烧灼症状缓解明显，此时抽动为夹杂的风邪，故应加大祛风邪力度，上方加全蝎6g、地龙10g、防风10g、鸡血藤 20g。继服 7 剂。

三诊：服药平妥，双下肢烧灼、烦乱、抽动感消失，乏力感较前缓解，二便调。现有双下肢寒凉感，伴反复疼痛不宁，舌暗红苔薄白，脉沉细。患者出现肢凉症状，与首诊时下肢灼热感有相佐之处，考虑患者年过半百，在肝肾阴亏的同时，阳气亦亏损。如《素问·生气通天论》云："阳气者，精则养神，柔则养筋。"筋脉失于阳气温煦，故表现为寒凉、疼痛。治疗上去北沙参、生地黄、川楝子等性凉之品，加淫羊藿、肉桂以补火助阳，温肾散寒，用通阳药物带动活血化瘀药物行走经脉。血遇寒则凝，故用水蛭以破血除瘀，加强通络搜风功效。调方如下：山茱萸 15g、枸杞子 20g、当归 20g、白芍 20g、熟地黄 12g、木瓜 30g、炙龟板 20g、淫羊藿 12g、肉桂 3g、乌梢蛇 10g、鸡血藤 15g、炙水蛭 5g。继服 7 剂。

四诊：服药平妥，双下肢不适感较前明显缓解，眠可，二便调，舌暗红苔薄白，脉细。将上方加工为丸剂，早晚各 1 丸，温水送服，连服一月，巩固疗效。两月后随访，患者病情平稳，双下肢未再有烧灼、烦乱、抽动感，眠可，二便调。

按：患者就诊时病程已属中期，病性为虚实夹杂，此时是以正虚为主，邪实为辅，故重在补虚，辅以祛邪。张主任是在"补其虚"的基础上逐渐增大祛邪力度，取得较好疗效。患者在外院疗效不佳的原因在于辨证分期的失误，将病性定为初期"实证"，故治疗上只采用祛邪，不予扶正，出现了"耗气伤正"的情况，表现为下肢无力加重。相反，若只扶正，不采用祛邪手段，则会"闭门留寇"，亦加重病情。纵观全程，张主任时时审证求因、辨证施治，故每每收到良好疗效。

（五）讨论

不宁腿综合征可以从不同病程阶段而确定病机及辨治分型。上述辨证为本病的基本证型，临床中可单一出现，亦可间杂出现。初期病机多为"寒""湿""瘀"；中期多为"虚实夹杂"；后期多体现为"肝肾阴虚""脾气亏虚"。而本虚与标实孰重孰轻，需灵活辨证。治疗上或散寒、祛湿、通络，或滋补肝肾，健脾益气，或扶正祛邪兼顾。张主任对不宁腿综合征的辨治分析也为本病的规范化诊治提供了新思路。

十三、干燥综合征

干燥综合征（SS）是以泪腺破坏引起的干眼症（角膜结膜炎）和唾液腺破坏引起的口腔干燥症（口腔干燥）为特征，为常见的自身免疫性疾病。它是先前存在的结缔组织病如系统性红斑狼疮或硬皮病的首要或次要并发症。自然病程中，2/3 的病例伴随多关节的慢性关节炎病变。反之，有证据显示超过 25% 的类风湿关节炎患者伴有干燥综合征。典型发作年龄为绝经后的中年妇女。

本病的唾液腺、泪腺以及体内任何器官都可以受累。有两种主要病理改变：①外分泌腺炎：在柱状上皮细胞组成的外分泌腺体间有大量淋巴细胞包括浆细胞及单核细胞的浸润，这种聚集的淋巴细胞浸润性病变是本病的特征性病理改变。它出现在唾液腺（包括唇、腭部的小涎腺）、泪腺（包括眼结膜的小泪腺）、肾间质、肺间质、消化道黏膜、肝汇管区、胆小管及淋巴结，最终导致局部导管和腺体的上皮细胞增生，继之退化、萎缩、破坏，以纤维组织代之，丧失其应有的功能。有人把唾液腺、泪腺以外组织中出现大量的淋巴细胞浸润称之为假性淋巴瘤。②血管炎：由冷球蛋白血症、高球蛋白血症或免疫复合物沉积所致。是本病并发肾小球肾炎、周围和中枢神经系统病变、皮疹、雷诺现象的病理基础。

SS 以女性居多，约占 90%，起病在 40～60 岁。主要表现为：①唾液腺受累：发生干燥性口炎，自觉口干、唇干、口渴，咀嚼困难及吞咽困难，尚伴有齿龈炎及龋齿。②泪腺受累：眼干，发生干燥性角膜结膜炎，常伴角膜溃疡。③其他外分泌腺受累：呼吸道及消化道干燥，易发生鼻干、咽干，易发生支气管炎、肺炎、慢性萎缩性胃炎、慢性胰腺炎，还可有阴道干燥，皮肤干燥，全身瘙痒。④腺外器官受累：肾及肺为主要受累器官，后者可有小气道功能减低、肺间质纤维化。

肾脏受累的临床表现如下：

1. SS 小管间质性损害　①肾小管酸中毒：以远端肾小管酸中毒（RTAI 型）为多见，占 20%～25%，其中部分表现为不完全性 RTA，而近端肾小管酸中毒（RTA Ⅱ 型）较少见。RTA 时可合并肾钙化、肾结石、尿路感染等；②肾性尿崩：占50%，肾浓缩功能受损，有多尿、口渴等症状；③ Fanconi 综合征：较少见，患者可出现葡萄糖尿、氨基酸尿、低血钾及 RTA；④肾钙沉着症：与 RTA、高尿钙等有关；⑤间质性肾炎：慢性间质性肾炎可出现轻度蛋白尿或镜下血尿，一般为小管性蛋白尿，24 小时尿蛋白定量大于 0.5g 者不足 3%。也有发生急剧发展的急性间质性肾炎的报道。

2. SS 肾小球肾炎　除在慢性间质性肾炎基础上发生肾小球硬化外，SS 肾损害很少累及肾小球，因此 SS 时发生肾小球明显受累时，首先应考虑继发性 SS，如有报道 50% 伴有 RA，

5%～8%伴有原发性舍格伦综合征，5%伴有系统性红斑狼疮（SLE）。肾小球病变常发生于SS确诊后的一至数年内，有明显蛋白尿，常表现为大、中、小分子混合型蛋白尿，半数可发生肾病综合征。国内报道31例SS肾损害，8例以肾小球疾病为主，临床表现为肾病综合征5例，占16%，肾小球肾炎3例，占9.7%，部分伴镜下或肉眼血尿。

3. 肾功能损害　SS肾功能损害多呈良性进展，一般为轻度肾功能损害。有坏死性血管炎者可发生严重肾功能损害。急性间质性肾炎可发生急性肾功能衰竭。大部分患者内生肌酐清除率可长期稳定，只有少数病程冗长者出现慢性肾功能不全。个别患者起病时即有发热、急性小管间质性肾炎及进行性氮质血症，病情进展迅速者，短时间内即发生肾功能衰竭。

SS常隐袭发病，病程冗长，发展缓慢，早期诊断较为困难，诊断主要靠病史，对任何有口腔干燥、眼干燥、长期低热者应考虑到SS可能，并进行特殊检查，如Schirmer试验、泪膜破裂时间、角膜荧光染色、腮腺导管造影、唇黏膜活检等，血清学检查抗SS-A、抗SS-B抗体阳性有助SS诊断。如SS患者出现多饮、多尿、夜尿多、肾性糖尿、肾小管酸中毒、混合型蛋白尿、内生肌酐清除率下降等，则应考虑SS肾损害。对成年人原因不明的肾小管性酸中毒及肾性尿崩症及原因不明的进行性肾功能损伤者均应注意检查有无本病。

干燥综合征尚无较好预防措施，早期诊断及早期治疗，对SS合并神经系统损害的患者非常必要。有遗传因素者，进行遗传咨询。预防措施包括避免近亲结婚、携带者基因检测及产前诊断等。SS在中医学文献中无相似的病名记载，但其复杂的临床表现在许多古典医籍中有类似描述。无论其原发或继发者，因其往往伴发许多脏腑病变，因此很难明确其属于某一病证。有人认为本病宜归属燥证范畴，有人认为，因其可累及周身故称为"周痹"；关节疼痛属于"痹证"；有脏腑损害者如肾、肝等受损，称之为"脏腑痹"。近年全国中医痹病专业委员会所著《痹病论治学》称本病为"燥痹"。

中医学对 SS 病因病机的认识逐渐深入全面，从津液亏损、阴虚致燥的认识，深入到痰、瘀、毒互结致病，并注重了脏腑功能失调对本病的影响。本病基本发病机制当为脾阴亏虚而致燥。干燥综合征起病于"燥"，"燥胜则干""诸涩枯涸，干劲皴揭，皆属于燥"。火燥气之外邪，先天不足及久病失养之内伤，加之年高体弱或误治失治等均可导致津伤液燥，阴虚液亏，精血不足，清窍失于濡润，病久瘀血阻络，血脉不通，累及皮肤黏膜、肌肉关节，深至脏腑而成本病。

（一）临床应用

杨世锋等为观察一贯煎加味治疗干燥综合征的临床疗效，选取了干燥综合征患者 60 例，随机平分两组。方法：对照组使用硫酸羟氯喹片进行治疗。选用硫酸羟氯喹片口服治疗，2次／日，每次 0.1g。观察组在对照组的基础之上使用一贯煎加味进行治疗。中药处方：生地黄 20g，麦冬 12g，当归 12g，丹参 12g，生甘草 6g，玄参 12g，枸杞子 15g，北沙参 15g，黄芪20g，菟丝子 12g，太子参 15g，白芍 12g，制何首乌 15g。1 剂／日，2 次／剂，分早、晚 2 次服用。对于肝肾阴虚双目干涩者，加用女贞子、墨旱莲、菊花；对于肺肾阴虚鼻咽干燥者加用阿胶、百合、熟地黄；对于血脉瘀阻关节肿痛者加用鸡血藤；对于气阴两虚体倦乏力者加用仙鹤草、白术。15 天为 1 个疗程，两组患者均治疗 4 个疗程。

观察指标及判定标准：观察两组干燥综合征患者的治疗效果和泪流量、唾液流率情况以及免疫炎性指标数据。

治疗效果：①优：治疗后，患者临床症状全部消失，理化检查结果各项身体指标正常；②良：患者治疗后，症状部分消失，检查结果病情有所改善；③差：病、症和检查结果无改善倾向，甚至病情有恶化的趋势。优良率 =（优例数＋良例数）/总例数 ×100%。免疫炎性指标：包括血沉（ESR）、免疫球蛋白 G（IgG）、免疫球蛋白 A（IgA）、C 反应蛋白（CRP）4 项，数据越接近正常水平说明患者的疗效越良好。结果：对比两组干燥综合征患者的治疗效果、泪流量、唾液流率：观察组治疗后的优良率显著高于对照组（$P < 0.05$），对比两组干燥综合征患者的免疫炎性指标情况：观察组患者治疗后的免疫炎性程度低于对照组（$P < 0.05$）。

讨论：干燥综合征对于患者的血液系统有较大影响，表现为红细胞变形能力下降、血沉加快、血液黏稠度上升，临床上多使用免疫抑制剂或激素治疗此病，但疗效不够理想。本研究中，对照组干燥综合征患者泪流量和唾液流率增加，4 项免疫炎性指标较治疗前大幅改善。

（二）典型案例

孙某，女，48 岁，于 2016 年 2 月 5 日初诊。患者患有干燥综合征多年，目干、眼干明显，鼻部红斑，伴有咽痛，右胁下疼痛，腰膝酸软时有，大便偏稀，舌红苔薄腻，脉细数。实验室检查，抗核抗体（ANA）1∶160，抗干燥综合征抗原 A 抗体（抗 SS-A）阳性，抗 52kDa 的多肽条带（抗 RO-52）阳性。

诊断为燥痹，属肝肾阴虚，脾虚湿滞夹毒型。法当滋养肝肾，健脾化湿，清热解毒。予以一贯煎加减，处方：生地黄15g，北沙参30g，枸杞子30g，麦冬15g，当归10g，川楝子9g，青蒿20g，生甘草12g，飞滑石30g（包），厚朴花9g，扁豆衣10g，金银花12g。共14剂，每日1剂，早晚分服。2月19日二诊时患者自诉口眼干燥症状大减，咽痛已无，大便仍未成形，舌红苔薄腻，脉细数。原方去金银花，加炒薏米30g，再进14剂。3月4日三诊时大便已成形，一日一行，遂前方去厚朴花、扁豆衣、飞滑石，川楝子改为6g，炒薏米改为20g继续服用。随访半年，目前病情控制稳定。

按语：初诊时患者口干、眼干、腰膝酸软，舌红，脉细数均符合肝肾阴虚的表现，且右胁下疼痛，隐隐胀痛，有肝气郁滞的表现，故以一贯煎滋养肝肾之阴，兼以疏肝理气。但咽痛明显，鼻部红斑，亦有热毒在里，故加金银花清热解毒；大便偏稀，苔腻，亦有脾不化湿的情况，故加入滑石、甘草，即六一散，取"利小便以实大便之意"，并加入厚朴花、扁豆衣，加强化湿之力。恩师根据临床经验及现代研究认为，青蒿有良好的调节免疫作用，故其治疗风湿免疫系统的疾病中多加入青蒿，用量多在20～30g之间。二诊时诸症大减，热毒已清，故去金银花，但大便仍未成形，苔仍腻，遂加用炒薏米健脾化湿，兼利小便，增强化湿之力。三诊时大便成形，遂去掉温燥之厚朴花、扁豆衣，川楝子减量，以免截伤阴液。久服诸如一贯煎等甘凉滋阴药物易滞碍脾胃，故仍保留具有通利之性的薏米，减量使用。

（三）讨论

干燥综合征是一种系统性自身免疫疾病。多见于中老年妇女，属中医学燥证或燥痹范畴。临床上除有唾液腺和泪腺受损而出现眼干、口干外，尚有腺体外其他器官受累而出现多系统损害的症状，如肾、肺、消化系统、神经等损伤。治疗上相当棘手，如不能及时控制病情，可危及生命。西医多用替代疗法和糖皮质激素、免疫抑制剂治疗，副作用多且疗效不肯定。目前中医药的治疗对缓解病情、改善症状有非常明显的作用，是治疗干燥综合征的一个有效手段。

本病90%为女性，中年者多。"女子以肝为先天"，女性具有特殊生理病理特点，易耗伤阴血，阴血亏虚，津枯液涸，轻则肺胃阴伤，重则累及肝肾，导致肝木失涵，"治病能治肝气，则思过半矣"，因此治疗应酌情予以疏肝养血、滋养肝肾之品。中医学认为，肝主藏血，开窍于目，肝肾同源，肝肾阴血不足，目窍失养，故可见眼目干涩。阴液亏损，致津液枯涸、脏腑不荣而燥象丛生，故口干鼻干，皮肤黏膜干燥及鼻唇黏膜干燥。病久入肾，真水渐竭，致阴虚难复，且肾主骨，齿为骨之余，肾亏故骨酥齿摇。临床可见牙齿齐根脱落，齿根发黑的"猖獗齿"表现。由于干燥综合征可同时累及多个脏器，受累脏器的部位和程度也不同，故临床表现可多种多样。

一贯煎重用生地黄为君，滋阴养血以滋补肝肾；沙参、麦冬、当归、枸杞子滋阴养血以生津，助君药养阴而为臣；更以少量川楝子疏肝泄热，平其横逆而为佐使。全方补肝与疏肝并用，甘润滋养而无滋腻之弊，苦寒疏肝而无伤阴之虞。出现腰酸膝软、小便清长为远端肾小管病变，尿液酸化功能减退；治

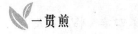

以滋阴填精、益气生津，加重补肾之药，如何首乌、枸杞子、桑椹子、肉苁蓉、龟板等。现代药理研究证实，生地黄主要含甾醇类和多糖类成分，它所含的黏液质能促进唾液腺、胃腺、肠腺分泌增强，使唾液、胃液、肠液分泌增多；沙参中北沙参具有抑制免疫和抗变态反应作用，用于干燥综合征既能抑制免疫，又能改善口干、咽痛、唾液减少、肺间质炎、咳嗽、咯痰、气急及口腔溃疡等症状；南沙参则能提高细胞免疫，本病可同用，既可抑制体液免疫又可保护细胞免疫。麦冬是重要的养阴生津药，亦含有黏多糖，能促进腺体分泌，《本草纲目》记载："麦门冬以地黄为使，服之令人头不白，补髓，通肾气，定喘促，令人机体滑泽……"意思为麦冬与生地黄同用，可以补肾泽身；当归、枸杞子能显著增强机体的体液免疫功能，免疫低下时，免疫增强作用更加明显。根据中医学对干燥综合征病因病机的理解、一贯煎方义的解析及药理研究的深入，特别是临床疗效的验证，可以得出应用一贯煎治疗肝肾阴虚型干燥综合征能取得良好的治疗效果，值得进一步推广和研究。

第二节　肿瘤科

一、中晚期肝癌

肝癌即肝脏恶性肿瘤，可分为原发性和继发性两大类。原发性肝脏恶性肿瘤起源于肝脏的上皮或间叶组织，前者称为原发性肝癌，是我国高发的、危害极大的恶性肿瘤；后者称为肉瘤，与原发性肝癌相比较较为少见。继发性或称转移性肝癌系指全身多个器官起源的恶性肿瘤侵犯至肝脏。一般多见于胃、胆道、胰腺、结直肠、卵巢、子宫、肺、乳腺等器官恶性肿瘤的肝转移。

原发性肝癌的病因及确切分子机制尚不完全清楚，目前认为其发病是多因素、多步骤的复杂过程，受环境和饮食双重因素影响。流行病学及实验研究资料表明，乙型肝炎病毒（HBV）和丙型肝炎病毒（HCV）感染、黄曲霉素、饮水污染、酒精、肝硬化、性激素、亚硝胺类物质、微量元素等都与肝癌发病相关。继发性肝癌（转移性肝癌）可通过不同途径，如随血液、淋巴液转移或直接浸润肝脏而形成的疾病。

（一）临床表现

1. 原发性肝癌

（1）症状　早期肝癌症状常无特异性，中晚期肝癌的症状则较多，常见的临床表现有肝区疼痛、腹胀、纳差、乏力、消瘦，进行性肝大或上腹部包块等；部分患者有低热、黄疸、腹泻、上消化道出血；肝癌破裂后出现急腹症表现等。也有症状不明显或仅表现为转移灶的症状。

（2）体征　早期肝癌常无明显阳性体征或仅类似肝硬化体征。中晚期肝癌通常出现肝脏肿大、黄疸、腹水等体征。此外，合并肝硬化者常有肝掌、蜘蛛痣、男性乳腺增大、下肢水肿等。发生肝外转移时可出现各转移部位相应的体征。

（3）并发症　常见的有上消化道出血、肝癌破裂出血、肝肾衰竭等。

2. 继发性肝癌

（1）原发肿瘤的临床表现　主要见于无肝病病史的患者，

肝脏转移尚属早期，未出现相应症状，而原发肿瘤症状明显多属中晚期。此类患者的继发性肝癌多在原发治疗的检查、随访中发现。

（2）继发性肝癌的临床表现　患者多主诉上腹或肝区闷胀不适或隐痛，随着病情发展，患者出现乏力、食欲差、消瘦或发热等。体检时在中上腹部可扪及肿大的肝脏，或质地坚硬有触痛的硬结节，晚期患者可出现贫血、黄疸和腹水等。此类患者的临床表现类似于原发性肝癌，但一般发展相对缓慢，程度也相对较轻，多在做肝脏各种检查时疑转移可能，进一步检查或在手术探查时发现原发肿瘤。部分患者经多种检查无法找到原发癌灶。

（3）既有原发肿瘤，也有继发性肝癌的临床表现　主要见于原发肿瘤及肝脏转移癌均已非早期，患者除肝脏类似于原发性肝癌的症状、体征外，同时有原发肿瘤引起的临床表现，如结、直肠癌肝转移时可同时伴有排便习惯、粪便性状的改变以及便血等。

（二）治疗

根据肝癌的不同阶段酌情进行个体化综合治疗，是提高疗效的关键；治疗方法包括手术、肝动脉结扎、肝动脉化疗栓塞、射频、冷冻、激光、微波以及化疗和放射治疗等方法。生物治疗、中医中药治疗肝癌也多有应用。

1. 手术治疗　手术是治疗肝癌的首选，也是最有效的方法。手术方法有：根治性肝切除，姑息性肝切除等。对不能切除的肝癌可根据具体情况，采用术中肝动脉结扎、肝动脉化疗栓塞、射频、冷冻、激光、微波等治疗有一定的疗效。原发性肝癌也是行肝移植手术的指征之一。

2. 化学药物治疗　经剖腹探查发现癌肿不能切除，或作为肿瘤姑息切除的后续治疗者，可采用肝动脉和（或）门静脉置泵（皮下埋藏灌注装置）做区域化疗栓塞；对估计手术不能切除者，也可行放射介入治疗，经股动脉做选择性插管至肝动脉，注入栓塞剂（常用如碘化油）和抗癌药行化疗栓塞，部分患者可因此获得手术切除的机会。

3. 放射治疗　对一般情况较好，肝功能尚好，不伴有肝硬化，无黄疸、腹水、无脾功能亢进和食管静脉曲张，癌肿较局限，尚无远处转移而又不适于手术切除或手术后复发者，可采用放射为主的综合治疗。

4. 生物治疗　常用的有免疫核糖核酸、干扰素、白细胞介素 –2、胸腺肽等，可与化疗联合应用。

5. 中医中药治疗　采取辨证施治、攻补兼施的方法，常与其他疗法配合应用。以提高机体抗病力，改善全身状况和症状，减轻化疗、放疗不良反应。

（三）临床应用

孟凡力等为观察一贯煎加味联合其他疗法治疗中晚期肝癌的临床疗效，将 80 例中晚期肝癌患者随机分为治疗组和对照组各 40 例。诊断标准：B 超或 CT 等影像学证实肝脏有实质占位病灶，AFP 检查、病理诊断为原发性肝癌。其中男性 54 例，女性 26 例，男女比 2∶1，年龄 40～78 岁，中位年龄 62 岁。治疗前 karnofsky＞60 分，预计生存期＞3 个月，合并肝炎者 52 例，无肝炎者 28 例。按全国肝癌会议拟订的分期标准，Ⅱ期肝癌 44 例，随机分成对照组 40 例，治疗组 40 例。两组在性别、年龄、饮酒史，病程等方面无统计学差异，具有可比性。治疗方法：两组均使用白介素–2 100万U加生理盐水500mL静脉滴注，滴注时间不少于4小时，1次/日，3周为1个疗程。治疗组在此基础上给予一贯煎治疗，方药组成：麦冬10g、沙参30g、川楝子10g、当归10g、生地黄15g、枸杞子15g。每剂中药用冷水300mL，浸泡30分钟，煎25分钟，取汁100mL。再加水200mL，煎20分钟，取汁100mL，混合后口服，每次100mL。两组疗程均为2个疗程。疗效评价标准：近期疗效评定标准，按WHO实体瘤客观疗效评价标准：完全缓解（CR）：瘤体完全吸收并持续4周以上，无新病灶出现。部分缓解（PR）：瘤体缩小＞50%，并持续4周以上无新病灶出现。无变化（NC）：瘤体缩小＜50%，或增大＜50%，持续4周以上无新病灶出现。恶化（PD）：瘤体增大＞50%或新病灶出现。比较两组治疗有效率（CR+PR），临床收益率（CR+PR+SD）；生活质量按karnofsky标准评分：凡治疗后记分增加10分以上者为改善，减少10分为下降，两者之间为稳定。计数资料采用x^2检验；等级资料用Ridit分析。结果：近期疗效治疗组有效率为52.5%，对照组有效率45.0%，两组无显著差异（$P >$ 0.05）。虽然加用一贯煎有效率较单纯组白介素–2治疗组略高，但两组差异无统计学意义。疾病进展率，治疗组为10%，对照组为12.5%。两组无统计学意义（$P > 0.05$）。

（四）讨论

目前，晚期癌症患者仍以化疗作为治疗的重要手段，但化疗过程中，因抗肿瘤药物的细胞毒性作用，对人体器官、功能产生不同程度的损害，使人体免疫功能低下，生活质量差。生活质量是近期来医学领域颇受重视的课题。无论患者的病期和预后如何，作为医生都应认识到在临床和治疗原则上确保患者生存质量的重要。中医学在改善症状方面有其独特的特点和优势。随着中医药的现代化发展，为了正确应用中医各种治疗方法并与现代医学有机结合，在肿瘤治疗过程中，以中医药理论为指导辨证论治，与现代医学技术有机结合，使晚期肿瘤患者的生活质量改善，延长带瘤生存期。晚期肝癌患者多出现肝肾阴虚，咽干舌燥，舌红少津，脉细弱等症。而一贯煎出自《柳州医话》，由北沙参、当归、生地黄、川楝子、枸杞子、麦冬等组成，具有滋阴疏肝之功效。方中重用生地黄为君，滋阴养血以补肝肾，壮水之主以养肝体。臣以沙参、麦冬滋脾胃之阴。佐以当归柔肝，川楝子既能疏肝，又能顺肝木条达之性，诸药合用共奏滋阴柔肝、条达肝气之功。现代药理研究证实，一贯煎煎剂中含有皂苷、鞣质、植物甾醇、三萜类、内酯、香豆素及黄酮类化合物及人体必需游离氨基酸和微量元素、多糖，有保肝、抑制肝纤维化、抗缺氧、抗疲劳、镇痛抗炎、提高机体免疫的功能。注射用重组人白介素 -2 是一种淋巴因子，可使细胞毒性细胞、自然杀伤细胞和淋巴因子活化的杀伤细胞增殖，并使其杀伤细胞增殖、杀伤活性增强，还可以促进淋巴细胞分泌抗体和干扰素，具有抗病毒、抗肿瘤和增强机体免疫功能等作用。

研究表明，一贯煎联合重组人白介素 -2 能使中晚期肝癌患者食欲增加，体重增加，精神体态好转，生活质量提高。治疗组与对照组比较，治疗前后的评分，治疗组提高者 22 例，稳定者 14 例，对照组提高者 15 例，稳定者 11 例，（$P < 0.05$），说明加用一贯煎煎剂可以提高患者的生活质量。

（五）典型案例

患者黄某，女，66岁，2008年11月4日初诊。患者肝区疼痛3个月，痛势逐日加剧，诊断肝癌合并肺转移。放疗后肝区疼痛减轻，症见：右胁肋隐痛不适，口干欲饮，心情不舒，皮肤干燥，形体日渐消瘦，不欲食，乏力，腹胀，时恶心欲吐，舌质暗红少苔，脉细弱。中医诊断：肝积。辨证：肝阴不足，脾胃虚弱，气虚血瘀。治法：滋水涵木，健脾和胃，补气活血，拟方：芪麦地黄丸加减。生黄芪30g，麦冬15g，熟地黄25g，生地黄20g，山萸肉15g，山药10g，牡丹皮15g，茯苓15g，泽泻10g，何首乌15g，当归15g，红枣15g，川楝子15g，炒谷芽、炒麦芽各30g，鸡内金15g，生山楂15g，旋覆花（包）15g，竹茹10g，桃仁15g，白花蛇舌草30g，七叶一枝花15g，鳖甲（先煎）30g，生甘草10g。服药1个月后，诸症缓解。

按语：肝癌放疗作为肝癌姑息性治疗的一种方法，常用于中晚期肝癌辅助治疗。放疗为一种热毒，既可以毒攻毒，缩小癌瘤，抑制癌瘤发展，又会耗伤肝肾之津，出现胁肋隐痛，口干口渴，皮肤干燥，乏力倦怠，食欲下降，大便干结，舌暗红，少苔少津，脉细数弱等症。故治以滋补肝肾，益气健脾为法，此方为芪麦地黄丸合一贯煎加减，方药是六味地黄丸加生（炙）黄芪15～60g、麦冬15g，该方具有滋补肝肾、健脾益气之功，常用于治疗肝癌、肺癌、食道癌等放疗后导致的气阴两虚证。本病案放疗后，损伤正气，患者以虚为主，为肝阴不足，脾胃虚弱，故以芪麦地黄丸治之，并加何首乌、当归、红枣以养肝血；七叶一枝花清热解毒。

《素问·刺法论》曰："正气存内，邪不可干，邪之所凑，其气必虚。"《景岳全书》曰："凡脾肾不足及虚弱失调之人，多有积聚之病。"《医宗必读》："积之成也，正气不足，而后邪气踞也。"肝癌的常见症状有纳减、乏力、消瘦、腹胀、腹泻、黑便等，都属于中医学脾虚范畴。脾胃虚弱是肝癌的根本，健脾理气是治疗肝癌的关键。从本文统计可知，白术、茯苓、黄芪、柴胡等健脾理气药在气滞血瘀证及肝胆湿热证的使用频率较高。现代药理研究证实，健脾理气药能改善患者的免疫状态，在一定程度上抑制或延缓肿瘤的生长、增殖和转移，提高 T 淋巴细胞的功能、拮抗 T 抑制细胞，同时对 NK 细胞有调节作用，对肝细胞有一定的保护作用。

据有关报道，原发性肝癌治疗用中药达 163 味，常用的为白术、黄芪、党参、太子参、甘草、麦芽；柴胡、陈皮、枳壳、八月扎、川楝子；当归、赤芍、郁金、桃仁、穿山甲、三棱、莪术；白花蛇舌草、半枝莲；薏苡仁、茯苓、猪苓、茵陈；鳖甲、生地黄、枸杞子、白芍等。由此可知，健脾益气、活血化瘀、清热解毒类药物是原发性肝癌的常用药类，与治则基本一致。其中，白术、茯苓、黄芪等健脾益气药频次居前，说明治疗原发性肝癌重视调理脾胃，正如张仲景所说："见肝之病，知肝传脾，当先实脾。"张元素在《治法机要》中也提到"故治积者，当先养正则积自除……但令其真气实，胃气强，积自消矣"。

（六）总结

肝癌属于中医学肝积、癥瘕、积聚等范畴。肝癌是由于机体正气不足，脏腑功能失调，导致气滞、血瘀、痰凝、毒聚而发病。癌毒是肝癌致病的关键，其病机为脾虚肝郁、血瘀、湿热、热毒、肝肾阴虚，病性为本虚标实，癌毒为标，脾虚、肝肾阴虚为本，病位在肝、脾，涉及肾。根据"乙癸同源"，采用滋水涵木法，根据肝癌的病因病机特点和肝本身生理特点，认为肝癌中晚期以虚为主，肝阴虚、肝肾阴虚为主要病机特点，治疗用滋水涵木以治其本，临证用药时当注意以下配伍要点：①始终配合健脾开胃药。"见肝实脾"，无论是放疗还是介入治疗，都会更加损伤脾胃，导致脾胃虚弱，脾虚轻者加炒白术、茯苓等，重者加党参、黄芪；纳差者以消食为主，加山楂、神曲、麦芽等。②注意配伍调理气机药。肝主疏泄具有调节人体气机作用，脾乃中土，为气机升降之枢纽，故治疗肝癌调理气机极为重要，气行则血行化瘀，气行则水行化湿，用药当选香附、木香、枳实等。③适量配伍清热解毒之品。肝癌放化疗、介入治疗多见化热之象，病情发展较速，治疗中可配合半枝莲、七叶一枝花、鸭胆子、白花蛇舌草、苦参、大黄、石见穿、蟾皮等。注意要适时适量，防止伤胃。④慎用活血逐瘀药，如三棱、水蛭等，以防消化道出血或肿瘤破裂出血。

二、肺癌伴咯血

肺癌是发病率和死亡率增长最快，对人群健康和生命威胁最大的恶性肿瘤之一。近50年来许多国家都报道肺癌的发病率和死亡率均明显增高，男性肺癌发病率和死亡率均占所有恶性肿瘤的第一位，女性发病率占第二位，死亡率占第二位。肺癌的病因至今尚不完全明确，大量资料表明，长期大量吸烟与肺癌的发生有非常密切的关系。已有的研究证实：长期大量吸烟者患肺癌的概率是不吸烟者的10～20倍，开始吸烟的年龄越小，患肺癌的概率越高。此外，吸烟不仅直接影响本人的身体健康，还对周围人群的健康产生不良影响，导致被动吸烟者肺癌患病率明显增加。城市居民肺癌的发病率比农村高，这可能与城市大气污染和烟尘中含有致癌物质有关。因此应该提倡不吸烟，并加强城市环境卫生工作。

（一）临床表现

肺癌的临床表现比较复杂，症状和体征的有无、轻重以及出现的早晚，取决于肿瘤发生部位、病理类型、有无转移及有无并发症，以及患者的反应程度和耐受性的差异。肺癌早期症状常较轻微，甚至可无任何不适。中央型肺癌症状出现早且重，周围型肺癌症状出现晚且较轻，甚至无症状，常在体检时被发现。肺癌的症状大致分为：局部症状、全身症状、肺外症状、浸润和转移症状。咳嗽是最常见的症状，以咳嗽为首发症状者占35% ~ 75%。肺癌所致的咳嗽可能与支气管黏液分泌的改变、阻塞性肺炎、胸膜侵犯、肺不张及其他胸内并发症有关。肿瘤生长于管径较大、对外来刺激敏感的段以上支气管黏膜时，可产生类似异物样刺激引起的咳嗽，典型的表现为阵发性刺激性干咳，一般止咳药常不易控制。肿瘤生长在段以下较细小支气管黏膜时，咳嗽多不明显，甚至无咳嗽。对于吸烟或患慢性支气管炎的患者，如咳嗽程度加重，次数变频，咳嗽性质改变如呈高音调金属音时，尤其在老年人，要高度警惕肺癌的可能性。其次，痰中带血或咯血亦是肺癌的常见症状，以此为首发症状者约占30%。由于肿瘤组织血供丰富，质地脆，剧咳时血管破裂而致出血，咯血亦可能由肿瘤局部坏死或血管炎引起。肺癌咯血的特征为间断性或持续性、反复少量的痰中带血丝，或少量咯血，偶因较大血管破裂、大的空洞形成或肿瘤破溃入支气管与肺血管而导致难以控制的大咯血。

（二）临床应用

谢远明等为观察一贯煎加味治疗肺癌的临床疗效，选取了 106 例肺癌患者。年龄最大 82 岁，最小 36 岁，平均年龄为62.32 岁；病程最长 12 个月，最短 12 天；曾有吸烟者 74 例，慢性肺部感染 50 例，其他 30 例；临床表现为咳嗽者 106 例，胸痛 32 例，咯血或痰中带血者 46 例，气短乏力者 75 例，低热15 例，病理分型为鳞癌 36 例，腺癌 40 例，小细胞肺癌 30 例，属中心型 61 例，周围型 45 例，伴发胸腔积液 46 例，心包积液14 例，脑积液 2 例，肺不张 38 例；发病部位为右肺 64 例，左肺 42 例，原发性肺癌失去手术指征或多种慢性病不宜放化疗者 50 例，手术放化疗后复发并广泛转移 6 例，淋巴转移 10 例，骨转移 7 例，其他 43 例；属阴虚内热型 66 例，其中鳞癌 21例，腺癌 24 例，小细胞肺癌 21 例；气阴两虚型 40 例，其中鳞癌 15 例，腺癌 16 例，小细胞癌 9 例。

治疗方法：加味一贯煎组成：沙参、麦冬、龙葵各 30g，枸杞子、川楝子、僵蚕、浙贝各 15g，乌蛇、䗪虫 10g，蜈蚣10 条。气虚加人参、黄芪、女贞子，血虚加西洋参、冬虫夏草、阿胶，咯血加大黄、仙鹤草、生地榆、三七，发热加青蒿、鳖甲、紫草、大青叶，胸腔积液加葶苈子、大枣，喘咳加太子参、蛤蚧，便秘加肉苁蓉或番泻叶。每天 1 剂，水煎服，服 6天停 1 天，4 周为 1 个疗程，一般 3 ~ 4 个疗程。

疗效标准：按照 1983 年中华全国中医内科学会《肺癌疗效评定标准草案》和临床实际拟定：完全缓解：肿瘤消失持续 1月以上，无复发转移者；部分缓解：肿瘤最大直径与其垂直的乘积减少 50% 以上，肺不完全复张，其他症状大部分缓解；稳定：肿瘤体积缩小不足 50%，或增大不足 25%，无新病灶，症状有减轻；无效：肿瘤无变化或增大，症状和并发症依然存在。生活质量按卡罗氏标准评定。

治疗结果：本组 106 例，完全缓解 3 例，部分缓解 21 例，稳定 36 例，无效 46 例，总有效率 56.6%。其中阴虚内热 66 例，完全缓解 2 例，部分缓解 12 例，稳定 22 例，无效 30 例；气阴两虚 40 例，完全缓解 1 例，部分缓解 9 例，稳定 14 例，无效 16 例。随访生存期最短 5 个月，最长 11 年，其中 5 个月 6 例，6 个至 1 年 10 例，1 ～ 2 年 18 例，2 ～ 3 年 19 例，3 ～ 4 年 20 例，4 ～ 5 年 13 例，6 年 6 例，7 年 7 例，8 年 4 例，9 年 1 例，11 年 2 例。

（三）典型案例

案例 1　王某，男，51 岁。患右肺鳞状上皮癌手术切除 3 个月，术后咳嗽，咯痰或时有痰中带血，胸闷气短，右髋处疼痛，低热 37.5 ～ 38℃，低热一直不退。于 1989 年 8 月 24 日来中医就诊，经 X 射线、CT 摄片，诊断右股骨颈处可见 2cm×2cm 转移瘤，脉细数，舌苔白，舌尖绛。中医辨证属阴虚内热，处方一贯煎加减：沙参、麦冬、龙葵、生地黄、枸杞子、丹参、仙鹤草、地龙、黄芪各 30g，当归、川楝子各 15g，浙贝、全蝎各 10g，蜈蚣 2 条，每天 1 剂，水煎服，守方 2 年，随症略有加减，症状体征完全消失，经复查肺癌及转移瘤消失，随访至今健在。

案例 2　张某，男，60 岁，干部。患肺癌（病理证实小细胞型肺癌）晚期经放化疗半年，病情未控制，CT 提示心包转移，胸水加剧，病情危重。以咳嗽咯痰，痰中带血，胸背疼痛，心悸气短，骨蒸盗汗，低热不退，形体消瘦，胃纳呆滞之主诉于 1985 年 10 月 7 日来中医处就诊，脉细数，舌质暗红，无苔，少津。证属气阴两虚，治以益气养阴。处方一贯煎加减：沙参、麦冬、女贞子、冬瓜仁、龙葵、补骨脂、仙鹤草各 30g，黄芪、猪苓各 60g，枸杞子、川楝子、僵蚕、浙贝各 15g，当归、生地黄各 10g，水煎服，每日 1 剂。连服 12 剂后咳嗽，痰中带血减轻，无苔转薄赤苔，有津，于 10 月 20 日 2 诊，守前方加鹿衔草 30g，继续服 24 剂后低热消退，胸背疼痛，心悸气短，痰中带血消失，其他症状均减轻，精神转佳，脉沉细，舌苔转薄白，于 11 月 4 日 3 诊时，守上方继用汤剂，每日 1 剂，水煎服，同时另加散剂冲服，散剂为獭肝 60g，人参、冬虫夏草、僵蚕、浙贝、补骨脂各 30g，鬼臼 15g，蛤蚧 6 对，蜈蚣 2 条。3 剂，共细末，每次 10g，1 日 3 次，温开水冲服。经此治疗 50 天后，诸症减轻，精神转佳，饮食增加，11 月 28 日 4 诊时，B 超复查胸水及心包积液均减轻，脉沉细，舌质紫暗转淡红。效不更方，仍守前法治疗两年后，诸症消失，精神饱满，体力充沛，经 CT 复查胸水、心包积液完全吸收，肺癌病灶消失，已上班，随访 5 年情况均良好。1993 年 11 月死于脑出血。

讨论：肺癌属中医学肺积、息贲等范畴。多由邪毒内犯，正气衰败所致。人体正气虚损，邪毒乘虚而入，其毒犯肺，肺气膹郁，宣降失司，气机不畅，津液输布不利，积聚成痰，痰凝涩滞，气血运行受阻，气滞血瘀，络脉阻滞，积聚成核，发为肺积。正如《杂病源流犀烛》云："邪积胸中，阻塞气道，为痰，为食，为血，皆得与正相搏，邪既胜，正不得制之，遂结成形而有块。"邪毒与正气是本病发病的关键，又互为因果关系，人体正气（相当于免疫机能和机体支持物质）不虚，即使邪毒（相当于致癌因子或初生癌细胞）进入也会很快被驱除，只有当正气虚损不足御邪时，邪毒才能致病，这就是"邪之所凑，其气必虚"的原故。邪毒一旦导致犯病又可加剧正气损伤，引起气机紊乱，阴阳失调，气血津液输布障碍，产生的痰饮、瘀血又助长了邪毒致病作用，进一步加重正气损伤和衰败，致使生命危急甚至死亡。这就是邪毒犯肺，导致肺癌的关键所在。

肺癌临床上多以咳嗽、咯痰或痰中带血，胸闷气短，低热，盗汗为主症。辨证分型多为气虚型、阴虚型、气阴两虚型、痰热毒瘀型或虚实兼杂。早期多以痰热毒瘀型、虚实兼杂多见，晚期阴虚型、气阴两虚型多见，尤以肺肾阴虚为主，因此采用一贯煎加味治疗本病，以沙参、麦冬、生地黄、枸杞子、川楝子、当归等益气养阴，龙葵、僵蚕、乌蛇、蜈蚣、䗪虫、浙贝等化痰祛瘀，清热攻毒，散结消块。

（四）总结

一贯煎出自《续名医类案》，由北沙参、麦冬、当归身、生地黄、枸杞子、川楝子组成，方中重用生地黄为君，滋阴养血以补肝肾，壮水之主以滋肝木；配枸杞子益肝阴、养肝体，使肝气条达，以防横逆为害；臣以沙参、麦冬既滋脾胃之阴，又滋水之上源，肺胃津旺，金气清肃下行，自能制木，共奏培土荣木、养金抑木之功效；佐以当归身柔肝，川楝子既能疏泄肝气，又能顺肝木条达之性，且制诸药滋腻碍胃之弊。诸药合用共奏补疏兼施，寓疏于补，滋阴柔肝，条达肝气，使滋阴养血而不遏滞气机，疏肝理气又不耗伤阴血，使肝得以濡养，且肝气条畅，主治肝肾阴虚证。现代药理研究证实，一贯煎煎剂中含有皂苷、鞣质、植物甾醇、三萜类、内酯、香豆素及黄酮类化合物及人体必需游离氨基酸和微量元素、多糖。所以一贯煎有保肝、抑制肝纤维化、保护胃黏膜、抗溃疡、抗缺氧、抗疲劳、镇痛、镇静、抗炎、抑菌、提高机体免疫功能，升高机体组织中 SOD 活性，减少 LPO 的含量，显示抗损伤、抗衰老等多种药效功能。肺癌所致咯血，病位虽在肺，但肺与肝、肾关系密切，肺主降而肝主升，肾主水而肺为水之上源，肾阴又为一身阴气之根本，且肝肾同源，故滋补肝肾即可达到滋阴润肺之目的。临床研究表明，一贯煎除滋阴润肺、凉血止血以治其标的作用外，更有一定的抗肿瘤及调节机体免疫力的功效，对于肺癌患者可谓标本兼治，一举两得。

第三节　妇产科

一、更年期综合征

更年期综合征（MPS）又称围绝经期综合征，指妇女绝经前后出现性激素波动或减少所致的一系列以自主神经系统功能紊乱为主，伴有神经心理症状的一组证候群。绝经可分为自然绝经和人工绝经两种。自然绝经指卵巢内卵泡用尽，或剩余的卵泡对促性腺激素丧失了反应，卵泡不再发育和分泌雌激素，不能刺激子宫内膜生长，导致绝经。人工绝经是指手术切除双侧卵巢或用其他方法停止卵巢功能，如放射治疗和化疗等。单独切除子宫而保留一侧或双侧卵巢者，不作为人工绝经。

围绝经期综合征出现的根本的原因是生理性或病理性或手

术而引起的卵巢功能衰竭。卵巢功能一旦衰竭或被切除和破坏，卵巢分泌的雌激素就会减少。女性全身有 400 多种雌激素受体，分布在几乎女性全身所有的组织和器官，接受雌激素的控制和支配，一旦雌激素减少，就会引发器官和组织的退行性变化，出现一系列的症状。

（一）病因

1.神经递质 下丘脑神经递质阿片肽（EOP）、肾上腺素（NE）、多巴胺（DA）等与潮热的发生有明显的相关性。5 羟色胺（5-HT）对内分泌、心血管、情感和性生活等均有调节功能。

2.遗传因素 孪生姐妹围绝经期综合征开始时间完全相同，症状和持续时间也极相近。个体人格特征、神经类型、文化水平、职业、社会人际、家庭背景等与围绝经期综合征发病及症状严重程度有关。提示本病的发生可能与高级神经活动有关。

（二）临床表现

围绝经期综合征中最典型的症状是潮热、潮红。多发生于 45 ～ 55 岁，大多数妇女可出现轻重不等的症状，有人在绝经过渡期症状已开始出现，持续到绝经后 2 ～ 3 年，少数人可持续到绝经后 5 ～ 10 年症状才有所减轻或消失。人工绝经者往往在手术后 2 周即可出现围绝经期综合征，术后 2 个月达高峰，可持续 2 年之久。

1.月经改变 月经周期改变是围绝经期出现最早的临床症状，分为 3 种类型：①月经周期延长，经量减少，最后绝经；②月经周期不规则，经期延长，经量增多，甚至大出血或出血淋漓不断，然后逐渐减少而停止；③月经突然停止，较少见。由于卵巢无排卵，雌激素水平波动，易发生子宫内膜癌。对于异常出血者，应行诊断性刮宫，排除恶变。

2. 血管舒缩症状　临床表现为潮热、出汗，是血管舒缩功能不稳定的表现，是围绝经期综合征最突出的特征性症状。潮热起自前胸，涌向头颈部，然后波及全身，少数妇女仅局限在头、颈和乳房。在潮热的区域患者感到灼热，皮肤发红，紧接着爆发性出汗，持续数秒至数分钟不等，发作频率每天数次至 30～50 次。夜间或应激状态易促发。此种血管功能不稳定可历时 1 年，有时长达 5 年或更长。

（三）检查

1. 促卵泡生成激素（FSH）升高。

2. 雌二醇（E_2）与孕酮水平下降。

3. 促黄体生成激素（LH）绝经期可无变化，绝经后可升高。

4. 分段诊刮及子宫内膜病理检查，除外子宫内膜肿瘤。

5. 盆腔超声、CT、MRI 检查可展示子宫和卵巢全貌以排除妇科器质性疾病。B 型超声检查可排除子宫、卵巢肿瘤，了解子宫内膜厚度。

6. 测定骨密度等，了解有无骨质疏松。

（四）诊断

1. 病史　依据临床表现及绝经前后时间。

2. 体格检查　包括全身检查和妇科检查。对复诊 3 个月未行妇科检查者，必须进行复查。

3. 实验室检查　激素水平的测定。在临床中，妇女在围绝经期容易发生高血压、冠心病、肿瘤等，必须除外心血管疾病、泌尿生殖器官的器质性病变，还应与神经衰弱、甲亢等鉴别。

（五）并发症

1. 精神神经症状　临床特征为围绝经期首次发病，多伴有性功能衰退。有兴奋型、抑郁型两种类型。

2. 泌尿生殖道症状　可出现外阴及阴道萎缩，膀胱及尿道的症状，子宫脱垂及阴道壁膨出。

3. 心血管症状　①部分患者有假性心绞痛，有时伴心悸、胸闷。②少数患者出现轻度高血压，特点为收缩压升高、舒张压不高，阵发性发作，血压升高时出现头昏、头痛、胸闷、心悸。

4. 骨质疏松　妇女从围绝经期开始，骨质吸收速度大于骨质生成，促使骨质丢失而骨质疏松。

（六）治疗

1. 精神心理治疗　心理治疗是围绝经期综合征治疗的重要组成部分，可辅助使用自主神经功能调节药物，如谷维素、地西泮（安定）有助于调节自主神经功能。还可以服用维生素 B_6、复合维生素 B、维生素 E 及维生素 A 等。给患者精神鼓励，解除疑虑，建立信心，促进健康，建议患者采取以下措施延缓心理衰老。

（1）科学地安排生活　保持生活规律化，坚持力所能及的体育锻炼，少食动物脂肪，多吃蔬菜水果，避免饮食无节，忌烟酒。为预防骨质疏松，围绝经期和绝经后妇女应坚持体育锻炼，增加日晒时间，摄入足量蛋白质和含钙食物。

（2）坚持力所能及的体力劳动和脑力劳动　坚持劳动可以防止肌肉、关节发生"失用性萎缩"现象。不间断地学习和思考，学习科学文化新知识，使心胸开阔，防止大脑发生"失用性萎缩"。

（3）充实生活内容　如旅游、烹饪、种花、编织、跳舞等，以获得集体生活的友爱，精神上有所寄托。

（4）注意性格的陶冶　更年期易出现急躁、焦虑、抑郁、好激动等情绪，要善于克制，并培养开朗、乐观的性格，善用宽容和忍耐对待不称心的人和事，以保持心情舒畅及心理、精神上的平静状态，有利于顺利渡过围绝经期。

2. 激素替代疗法（HRT）　围绝经期综合征主要是卵巢功能衰退，雌激素减少引起，HRT 是为解决这一问题而采取的临床医疗措施，科学、合理、规范地用药并定期监测，HRT 的有益作用将超过其潜在的害处。

（1）HRT 临床应用指南　根据 2003 年中华医学会妇产科分会绝经学组对围绝经期和绝经后妇女治疗原则执行。

（2）药物种类和制剂　①雌激素天然甾体类雌激素制剂如雌二醇、戊酸雌二醇、结合雌激素、雌三醇、雌酮；部分合成雌激素如炔雌醇、炔雌醇三甲醚；合成雌激素如尼尔雌醇。②孕激素对抗雌激素促进子宫内膜生长的作用。有 3 类：19- 去甲基睾酮衍生物（如炔诺酮）、17- 羟孕酮衍生物（如甲羟孕酮）、天然孕酮（如微粉化黄体酮）。③雌、孕、雄激素复方药物替勃龙进入体内的分解产物具有孕激素、雄激素和弱的雌激素活性，不刺激子宫内膜增生。

（3）用药途径　有口服给药、阴道给药、皮肤给药，可依据病情及患者意愿选用。

（4）常用方案　①连续序贯法：以 28 天为 1 个疗程周期，雌激素不间断应用，孕激素于周期第 15 ~ 28 天应用。周期之间不间断。本方案适用于绝经 3 ~ 5 年内的妇女。②周期序贯法：以 28 天为 1 个治疗周期，第 1 ~ 21 天每天给予雌激素，第 11 ~ 21 天内给予孕激素，第 22 ~ 28 天停药。孕激素用药结束后，可发生撤药性出血。本方案适用于围绝经期及卵巢早衰的妇女。③连续联合治疗：雌激素和孕激素均每天给予，发生撤药性出血的概率低。适用于绝经多年的妇女。④单一雌激素治疗：适用于子宫切除术后或先天性无子宫的卵巢功能低下妇女。⑤单一孕激素治疗：适用于绝经过渡期或绝经后围绝经期症状严重且有雌激素禁忌证的妇女。⑥加用雄激素治疗：HRT 中加入少量雄激素，可以起到改善情绪和性欲的作用。

（5）HRT 的最佳剂量　为临床效应的最低有效量，能达到治疗目的，阻止子宫内膜增生，血中 E_2 含量为绝经前卵泡早期水平。

（6）用药时间　①短期用药：持续 HRT5 年以内，称为短期用药。主要目的是缓解围绝经期症状，通常 1 个月内起效，4 个月达到稳定缓解。②长期用药：用于防治骨质疏松，至少持续 3 ~ 5 年以上。

（7）副作用及危险性　子宫出血、性激素副作用、孕激素的副作用、子宫内膜癌、乳腺癌。

3. 防治骨质疏松可选用以下非激素类药物

（1）钙剂作为各种药物治疗的辅助或基础用药。绝经后妇女的适当钙摄入量为 1000mg/d ~ 1500mg/d，65 岁以后应为 1500mg/ 日。补钙方法首先是饮食补充，不能补足的部分以钙剂补充，临床应用的钙剂有碳酸钙、磷酸钙、氯酸钙、枸橼酸钙等制剂。

（2）维生素 D 适用于围绝经期妇女缺少户外活动者，每天口服 400 ～ 500U，与钙剂合用有利于钙的完全吸收。

（3）降钙素是作用很强的骨吸收抑制剂，用于骨质疏松症。有效制剂为鲑降钙素。

（4）双膦酸盐类可抑制破骨细胞，有较强的抗骨吸收作用，用于骨质疏松症，常用氨基双膦酸盐。

（七）临床应用

丁婷婷等为观察应用一贯煎加减治疗多例更年期综合征患者，选取 80 例患者门急诊及住院患者，符合国家中医药管理局颁布的《中医病证诊断疗效标准》中妇女更年期综合征的诊断标准。年龄 45 ～ 55 岁；绝经 45 例，月经紊乱 35 例。均结合病史及临床症状，经心电图、X 射线等检查排除心脏病、结核、甲亢等器质性病变。治疗方法：方选一贯煎加减。基本方：北沙参 10g、生地黄 20g、熟地黄 10g、麦冬 10g、枸杞子 15g、全当归 12g、柴胡 6g、川楝子 10g、黄芩 12g、山萸肉 15g、山药 20g、生甘草 6g，每日 1 剂，水煎分早晚两次空腹温服。服药最少 7 剂，最多 30 剂，一般 12 ～ 15 剂。疗效评定标准：参照 1994 年国家中医药管理局发布的《中医病证诊断疗效标准》中绝经前后诸症的疗效标准。临床治愈：燥热汗出、烦躁易怒等症状消失；好转：临床诸症减轻；未愈：临床症状无明显改善。结果：本组痊愈 50 例，占 62.5%；好转 20 例，占 25%；未愈 10 例，占 12.5%；总有效率 87.5%。

（八）典型病例

患者，女，50 岁，家庭妇女，就诊时月经紊乱 3 个月。患者心烦易怒，不能控制，失眠，多梦，心悸，胸胁胀闷不舒，时有面部烘热无端自汗，口干不欲饮，腰酸易疲乏，溲黄便坚，舌红瘦小，苔薄微黄，舌面乏津，脉弦。查体无明显异常。生化全套、甲状腺功能测定、心电图、腹部及妇科 B 超均正常，结合病史及临床症状，诊断为更年期综合征。中医证属肾阴不足，肝郁火旺。治拟滋养肾阴，清疏肝木。组方：北沙参 10g、生地黄 20g、熟地黄 10g、麦冬 10g、枸杞子 15g、全当归 12g、柴胡 6g、川楝子 10g、黄芩 12g、山萸肉 15g、山药 20g、生甘草 6g、浮小麦 30g、灵磁石 30g，每日 1 剂，水煎分 2 次温服。服药 7 剂后，燥热、汗出减轻，胸闷不舒缓解，情绪稳定，睡眠好转，但觉腰酸易疲乏，以上述药方加首乌 15g、菟丝子 15g，继服 7 剂，诸症消失，临床治愈，随访 6 个月未复发。

（九）讨论

更年期综合征属中医学绝经前后诸症、脏躁等范畴。由于肾之阴精亏乏，肝木失之涵养而条达不畅所致。因肾主藏精，为人体生命之根，肾精虚衰，各脏腑失于肾精的濡养而功能衰退，且肝阴根于肾阴，肾精亏损，肝失濡养，可致肝阴亏，肝失条达故胸胁胀闷不舒，情志不畅；肝郁日久化火，虚火上炎故面部烘热，无端自汗，心悸失眠。肾虚则腰膝酸痛；肾阴虚冲任失调，则月经先期或先后不定，阴虚内热故口干溲黄便坚。

西医学研究认为：更年期综合征是由于卵巢功能逐渐减退，机体暂不能适应其变化而出现的一系列综合症状。卵巢功能的减退，卵泡生长及雌激素分泌量渐渐减少，垂体缺乏雌激素的

一贯煎

反馈作用而分泌大量促性腺激素，造成分泌失调，容易出现精神和自主神经功能紊乱。在治疗上，西医学大多用人工周期疗法、镇静及激素疗法，用以调整体内激素水平，但有一定的局限性及毒副作用。临床采用滋肾疏肝之法治疗此病取得了很好的疗效。方中沙参、生地黄、当归、枸杞子益肾阴养肝血，山萸肉、山药滋补肝肾固摄肾精，柴胡、黄芩、川楝子清疏肝热。全方滋养阴血而不遏制气机，疏肝理气而无伤阴之虑，故而取得良好的临床效果。除此之外，更年期综合征的治疗还必须辅以心理疗法，同时注意膳食平衡及参加必要的体育运动，以达到更好的疗效。

二、阴痛

外阴痛是以灼痛、刺痛、触痛或刺激为特征的慢性外阴不适。虽然目前将具有这组症状者统称为外阴痛而不管其病因，但一般认为外阴痛仅指原因不明者，其临床最为常见的是女子阴中或阴户作痛，或阴器时时抽掣疼痛，甚至牵引少腹，上连两乳，或阴道干涩作痛，或外阴红肿疼痛。

女子阴痛最早见于《肘后备急方》，一般是指女子阴中或阴户作痛，或阴器时时抽掣疼痛，甚至牵引少腹，上连两乳，或阴道干涩作痛，或外阴红肿疼痛，但又非阴疮，谓之阴痛，阴痛一病以症状命名，包括外阴与阴道两个部分。在古医籍中，有阴中痛、阴户痛、小户嫁痛、嫁痛、吊阴痛、蚌疽、玉门肿痛等名称，而且均入阴疮门。阴痛可由多种原因引起，诸如间质性膀胱炎、盆底肌肉功能紊乱、肛提肌综合征、反射性交感神经营养不良、心理疾病，甚至腰骶部的脊柱相关性疾病及丘脑肿瘤也可以引起会阴部疼痛。

阴痛证疼痛部位及性质特殊，其发病病机及临床治疗与肝密切相关，①从经脉循行分析："肝足厥阴之脉，起于大趾丛毛之际……循股阴，入毛中，环阴器，抵小腹……足厥阴之别，名曰蠡沟……其别者，循胫，上睾，结于茎……足厥阴之正，别跗上，上至毛际……足厥阴之筋，起于大趾之上……上循股阴，结于阴器，络诸筋，其病……阴股痛，转筋，阴器不用"，可见肝经以及其络脉、经别、经脉均过阴器，经络不通则引起阴痛。②肝主疏泄，调畅气机，肝的疏泄功能减退时常引起少腹胀痛不适的病理现象。③肝在体合筋，外阴与阴户是经络丛集之处，宗脉之所聚，肝阴血不能濡养经脉，同样可引起阴部的不适。

（一）临床应用

刘鸿雁观察一贯煎加减对阴痛的疗效，选取 40 例女性患者，年龄最小 22 岁，最大 51 岁，平均 37.2 岁；病程最短 7 天，最长两年半。临床主要症状为会阴部掣痛或下坠痛。伴有症状：或伴带多，色黄；或伴烦躁易怒，口苦，经前乳房胀痛；或伴阴道干涩，性欲减退，头昏目眩，神疲乏力，舌淡，苔薄白，脉弦而虚等。妇科检查：外阴发育正常，阴道、宫颈无异常。白带实验室检查：清洁度Ⅲ度。支原体、衣原体实验室检查均阴性。B 超检查显示：子宫附件无异常。以生育期妇女多见，围绝经期妇女次之。治疗方法：方药：一贯煎加味，生地黄 30g，北沙参 15g，当归 15g，枸杞子 15g，麦冬 30g，川楝子 10g，延胡索 30g，三棱 10g，川牛膝 10g。辨证加减用药：白带量多，色黄，阴痒者，减当归、枸杞子，加牡丹皮 15g，栀子 15g，车前子 30g，土茯苓 30g；烦躁易怒，口苦，乳房胀痛者，加柴胡 10g，白芍 15g，甘草 6g；阴道干涩，性欲减退，头昏目眩，神疲乏力者，加菟丝子 30g，川牛膝改为怀牛膝 15g。水煎服，每日 1 剂，10 天为 1 个疗程。治疗期间忌食油腻、辛辣、酒类之品。疗效标准：痊愈：阴痛及伴随症状完全消失，并在 1 年内无复发；显效：阴痛消失，但偶有发生；有效：阴痛减轻，遇诱因加重；无效：治疗前后无变化。结果：痊愈 21 例、显效 12 例、有效 5 例、无效 2 例。愈显率 82.5%，总有效率为 95.0%。

（二）典型案例

患者，女，35 岁，工人，2009 年 10 月 2 日初诊。自述同房后阴道抽掣样疼痛连及少腹 5 天。口服消炎及止痛药，疗效不佳。现患者阴道及少腹疼痛逐渐加重，抑郁寡欢，喜叹息，胸胁胀满，舌红，苔薄黄，脉弦。妇科检查：外阴正常；阴道畅，分泌物少许；宫颈单纯性糜烂 I 度；宫体前位，常大、常硬，活动良，无压痛；双侧附件未触及异常。诊断：阴痛（肝郁气滞型）。治则：疏肝解郁，理气止痛。方药：一贯煎加减，生地黄 30g，北沙参 15g，当归 15g，麦冬 30g，川楝子 10g，延胡索 30g，三棱 10g，川牛膝 10g，柴胡 10g。连用 10 剂，每日 1 剂，煎煮 2 次，早、晚分服。二诊：疼痛及伴随症状均消失，继服逍遥丸半月，以巩固疗效。随访 1 年无复发。

（三）讨论

阴痛的特征是症状多（以疼痛为主要症状），体征少，各种检查多为阴性，无器质性改变，病因不明，治疗困难，现代医学对该病症目前尚无有效、成熟的治疗方法。阴痛，出自《诸病源候论》卷四十，又名阴中痛、阴户痛。多因肝郁脾虚、郁热夹湿下注，或中气下陷，系胞无力；或风邪客于下焦，与气血相搏，壅闭肝肾经络。症见阴痛，甚则痛极难忍。外阴与阴户是经络丛集之处，宗筋之所聚，冲任与足三阴均循此而过，肝主筋，足厥阴肝经绕阴器，因此，阴痛的发生与肝经有着密切的关系。中医学认为本病多因恼怒伤肝，疏泄失常，气机不利，肝之经脉受阻，气血不畅；或肝郁化火，灼伤肝阴，阴器失养，筋脉拘急疼痛，故取一贯煎加味以疏肝解郁，滋阴养血，理气止痛。

　　一贯煎是清代著名中医学家魏之琇所创，载于《柳州医话》一书，主要功用是养阴疏肝，主治肝阴亏虚，肝失所养，肝气横逆所致之胁肋疼痛。临床应用此方加味治疗阴痛，效果显著。一贯煎的特点是以脏腑制化关系来作为遣药立法的依据。肾为肝之母，滋水即能生木，以柔其刚悍之性，故方中以生地黄、枸杞子滋水益肾为君；北沙参、麦冬甘寒，养阴生津；当归入肝，补血活血；川楝子疏肝行气。"痛则不通，通则不痛"，笔者认为，疏肝养肝滋阴的同时，还应酌加活血止痛之品。故临床喜用延胡索及三棱，补中有行，补而不滞，临证运用每每获效。酌加川牛膝引诸药下行，可增加疗效。

三、经间期出血

　　经间期出血指一般在 2 次月经中间（即氤氲之期）出现周期性的少量阴道出血或者带下夹血，有别于崩漏及月经先期量多等病证，称为经间期出血。1986 年南京中医药大学夏桂成教授在高等中医院校教材《中医妇科学》的编写工作中提出"经间期"的概念，获得主编罗元恺教授的支持，将"经间期出血"

一节编入五版教材，首次对本病的病因病机、诊断、治疗进行了系统论述。2009 年《江苏中医药》杂志连载了夏桂成教授"论经间排卵期的生理、病理及治疗特点"的系列文章，对经间排卵期的生理病理及治疗特点作了系统论述。

经间期出血在中医古籍中未见记载，但可散见于中医学赤白带下、月经先期、漏下等范畴。《傅青主女科·带下》云："妇人有带下而色红者，似血非血。"是指女性白带中夹杂血一样的物质，故称为"赤白带下"。《竹林女科》有"一月经再行"的记载。经间期出血影响女性身体健康甚至造成不孕，中医药治疗该病具有疗效明显、复发率低、标本兼顾的优势。

（一）病因病机

从中医学传统理论探讨本病的病因病机是研究热点之一。夏桂成认为，本病病因病机主要是由于氤氲期元精充实、阳气内动，加以肾阴不足、湿热内蕴、肝郁化火或瘀血内留等因素动血引致阴道出血；妇科名家哈荔田认为，经间期出血多以血海不宁、冲任气盛为主要关键，发病具体原因或因阴虚火伏，或因肝经湿热，或因湿热蕴积困扰血海，加以月经中期冲任二脉之气逐渐旺盛、激动脉络，以致血不循经而出，正所谓"阴络上血内溢"。

本病相当于西医学围排卵期出血，属于功能失调性子宫出血范畴。其出血原因尚未阐明，多认为是排卵前血内雌激素水平下降过多，或子宫内膜对雌激素的波动过度敏感，或内膜局部因素的异常。王树鹤等收集平素月经周期、月经血量、持续时间均正常，仅因围排卵期阴道出血症状就诊的 236 例患者，在月经干净后 3 ~ 7 天进行宫腔镜检查，所有患者宫腔镜检查

前均行阴道超声检查（TVS）。检查结果显示，TVS 异常的 43
例患者中宫腔镜检查示子宫内膜息肉 27 例，未见异常 16 例；
TVS 正常的 193 例患者中宫腔镜检查示子宫内膜息肉 85 例，
未见异常 108 例。以上研究证实，子宫内膜息肉是围排卵期阴
道出血症状的主要原因，但其机制有待进一步研究，所以在临
床治疗围排卵期出血时应注意排除子宫内膜息肉等器质性病变。

经间期出血的病因病机，从中医学角度基本与夏桂成的理
论保持一致。班艳红等认为肝血不足、疏泄太过；张驰等认为
热毒炽盛可致经间期出血是在原有基础上的理论创新；从西医
学角度，西医学所称围排卵期出血属于排卵型功能失调性子宫
出血范畴，其发病原因未明，可能与排卵前后激素水平波动有
关，子宫内膜息肉等器质性病变亦可引起经间期出血。

（二）辩证施治

1. 经典方化裁辨证施治

（1）肾阴虚型　高云认为，该病的主要病因病机为肾阴虚，
治疗应调理脏腑机能、滋阴养阴，根据异病同治的原则使用定
经汤治疗 173 例，总有效率 96.6%；朱文燕等认为，重阴不足、
转化不利、阳气内动为其主要病机，用加味固阴煎治疗 47 例，
总有效率 93.6%。

（2）阴虚火旺型　李丽认为，经间期人体处于由阴转阳的
转化中，若由于平素肾水亏虚、肝郁化火或湿邪内蕴化火，迫
血妄行，则出现经间期出血，遂给予丹栀逍遥二至四妙散加减
治疗 60 例，总有效率 91.67%；王桂萍认为，其主要病机为肾
虚肝郁、肾阴虚、阴精不足，不能涵养子宫冲任或肝郁日久化
火，火伤阴络而致氤氲期出血，故以二至丸合加味逍遥散为基

本方随症加减治疗 36 例，总有效率 91.6%。

（3）兼夹证型　高迎巧等认为，该病多属于肾阴不足，阳气内动兼夹湿热内蕴或瘀血内留等因素动血，治疗用保阴二至失笑散加减，总有效率 92.8%；林雯认为，经间期出血主要由湿热蕴结于下焦、损伤血络所致，治以清利湿热、活血止血，运用二至八正散治疗 56 例，总有效率 91.07%。

2. 自拟方剂辨证施治　高翠霞等认为，本病的病因病机为肾阴不足，胞宫、冲任失养，胞宫血海固藏不密，治疗重在调整恢复肾中阴阳平衡和促进顺利排卵，运用滋肾促卵汤治疗 36 例，总有效率 94.44%；赵姝认为肾阴不足，受阳气之冲击，阴络易伤而血溢，治宜滋养肝肾、固经养血止血，自拟滋肾养血汤治疗 36 例，总有效率 97.2%；李瑞环等运用清肝利湿汤治疗湿热蕴积、伤及冲任导致经间期出血的患者 30 例，总有效率 90%；张驰等使用清热解毒汤治疗热毒炽盛型经间期出血 49 例，总有效率 92%。

3. 人工周期疗法　吴海兰认为，该病以肾阴虚为主要病因，治疗以滋阴清热、固经止血为基础，采用中药人工周期疗法随证化裁，经后期（卵泡期）给予归芍地黄丸合二至丸，经间期（排卵期）给予固经丸，经前期给予右归丸，月经期给予调经汤，治疗 35 例，总有效率 94.3%。姜彦采用人工周期疗法，经后期用左归丸合二至丸，经间期用自拟补肾促排汤，经前期用二仙汤加减，行经期用血府逐瘀汤加减，总有效率 92.5%。杜娟等给予观察组周期疗法治疗，月经后开始服用益真Ⅱ号胶囊，月经周期第 12 天开始加服益真Ⅰ号胶囊，两种胶囊交替口服，直至下次月经来潮；对照组口服戊酸雌二醇片（补佳乐），月经第 12 天开始口服共 5 日，3 个月后评定疗效。治疗后观察组月经间期出血量、出血时间评分均低于对照组，伴随症状改善情况优于对照组，总有效率高于对照组。人工周期疗法是依据月经周期不同时期肾的阴阳变化规律分期用药，在行经期—经后期—经间期—经前期的月经周期中，行经期重阳转阴，经后期阴长至重，经间期重阴转阳，经前期阳长至重，阴阳充盛则转化顺利，遂在行经期予以调经，经后期滋肾养血，经间期补肾活血行气，因势利导、促进排卵，经前期温补肾阳，使整个月经周期阴阳转化顺利，则经间期出血自愈。

（三）临床应用

孙萃等为观察一贯煎加味治疗经间期出血的疗效，选取了96例患者，年龄 17 ～ 45 岁，未婚 15 例、已婚 81 例，病程最短两个月、最长 15 个月。临床表现为月经中期阴道少量出血，出血时间 3 ～ 7 天，B 超检查子宫与双侧附件均无异常，已婚者经查宫颈及阴道均无出血点或赘生物。诊断标准参照 6 版《中医妇科学》、5 版《妇产科学》教材。①月经周期基本正常，在两次月经中间出现周期性的少量子宫出血；②病程至少2 月；③排除宫颈息肉、宫颈糜烂、环下移及其他器质性疾病；④基础体温双相，出血多发生在高、低温相交替时。疗效标准：根据《中药新药临床研究指导原则》。痊愈：经间期阴道出血止，连续 3 个月经周期未再出血。有效：经间期阴道出血止，3个月经周期偶有反复，但出血量少，1 ～ 2 天即可自止。无效：症状无任何改善。治疗方法：用两地汤合一贯煎加减。生地黄15g，牡丹皮 10g，地骨皮 10g，炒白芍 15g，炒当归 10g，南沙参 10g，玄参 10g，麦冬 10g，川楝子 10g，枸杞子 10g。腰酸加续断 15g，女贞子 10g，旱莲草 10g；兼血瘀加赤芍 10g，桃仁 10g，红花 10g；兼湿热加炒苍术 10g，炒黄柏 10g；兼郁火加炒槐花 10g，焦栀子 10g。月经干净后服药 10 天。每日 1 剂，分早晚 2 次服，连续治疗 3 个月经周期。治疗结果：痊愈 50 例，占 52.08%；有效 40 例，占 41.67%；无效 6 例，占 6.25%；总有效率 93.75%。

（四）典型案例

苏某，27 岁，已婚，已生育，2012 年 4 月 5 日初诊。近 1 年来间断出现经净后 1 周左右阴道少量出血。近 4 个月来连续出现经后阴道少量出血，持续 3 ～ 5 天、色鲜红、质稠，伴腰酸腹坠，心情烦躁。平素月经 $\frac{6 \sim 7}{30}$ 天，末次月经 2012 年 3 月 22 日～3 月 25 日。4 月 3 日出现阴道少量出血，色鲜红、质稠，伴腰酸痛，烦躁口干，大便略干，小便如常，舌质偏红，苔薄白，脉细。诊为经间期出血，证属阴虚肝郁型。予两地汤合一贯煎加减治疗。生地黄 15g，牡丹皮 10g，地骨皮 10g，炒白芍 15g，炒当归 10g，南沙参 10g，玄参 10g，麦冬 10g，川楝子 10g，枸杞子 10g，栀子 10g。水煎服，日 1 剂，连服 10 剂。服药 5 天后血止，月经 4 月 23 日来潮，4 天净，经净后觉腰酸隐隐，遂予原方加续断 15g，女贞子 10g，旱莲草 10g。水煎服，每日 1 剂，连服 10 剂。5 月 9 日诊，经净后 1 周阴道未见流血。守上方治疗 3 个月，治疗期间病情未复发，停药后随访 3 个月，经间期出血未复发。

按：《傅青主女科》谓："先期而来少者，火热而水不足也"，"先期经来只一、二点者，肾中火旺而阴水亏。"夏桂成认为，经间期是指两次月经的中间期，是继经后期女性处在阴精暗耗，血海空虚，而由虚至盛，由阴转阳的转化时期，经间期出血的主要原因在于肾阴亏虚，重阴有所不及，重阴必阳的转化不顺利，因而氤氲状加剧，子宫、血海的固藏受到影响，故在排卵的同时出现漏红，同时亦或兼有郁火、湿热、血瘀等因素。由于"肝体阴而用阳""肝为女子的先天，妇女以血为本"，肝肾同源，肾水不足，无水涵木则君相火旺，因此经间期出血主要原因在于肝肾阴虚、阴虚血热、迫血妄行，或肝木失调、肝经积郁、血不得归经所致。

两地汤出自《傅青主女科》，方中生地黄、麦冬、玄参滋养阴液，壮水以制火；地骨皮清虚热，泻肾火；白芍养血滋阴益冲。一贯煎取"滋水涵木"之意，通过滋肾养肝、补肝体以和肝用，而治疗肝肾阴虚、肝气不舒之证。方中重用生地黄为主，滋阴壮水以涵肝木，配伍枸杞子补肝血、养肝体以和肝用，冀肝得所养、肝气条达则无横逆之虞。两方合用，有滋水涵木、养血柔肝、清经凉血之效，均可取得较好的临床疗效。

（五）总结

自 1981 年徐荣斋教授在《浙江中医学院学报》发表文章"排卵期出血治验"后，有关经间期出血的研究成果陆续发表，在 2011 年达到高峰，随后有所下降。在中国知网、万方网、维普网以"经间期""经间排卵期""排卵期出血""围排卵期出血"为主题进行检索，经过筛选得到 2006 至 2015 年 10 年间的相关文献 297 篇，其中 222 篇是中医药及中西医结合临床研究，在临床研究中主要是对经典方剂、个人验方疗效的验证，而对不同药量、不同用药时间对于疗效影响的研究较少；对于疗效的判定，大多是以停药后经间期出血症状的改善来判断，缺乏实验室指标的辅证；在随机对照试验的疗效评价中，有些研究只是简单的对显效、有效、无效的实验例数进行统计，并计算总有效率，并未采用统计学方法进行分析；研究中缺乏对中药作用机制的实验研究，在后期的研究中可以细化临床研究、增加实验研究，以期更好地指导临床用药。

四、脏躁

"脏躁"一词首见于张仲景之《金匮要略·妇人杂病脉证并治》，原文如下："妇人脏躁，喜悲伤欲哭，象如神灵所作，数欠伸，甘麦大枣汤主之。"

（一）脏躁的概念

1.脏躁之"脏"　脏躁之"脏"系指病变部位，后世医家对此并无歧义，然对"脏"指何脏，则见仁见智，说法不同。①子宫：沈宗明明确指出，脏为子宫，在《沈注金匮要略》中说："子宫血虚故为脏躁。"尤在泾支持此说，在《金匮要略心典》中谓："脏躁，沈氏所谓子宫血虚，受风化热者是也。"由此可见，沈宗明、尤在泾认为"脏"为子宫；②心脏：吴谦在《医宗金鉴》中曰："脏，心脏也，心静则神藏。"由此可见，吴谦认为"脏"为心脏。③肺脏：刘完素在《素问玄机原病式》中说："又妇人脏躁，肺脏也……"陈士铎在《辨证录》中说："夫脏躁者，肺燥也。"萧埙在《女科经纶》曰："无故悲伤属肺病，脏躁者，肺之脏燥也。"可见，刘完素、陈士铎、萧埙认为"脏"为肺脏。④泛指五脏：陈修园在《金匮要略浅注》中曰："妇人脏躁，脏属阴，阴虚而火乘之则为躁，不必拘于何脏……"由此可见，陈修园认为"脏"为五脏，不拘于何脏。

由于五志均为五脏所主，情志之病责之五脏，故近代大多数学者持这种观点，如陈国华谓："脏躁是以五脏之阴皆病而命名，并非指子宫血虚。"

2. 脏躁之"躁"　历代医家关于"脏躁"之"躁"是"躁"还是"燥"持不同观点。多数医家作"躁"，而王叔和在《脉经》中称本病为"脏燥"，刘完素在《素问玄机原病式》中也称"脏燥"，在《金匮要略论注》《金匮要略直解》《金匮要略心典》《金匮要略浅注》等皆作"脏燥"。徐忠可则明确指出："脏燥，谓妇人血室先受积冷，而郁久为热，则为之燥。"古汉语中"躁"与"燥"的内涵较多，躁有不静、急疾、不专一、变动之意，如《管子·心术》云："躁者，不静。"《说文解字》云："躁，疾也。"《素问·平人气象论》云："脉三动而躁。"《周书·谥法》云："好变动民曰躁。"《韩非子·喻老》云："离位之谓躁。"燥则有干、焦急之意。《说文解字》云："燥，干也。"从躁与燥的内涵及《金匮要略》脏躁的临床表现特点来看，脏躁主要反映脏空不能自主的临床病机特点，近代医家多倾向于"躁"更为合适。

（二）病因病机

1. 脏躁之因　关于脏躁的病因，后世医家多认为是情志抑郁或思虑过度化火伤阴而生脏躁。如吴谦在《医宗金鉴》中曰："若为七情所伤，则心不得静，而神躁扰不宁也。"《金匮要略语释》："由于情志抑郁或思虑过度……发为脏躁。"《金匮要略指难》云："多因情志抑郁过盛，或思虑过度，刺激五志，五志化火。"而《金匮要略浅释》载："脏躁病的确切原因，各家所见不一。但本病属于情志方面的病变，则认识基本一致。"

2.脏躁之机　脏躁之病机，后世医家多根据自己对脏躁之脏之认识，而予以阐释。如尤在泾在《金匮要略心典》中曰："脏躁，沈氏所谓子宫血虚，受风化热者是也……血气少而属于心也……盖五志生火，动必关心；脏阴既伤，穷必及肾也。"故尤在泾认为病机为子宫血虚，受风化热。主要涉及心肾两脏，心肾阴虚。吴谦在《医宗金鉴》中曰："脏，心脏也，心静则神藏。若为七情所伤，则心不得静，而神躁扰不宁也……数欠伸，喝欠也，喝欠烦闷，肝之病也，母能令子实，故证及也。"可见，吴谦认为其病机为情志不遂伤及肝，母病及子，心神受损。主要涉及心肝两脏。陈修园在《金匮要略浅注》中曰："妇人脏躁，脏属阴，阴虚而火乘之则为躁，不必拘于何脏……所以然者五志生火，动必关心，脏阴既伤，穷必及肾是也……"可见，陈修园认为其病机为脏阴受损，特别是心肾阴虚。虽因对脏之认识不同，而对病机出现不同阐释，但究其病机多认为由于脏阴不足，虚热内扰所致。

（三）治疗

1.甘麦大枣汤　甘麦大枣汤由小麦配合甘草、大枣而成，前人用治脏躁之要方，具有养心安神、和中缓急、补气健脾的功用。方中以小麦为君药，养心气而和肝气，《本草经疏》论小麦谓："肝心为子母之脏，子能令母实，故主养肝气。"配以甘草，甘平，性缓补养心脾；大枣甘温，质润，益气和中，润燥缓急，《本草汇言》介绍甘草曰："甘平，和中益气，补虚，解毒之药也。健脾胃，固中气之虚羸，协阴阳，和不调之营卫。"《名医别录》说大枣能"补中益气，坚志强力，除烦闷，疗心下悬，除肠澼"。近代庞志英、段虹、郝俊卿、李艳萍运用甘麦大枣汤加味治疗脏躁，均取得满意疗效。

2. 甘麦大枣汤合方　王飞儿用小柴胡汤合甘麦大枣汤，甄春芳用甘麦大枣汤合逍遥散治脏躁，疗效显著。

3. 其他方药　刘泽萱应用百合莲枣甘草粥治疗脏躁 32 例，李春玲应用通窍活血汤加减治疗脏躁 38 例，疗效显著。欧昌贵运用柴胡加龙骨牡蛎汤、白福全运用芍药甘草汤、于云华运用归脾汤合阿胶、严如霞运用一贯煎治疗脏躁，均取得了良好的临床治疗效果。

4. 针灸　曹玉春针刺内承浆穴治疗脏躁病 260 例、莫太敏等针刺加灸治疗脏躁 46 例、李密清针刺治疗脏躁均收到理想效果，李成宏等运用青龙摆尾针法为主治疗脏躁疗效显著。

5. 综合治疗　苏春桃针刺四神聪、三阴交、足三里、神门，配合中药黄芪建中汤合甘麦大枣汤加减治疗妇人脏躁，获痊愈。

（四）临床应用

杨锦绣等为观察一贯煎加味治疗脏躁的临床疗效，收集脏躁患者 56 例，其中女 47 例，男 9 例；年龄 39 ~ 58 岁；病程长短不一，病程在 6 个月以下者 11 例，6 个月 ~ 1 年 38 例，1 年以上的 7 例。临床表现：精神抑郁，烦躁不宁，悲忧善哭，喜怒无常，夜间睡眠不安，心悸不安，默默不欲饮食，大便干燥，舌红苔黄，脉细数。发作时日不定，重者每日发作 1 次，轻者数日、数周、数月发作 1 次，患者平时如常人，但多有胸胁胀闷，口燥咽干，失眠多梦，神疲倦怠，食少，烦躁不宁，悲忧善哭等症状。根据临床表现均属中医学"脏躁"的范畴。治疗方法：56 例患者均服用一贯煎加味，处方：枸杞子 15g，川楝子 12g，麦冬 15g，生地黄 15g，当归 15g，沙参 12g，黄芪 12g，甘草 9g，大枣 6 枚，柴胡 12g，白芍 12g，山药 12g，牡丹皮 6g，知母 10g。夜不成寐者，加炒酸枣仁 10g，柏子仁 10g，夜交藤 10g；精神抑郁者加远志 10g，石菖蒲 10g，郁金 10g；心悸多梦者加生牡蛎 15g，生龙骨 15g，茯神 10g。分早晚 2 次服用，10 天为 1 个疗程，连服 2～3 个疗程。治疗结果：56 例患者中，22 例治愈（服用 30 天，临床症状消失，1 年内未再复发），占 39.3%；20 例显效（情绪稳定，睡眠得到改善），占 35.7%；10 例有效（症状得到改善，偶尔复发，再次口服本药见效），占 17.9%；4 例无效（服药后症状未得到改善），占 7.1%。治愈的 22 例中，最少的服用 16 剂，最多服用 56 剂，平均 36 剂。

妇人无故悲哭，或哭笑无常，烦躁不宁，神志恍惚，频频哈欠，夜不能寐，称为脏躁。脏躁的病名，最早见于《金匮要略·妇人杂病脉证病治》："妇人脏躁，喜悲伤欲哭，象如神灵所作，数欠伸。"《医宗金鉴》注："脏，心脏也，心静则神藏，若为七情所伤，则心不得静，而神躁扰不宁也。"

脏躁的原因多由忧愁思虑，情志郁结，以致心伤血虚，心火上亢所致。因心在志为喜，在声为笑，肺在志为悲，在声为哭，心火上亢则灼肺，肺被伤，故悲伤欲哭，心主血而藏精，心血既虚，神志不宁，则心火上亢，不能下交于肾，则肾亦病。肾为欠为嚏，所以数欠。本病多发于妇人，男人亦可得之，多为内伤虚证以精血不能营养五脏，阴阳失于平衡，虚火妄动，上扰心神或灼伤肺金，或心肾不交，或心肝火旺，阴阳受损，或素体有痰，痰火交炽而成。故见情志失控，神情恍惚，哈欠频作，不能自主。因此治疗脏躁，应以养心滋液为主，使患者情志舒。

（五）典型案例

患者，女，48岁。表现为喜怒无常，失眠多梦，渐至夜不能寐，脘间不适，头昏欲睡，面色潮红，见人就烦，时时悲伤欲哭，舌红少苔，脉细数。中医辨证：肝肾阴虚，肝气不疏，虚火妄动，上扰心神。应以滋阴降火、疏肝解郁、安神养心为主。方用：枸杞子15g，川楝子12g，麦冬15g，生地黄15g，当归15g，沙参12g，黄芪12g，甘草9g，大枣6枚，柴胡12g，白芍12g，山药12g，牡丹皮6g，知母10g。文火煎服，日服2次，连服7天后，面色潮红改善，情绪较前稳定，但仍多梦，原方又加生龙骨15g，又服10天，症状减轻，睡眠改善，连续服用20天后，恢复正常，未再复发。

按：脏躁患者病前多有精神刺激史，突然表现为忧郁，神志恍惚，悲伤欲哭，喜怒无常，人的精神意识和思维虽与肝无直接关系，但是肝属木，心属火，在五行相生关系上，肝为心之母，因此肝之藏血不足，会导致心之阴血不足，从而引起心神失养。肝疏泄失常不仅影响到全身气机，而且也会导致其本身藏血失职，根据肝藏血，肾藏精，精血同源的道理，故用滋补肾阴、疏肝理气之法。麦冬、枸杞子滋阴养血而柔肝；内热烦躁引起的失眠多梦、肝郁气滞、胸胁胀痛用柴胡；牡丹皮清热凉血；知母滋阴降火润燥又可济黄芪之热，使药性平和，尚可久服。山药味甘性平，滋肾益精，强志育神，滋养血脉；白芍养血敛阴，柔肝止痛；配合大枣、甘草益气和中、养心安神，增强了对脏躁证的治疗效果。

本病多与情志有关，应开导患者多与人沟通，避免紧张和情绪过激，保证充足的睡眠，心情开朗。本病之发生与素体脏虚、阴液不足有关，平素宜服用滋阴润燥之品，忌服辛苦酸辣之物，以免灼伤阴液，导致阴虚火旺，热扰心神。适当参加一些有益于身心健康的活动，树立信心。

（六）总结

历代医家对脏躁之"脏"的认识，有子宫、心脏、肺脏、五脏之别，但近代多认为"'脏'为五脏，不拘于何脏"。脏躁之"躁"多倾向于"躁"更为合适，脏躁因情志抑郁或思虑过度化火伤阴而生，病机多认为由于脏阴不足、虚热内扰所致。脏躁的治疗以甘麦大枣汤为要方，近代医家发展了脏躁的治疗方法。

五、妊娠期高血压

妊娠期高血压疾病是妊娠期特有的疾病，包括妊娠期高血压、子痫前期、子痫、慢性高血压并发子痫前期以及慢性高血压。我国发病率为 9.4%，国外报道 7% ~ 12%。本病严重影响母婴健康，是孕产妇和围生儿发病和死亡的主要原因之一。

妊娠期高血压疾病是妊娠期所特有的疾病，9.4% 孕妇发生不同程度的妊高征。本病发生于妊娠 20 周以后，临床表现为高血压、蛋白尿、水肿，严重时出现抽搐、昏迷，甚至母婴死亡。迄今为止，仍为孕产妇及围生儿死亡的重要原因，严重影响母婴的健康及生命安全。症状轻者仅有水肿、头晕头痛等不适，重者可出现晕厥、四肢抽搐、牙关紧闭、两目上视等。妊娠期高血压疾病属中医学子肿、子晕、子痫等范畴。

（一）病因病机

1. 病位　多在肾兼及肝脾。妊娠期高血压的主要临床症状是肢体面目肿胀，头晕目眩，状若眩冒，头胀痛，甚至晕厥，四肢抽搐。我们认为其病位以肾为主，涉及肝脾。盖肾主一身之水，肾气虚，不能化气行水，且肾为胃之关，肾阳不布，关门不利，膀胱气化失司，水聚而从其类，泛溢而为水肿。正如《女科学笺疏·妊娠肿胀》："妊娠身发肿，良由真阴凝聚，以养胎元，而肾气不能敷布，……遂致水道不通，泛溢莫制。"脾主运化水湿，脾主四肢肌肉，脾失健运则水湿之邪停聚。《诸病源候论》："脾胃主身之肌肉，故气虚弱，肌肉则虚，水气流溢于肌，故令体肿。"脾肾气虚故见周身浮肿。肝经循头目，肝经失养则头晕目眩。经曰："诸风掉眩，皆属于肝。"脏气本虚，孕后精血下注养胎，阴不潜阳，肝阳化火生风。故出现两目上视、四肢抽搐、牙关紧闭等动风之症。并且本病还可涉及心肺，如妊高征出现心衰，表现为胸闷、心慌、呼吸困难、口唇青紫等。总之，本病病位主要在肾、肝、脾，同时可兼及心肺，临床治疗需仔细辨别清楚。

2. 病因　中医学古籍多从不同证候求因。《增补胎产心法》云："所谓子肿，面目虚浮，多因脾胃气虚或久泻所致。诸湿肿满皆属于脾。"《女科证治约旨》明确指出子晕的病因："肝火上升，内风扰动，或痰涎上涌。"刘完素认为"肾水衰而心火旺，肝无所养"是子痫的发病原因。《万氏女科》指出："子痫乃气虚夹痰夹火症也。"现代医学认为，妊娠期高血压疾病的病因及发病机制复杂，目前尚不明确。妊娠期间的免疫平衡失调、遗传因素、某些细胞或血浆活性因子的作用、钙平衡失调、血管内皮损伤等均可导致本病。近年来的研究支持的妊娠期高血压疾病的发病模型为免疫介导的滋养细胞侵蚀胎盘螺旋动脉，导致胎盘单位血流灌注不足，使得一些因子分泌进入母血，从而活化血管内皮，导致血管内皮细胞的广泛变化。

3. 病机　妊娠期高血压临床表现复杂，主要涉及虚、瘀、痰、火、湿等。虚者在于脾肾，《素问·水热论》曰："肾者，胃之关也，关门不利，故聚水而从其类也。"《诸病源候论》："胎间水气，子满体肿者，此由脾胃虚弱，脏腑之间有停水，而夹以妊娠故也。"气血瘀滞，妊娠数月，胎体上升，机括为之不利，肺气壅塞，不能通调水道，或素体抑郁，气滞水停血瘀，中州水湿停滞，发为本病。痰火，妊娠中后期，胎体渐大，影响气机升降，气郁犯脾，脾虚湿聚，化为痰浊，肝阳夹痰浊上扰清窍。又或素体阴虚，孕后阴血养胎，肾精愈亏，心肝失养，肝阳上亢，生风化火。《沈氏女科辑要》概括本病曰："一为阴亏，二为气滞，三为痰饮。"

（二）临床应用

王超等为观察一贯煎加味治疗脾虚肝旺型妊娠高血压的临床疗效，52 例患者中，年龄 22～40 岁，平均 28 岁；孕周为 30～38 周，平均 33 周；初产妇 30 例，经产妇 22 例。均经临床诊断为子痫前期。患者伴有头部和上腹不适等症状，血压 135～180/90～130mm/Hg，尿蛋白（＋～＋＋＋），水肿（＋～＋＋＋），24 小时尿蛋白含量 0.3～5.2g。治疗时间均不少于 1 周，且无糖尿病，无脏器功能衰竭，无胎膜早破、胎盘早剥、前置胎盘及其他并发症。随机分为中药组和对照组各 26 例。两组中轻度子痫前期、重度子痫前期各 13 例，两组患者年龄、孕周、孕次比较无显著性差异（$P > 0.05$），具有可比性。

西医诊断标准：妊娠期高血压疾病的诊断与分类标准参照《妇产科学》。中医辨证分型标准：子晕（脾虚肝旺型）。妊娠中晚期头昏头重如眩晕状，面肢浮肿，纳少便溏，胸胁胀痛，血压升高。苔白腻，脉弦滑。

治疗方法：两组均根据病情常规治疗，嘱左侧卧位休息；低盐高蛋白饮食；吸氧：每次 0.5 小时，日 2 次。睡眠欠佳者给予安定 5mg 睡前口服，静脉营养（复方氨基酸注射液 250mL 静滴）日 1 次，解痉（25% 硫酸镁 30mL+5% 葡萄糖注射液 500mL，以 1.5～2.0g/h 的速度静滴），日 2 次。中药组不口服降压药，以一贯煎加味（沙参 12g，川楝子 12g，丹参 12g，枸杞子 12g，麦冬 15g，生地黄 30g，白芍 15g，石决明 30g，生龙骨 30g，生牡蛎 30g，炒白术 20g，茯苓 15g，泽泻 15g，陈皮 15g），日 1 剂，水煎服，每次取药液 200mL，早晚两次服用，直至分娩。对照组仅必要时口服硝苯地平缓释片缓解症状，合理扩容，适当利尿，对严重患者适时终止妊娠。

疗效标准：显效：降至理想血压，收缩压控制在 140～155mmHg，舒张压控制在 90～105mmHg，收缩压/舒张压下降 30/15mmHg 或降至正常，尿蛋白及水肿下降（++）或消失，临床症状明显减轻或消失，妊娠安全维持至 37 周终止妊娠，无产后并发症出现；有效：血压下降小于 10mmHg，尿蛋白及水肿下降（+），但仍未达正常水平，临床症状减轻，妊娠维持不足 37 周终止妊娠，少数出现产后并发症；无效：血压无明显下降或继续上升，尿蛋白、水肿几无改善或加重，临床症状未见好转，妊娠小于 36 周被迫终止妊娠，出现产后并发症。

治疗结果：中药组 26 例中，显效 11 例，有效 13 例，无效

2 例，总有效率 92.31%。对照组 26 例中，显效 8 例，有效 12 例，无效 6 例，总有效率 76.92%。两组疗效比较有显著性差异（ $P < 0.01$ ），中药组优于对照组。

妊娠期高血压疾病属中医学子晕范畴，主要机理是阴血不足，肝阳上亢，或痰浊上扰。脾虚肝旺型子晕患者因素体脾虚，妊娠后阴血养胎，以致精血不足，肝失濡养，肝阳偏亢为患。脾虚水溢不化，泛溢肌肤，则面浮肢肿；脾虚不能制肝，肝阳偏亢，故血压升高；湿浊夹肝阳上扰，则头晕头重如眩冒状；脾虚肝郁，则胸胁满，脘闷纳差，大便溏软；苔厚腻，脉弦滑均为脾虚肝旺之象。一贯煎方中用生地黄滋阴养血，补益肝肾；当归、枸杞子养血滋阴柔肝；北沙参、麦冬养阴生津，扶土制木；丹参清心除烦，养血安神；生龙骨、生牡蛎镇静安神，合石决明平肝潜阳；少量川楝子疏肝泄热；炒白术、茯苓健脾益气；白芍补血滋肝阴；陈皮入血分而理气；泽泻利水渗湿，泄肾浊。诸药合用，祛邪消因，阴阳得以平衡，使机体气血流通旺盛，妊娠正常进行。

（三）典型案例

胡某，女，35 岁，妊娠 20 周。2012 年 3 月 17 日首诊。主诉：反复发作头晕、头痛 10 余日，加重 3 日。现病史：患者 10 余日前无明显诱因出现头晕头痛，多次自测血压在 145/95 ～ 165/110mmHg（1mmHg=0.133kPa），未服用任何药物，症状呈逐渐加重趋势。现症见：头昏头重如眩晕状，面肢浮肿，纳少便溏，胸胁胀痛，血压升高。苔白腻，脉弦滑。既往史：高血压病史 2 年。查体：下肢轻度水肿，血压 160/105mmHg。实验室检查示：尿蛋白（++）。中医诊断：子晕（脾虚肝旺型），西医诊断：妊娠期高血压疾病。拟一贯煎合桂枝茯苓丸加味：沙参 12g，川楝子 12g，丹参 12g，枸杞子 12g，麦冬 15g，生地黄 30g，白芍 15g，桂枝 12g，赤芍 12g，茯苓 20g，桃仁 12g，牡丹皮 1g，川芎 12g，黄芪 30g，防风 6g，苍术 15g，厚朴 12g，熟地黄 18g，钩藤 30g，黄连 12g。6 剂，水煎，日 1 剂，分早晚温服。

二诊，2012 年 4 月 1 日。患者服药后感觉良好，血压稳定在 135 ～ 140/90 ～ 95mmHg。头晕头痛减轻，余症均缓解，近日心烦眠差，舌暗红，苔白厚，脉沉。实验室检查示：尿蛋白（＋）。处方：上方加酸枣仁 30g，知母 20g，以养血除烦清虚热。6 剂，水煎，日 1 剂，分早晚温服。

三诊，2012 年 4 月 15 日。患者述药后平稳，停药刚 3 天，已无头晕头痛，时疲倦乏力，午后下肢轻度水肿，活动后汗出口渴，纳眠可，二便正常，舌略暗，苔白，脉弦。自测血压已正常，稳定在 120 ～ 130/80 ～ 85mmHg。为求巩固疗效复诊。实验室检查示：尿蛋白（－）。处方：二诊方减酸枣仁、知母、熟地黄、白芍、钩藤，加茯苓 20g 健脾利水渗湿，柴胡 9g 与黄芪相配伍益气生津。15 剂，水煎服，日 1 剂。随诊，患者一切平妥，如期诞下健康小儿。

按：妊娠期高血压疾病是妊娠期特有的疾病，该病是孕产妇和围生儿发病率及死亡率的主要原因。患者 35 岁属高龄孕妇，既往有高血压病史，加重了其病情的危险性，治疗过程未加用任何西药，所以用中药尽快将血压平稳降到安全水平是治疗本病的关键。妇女孕后气血下注，气以载胎，血以养胎，气血易亏，因虚致瘀，因此孕后"多虚、多瘀"，且孕妇孕期多亦焦躁，情志不舒导致肝郁，患者头昏头重如眩晕状，面肢浮肿，纳少便溏，胸胁胀痛，血压升高，苔白腻，脉弦滑，正是本虚标实的脾虚肝郁证。治疗选一贯煎合桂枝茯苓丸加味改汤剂以益气健脾疏肝，达到标本兼治目的。方中以一贯煎为主方以疏肝健脾，桂枝 12g，赤芍 12g，茯苓 20g，桃仁 12g，牡丹皮 12g 乃桂枝茯苓丸原方。桂枝性味辛温，可温经通脉，通阳化气以行瘀滞，为君药。桃仁苦甘平为臣药，助君药化瘀。牡丹皮、芍药苦微寒，活血散瘀、凉血散瘀热，且桂枝配牡丹皮寒温相合，桂枝配赤芍阴阳相济；茯苓甘淡平，健脾渗湿以助消瘀，配牡丹皮调理气血，共为佐药。加川芎增强活血化瘀作用；大剂量黄芪补气以治本，又可益气利水，与川芎配伍，使补而不滞；苍术、厚朴健脾燥湿，诸药合用利水消肿，熟地黄、白芍敛阴养阴，防温燥药物伤阴；钩藤、黄连平肝凉肝对证治疗头晕痛。整方寒热并用，攻补兼施，药证相合，自当收效显著。

（四）总结

妊娠高血压疾病病情复杂，病位主要在肾，涉及肝、脾、心、肺；病机复杂，主要有虚、瘀滞、湿、痰火等，正虚邪实混杂，在临床辨证施治过程中难以一证概括，难以一方治之，需辨病与辨证相结合，方能取得良好的临床疗效。

六、产后发热

产褥热，即"产后发热"，是指产褥期内，出现发热持续不退，或突然高热寒战，或发热恶寒，或乍寒乍热，并伴有其他症状者，如疼痛、恶露异常、恶心、呕吐等，类似于西医学的产褥感染。

（一）病因病机

中医学认为，引起产褥热的病因病机为感染邪毒、外感、血瘀、血虚。①感染邪毒：产后血室正开，若接生不慎或护理不洁，邪毒趁虚侵犯胞宫，正邪交争而致发热；②外感：产后气血骤虚，元气受损，腠理不密，外邪趁虚而入，营卫不和，可致发热；③血瘀：产后恶露不畅，瘀血停滞，阻碍气机，营卫不通，郁而发热；④血虚：产时、产后失血过多，阴血骤虚，以致阳浮于外而发热。

西医学认为，引起产褥热的主要原因为各种细菌、支原体、衣原体引发的产褥感染，主要有外源性和内源性两个感染途径。若接生时消毒不严或护理不洁及产妇临产前有性生活等可致外界病原菌进入产道引起感染，称为外源性感染。产妇机体抵抗力和免疫力下降导致寄生于正常孕妇生殖道的病原体数量、毒力增加时引发的感染，称为"内源性感染"。

（二）鉴别诊断

①蒸乳发热：产后 3 ~ 4 天泌乳期见低热，可自然消失，俗称"蒸乳"，不属病理范畴。②乳痈发热：乳痈发热表现为乳房胀硬、红肿、热痛，甚则溃腐化脓。发热并伴有乳房局部症状是其特点，而产后发热不伴有乳房局部症状。产后小便淋痛、产后痢疾、产后肠痈、产后疟疾所致的发热，亦可发生在产褥期，但此类发热与产褥生理无密切关系。

（三）治疗

1.急性期予抗感染、退热、营养支持治疗，纠正水、电解质紊乱，病情严重或贫血者，多次少量输新鲜血或血浆，增强全身抵抗力。

2.病情稳定时查明原因，及时对症处理，对于伤口化脓感染或盆腔脓肿者，及时切开引流；对于胎盘胎膜残留者，在感染控制和体温下降后清除宫腔内残留物；对于严重子宫感染，经治疗无效，症状加重，出现不能控制的出血、败血症、脓毒血症等，应及时行子宫切除术。病情稳定后，可予中药调理机体，增强免疫力。

产后发热最早见于《素问·通评虚实论》："乳子而病热""手足温则生，寒则死"。至宋代《妇人大全良方》首见产后发热之病名："凡产后发热，头痛身疼，不可便作感冒治之。"妇人以血为本，产后多虚多瘀，治疗当以补血活血化瘀为主治其本，用药不宜过于攻下而损伤阴血，以期达到治病而不伤正的效果，又不可不问证情而补虚。临证时要分清虚实，审因论治，对于感染邪毒、瘀热内阻型的产后发热，以清热解毒、活血化瘀为主。《傅青主女科·产后编》论产后发热之治："决不可妄投发散之剂，当用生化汤为主，稍佐发散之药。"故武教授临床多运用生化汤补血活血、化瘀生新，再配以大黄牡丹汤加减以清热解毒，凉血祛瘀，两方合用，共奏清热解毒、活血化瘀之功，多可获佳效。

（四）临床应用

董保芝等为观察一贯煎加减治疗产后发热的临床疗效，选取了98例剖宫产的患者。经常规围术期用药：头孢曲松钠针剂2g术前半小时静脉推注，术后3天每日静脉推注头孢曲松钠针剂2g。选择体温测量，早、中、晚各1次，37.5℃以上病例98例。其中第1胎86例，第2胎12例。社会因素剖宫产 36 例，头盆不称 25 例，胎儿窘迫 21 例，羊水过少 16 例。最高体温 38.8℃，最低体温 37.5℃；其中 38℃ 以上 72 例，37.5 ~ 38℃ 26 例。年龄最高 37 岁，最低 21 岁，平均 26.5 岁。选用一贯煎（《柳州医话》）加减。药用：黄芪 30g，当归 20g，生地黄 15g，麦冬 15g，五味子 10g，北沙参 15g，枸杞子 15g，茯苓 15g，甘草 10g 为基本方，随症加减应用。发热 38℃ 以上，腹痛明显，恶露或多或少，色紫暗，气臭秽，便秘不畅等热毒盛者，上方加红藤 30g，败酱草 30g，蒲公英 15g，全瓜蒌 20g，火麻仁 20g 以养阴润下、清热解毒；若大便不通，恶露不下，腹痛拒按，为实热内结，重症加酒大黄 10g，芒硝 6g 以清热下瘀通便，治以泻下为度，中病即止，不宜过量，一般便秘勿用；兼外感风邪，恶寒发热，咽喉肿痛，加柴胡 10g，白芍 15g，黄芩 10g，太子参 15g，生姜 3 片以疏风解表；时寒时热，恶露不下或下之甚少，色紫暗有块，小腹疼痛，拒按，舌有瘀点，加益母草 30g，蒲黄 20g，炮姜 5g，川牛膝 15g，以活血化瘀，逐瘀外出；产程较长，失血较多，症见面色㿠白，心悸失眠，低热不退，恶露稀少色淡，舌胖淡，脉细弱，加人参 6g，白术 10g，升麻 10g，以益气健脾养血；产后乳汁不下或不畅，乳房胀痛，加枳壳 10g，川芎 10g，漏芦 10g 以通乳散结；乳房胀痛有热感，加牡丹皮 12g，蒲公英 30g，黄芩 10g，清热消肿。每日 1 剂，水煎 2 次分服。4 天为 1 个疗程。对照组 48 例，用抗生素氧哌嗪青霉素，每天 12g，分 3 次静脉滴注。青霉素过敏者改用阿齐霉素，每天 0.5g 口服。4 天为 1 个疗程。

结果：用药 2 天，体温正常，诸症消退为痊愈；用药 4 天，体温正常，诸症消退为显效；用药 2 ~ 4 天，体温下降，症状好转为有效；用药 4 天以上，体温未退为无效。治疗组总有效率为100%，对照组总有效率为67.1%，两组相比具有统计学意义（$P < 0.05$）。

讨论：产妇产后多体虚、抵抗力差，易患各种疾病，产后发热是最常见病之一。对于体虚正气不足的血虚发热、血瘀发热、体虚外感发热、蒸乳发热等单用西医治疗，疗效常不够理想。运用中医学辨证论治，既重视产中失血亡阴和因产程较长、过于用力而耗损气阴，以致正气虚弱、机体抗病能力下降，易感受外邪的总体情况，又注重每个患者的个体差异，而随症加减用药。对产后阴血亏损、正气不足者，治疗重点当补益气血、扶助正气。一贯煎有急培阴津之功，颇为适宜。原方川楝子，其药性过于苦寒，恐伤脾胃，与证情不合，故去之。加用黄芪、茯苓、甘草、五味子等。黄芪为补气之要药，既能益气固表、扶正托毒驱邪，又能益气生津、生血，为君药；配当归能益气养血；配北沙参、麦冬、枸杞子能益气生津；配五味子能益气敛阴固表；再用茯苓、甘草健脾益气。全方共奏益气养血敛阴、扶正达邪除热之功，符合中医甘温除大热之意。

（五）典型案例

闫某，女，28岁，2015年6月2日初诊。2015年5月29日顺产1女婴，产后高热5天持续不退，最高温度达39.5℃。血常规示：白细胞22.66×10^9/L，血红蛋白58g/L，血小板计数196×10^9/L，中性粒细胞百分比90.8%。症见：高热寒战，持续不退，体温最高达39.5℃，小腹疼痛拒按，恶露量少、色暗红、夹有血块，心烦口渴，尿少色黄，大便燥结，舌质紫暗边有瘀点，苔黄厚腻，脉弦涩。中医诊断：产后发热，证属感染邪毒、瘀热互结型。治宜清热解毒、凉血祛瘀。处方：金银花、连翘、桃仁、厚朴各 12g，柴胡、茯苓、牡丹皮、冬瓜仁、紫花地丁、赤芍各 15g，败酱草 25g，白术 18g，川芎、藿香（后下）、黄芩、当归各 10g，炮姜 8g，益母草、薏苡仁各 30g，五味子 10g，北沙参 15g，枸杞子 15g，枳实、甘草各 6g。5 剂，每天 1 剂，水煎，早晚温服。

2015 年 6 月 9 日二诊：患者自诉服上药后，热势减退，现体温维持在 37.0℃左右，最高时体温达 37.5℃，腹痛明显缓解，恶露量增多、色鲜红、夹有血块，诸不适症状明显缓解，但觉口干、口渴，故加麦冬 12g。3 剂，每天 1 剂，水煎，早晚分服。

2015 年 6 月 25 日三诊：患者体温恢复正常，腹痛症状消失，易汗出，寐差，舌淡红、苔白腻，脉沉细，大便质黏腻。患者症状十去其七，治以益气养血善后。处方：黄芪 30g，党参、茯苓、白芍、熟地黄、山茱萸、淫羊藿、杜仲各 15g，炒白术、当归、巴戟天各 18g，生地黄 12g，焦山楂、焦麦芽、焦神曲、柴胡各 8g，陈皮、升麻、甘草各 6g。7 剂，每天 1 剂，水煎，早晚温服。药后患者无明显不适，效不更方，嘱患者继服 14 剂。服药期间忌食生冷、辛辣之品，注意保暖及休息，保持愉快的心情，适当运动。

四诊：体温正常，诸症状消失。

按：本例患者体质素弱、元气偏虚，分娩时亡血伤津耗气，气虚无力运送而致胞衣胎膜残留不能及时排出，复因新产后血室正开，胞脉空虚，邪毒乘虚直犯胞宫，以致邪气与瘀血相结，正邪交争急剧，故高热寒战；邪毒稽留体内日久，故热势不退；邪毒入胞与瘀血互结，阻滞胞脉故小腹疼痛拒按；热与血结则恶露量少；热扰心神故心烦，热灼津液则口渴、尿少色黄；实热瘀血互结阳明，致大便燥结；舌质紫暗、边有瘀点，苔黄厚腻，脉弦涩，均为感染邪毒瘀热内结之征。

对于本类感染邪毒型产后发热，本着"急则治其标，缓则治其本"的治疗原则，急性发作期运用大黄牡丹汤加减清热解毒、凉血祛瘀以退热。方中牡丹皮、败酱草、紫花地丁、金银花、黄芩、赤芍、益母草、柴胡、连翘、甘草清热解毒、凉血化瘀之力强，其中赤芍、甘草兼有止痛之功以止腹痛；湿瘀互结故用冬瓜仁、薏苡仁、白术、茯苓、藿香健脾燥湿以化瘀退热；枳实、厚朴下气宽中、消积导滞以通便。《景岳全书·妇人规》云："产后气血俱去，诚多虚证。"武教授认为，治疗产后病，要牢牢把握妇人产后"多虚多瘀"的特点，故合用生化汤补血活血、化瘀生新，方中当归补血活血，川芎行气活血，桃仁活血祛瘀，炮姜温经散寒。纵观全方，攻补兼施，气足血行，邪毒得除，痰瘀得化，热象自消。二诊时，患者热势减退，由于热邪伤津耗气，自觉口干、口渴，故在原方基础之上加麦冬益胃生津以止口渴。三诊时，患者热势已退，急症已除，故恢复期益气养血以治其本。血为气之母，气为血之帅，故用黄芪、党参、炒白术、茯苓益气健脾以生血养血；熟地黄、生地黄、山茱萸、白芍滋阴养血；《景岳全书》有"善补阴者，必于阳中求阴"，故在大量补阴药中加淫羊藿、杜仲、巴戟天等补阳药，阳中求阴；升麻、柴胡升阳举陷，摄纳阴血；复因方中含有大量补益之品，故加陈皮、焦三仙（焦山楂、焦麦芽、焦神曲）理气健脾以防补益之品滋腻损伤脾胃。全方共奏补肾健脾、益气养血之功，故能扶助正气而病愈。

（六）总结

产后发热是指产褥期内出现发热持续不退，或突然高热寒战，并伴有其他症状者，类似于西医学的产褥感染。产后生殖系统等易出现感染，从而引发产后发热，是妇产科的常见病、多发病之一，在运用西医治疗效果欠佳时，中医随症用药则体现出明显优势，临床中应仔细揣摩、分析患者的病情变化，以指导用药，方能取得良好的效果。

第四节　皮肤科

一、白疕

白疕俗称牛皮癣，是一种慢性炎症性皮肤病，病程较长，有易复发倾向，有的病例几乎终生不愈。该病以青壮年为主，对患者的身体健康和精神状况影响较大。临床表现以红斑、鳞屑为主，全身均可发病，以头皮、四肢伸侧较为常见，多在冬季加重。

（一）病因

1.遗传　相当一部分患者有家族性发病史，有的家族有明显的遗传倾向。一般认为有家族史者约占30%。发病率不同人种差异很大。白疕是遗传因素与环境因素等多种因素相互作用的多基因遗传病。本病患者的某些HLA抗原出现率显著增高。白疕与其他疾病（如类风湿性关节炎，特应性皮炎等）遗传位点可能存在重叠。

2. 感染　许多学者从体液免疫（抗链球菌组），细胞免疫（外周血及皮损 T 细胞）、细菌培养和治疗等方面均证实链球菌感染与白疕发病和病程迁延有关。在白疕患者，金黄色葡萄球菌感染可使皮损加重，这与金葡菌外毒素的超抗原有关。本病的发生与病毒（如 H Ⅳ 病毒）和真菌（如马拉色菌）感染虽然有一定关系，但其确切机制尚未能最后证实。

3. 免疫异常　大量研究证明，白疕是免疫介导的炎症性皮肤病，其发病与炎症细胞浸润和炎症因子有关。

4. 内分泌因素　部分女性患者妊娠后皮损减轻甚至消失，分娩后加重。

5. 其他精神神经因素　与白疕的发病有一定关系。饮酒、吸烟、药物和精神紧张可能会诱发白疕。

（二）临床表现

1. 寻常型白疕　为最常见的一型，多急性发病。典型表现为境界清楚、形状大小不一的红斑，周围有炎性红晕。稍有浸润增厚。表面覆盖多层银白色鳞屑。鳞屑易于刮脱，刮净后见淡红发亮的半透明薄膜，刮破薄膜可见小出血点（auspitz 征）。皮损好发于头部、骶部和四肢伸侧面。部分患者自觉不同程度的瘙痒。

2. 脓疱型白疕　较少见，分泛发型和掌跖型。泛发性脓疱型白疕是在红斑上出现群集性浅表的无菌性脓疱，部分可融合成脓湖。全身均可发病。以四肢屈侧和皱褶部位多见，口腔黏膜可同时受累。急性发病或突然加重时常伴有寒战、发热、关节疼痛、全身不适和白细胞计数增多等全身症状。多呈周期性发作，在缓解期往往出现寻常型白疕皮损。掌跖脓疱病皮损局限于手足，对称发生，一般状况良好，病情顽固，反复发作。

3.红皮病型白疕　又称白疕性剥脱性皮炎，是一种严重的白疕。常因外用刺激性较强药物，长期大量应用糖皮质激素，减量过快或突然停药所致。表现为全身皮肤弥漫性潮红、肿胀和脱屑，伴有发热、畏寒、不适等全身症状，浅表淋巴结肿大，白细胞计数增高。

4.关节病型白疕　又称白疕性关节炎。白疕患者同时发生类风湿性关节炎样的关节损害，可累及全身大小关节，但以末端指（趾）节间关节病变最具特征性。受累关节红肿疼痛，关节周围皮肤也常红肿。关节症状常与皮肤症状同时加重或减轻。血液类风湿因子阴性。

（三）辩证论治

白疕是一种病程较长、顽固难治、易于复发的皮肤科常见病。本病病因病机较为复杂，有待进一步探索。根据多年的临床观察研究，我们发现其发病多为内蕴伏热，外感风寒湿邪，以致表里不和，营卫失调，毛孔闭塞，腠理不通，使腠理的津液无路外输，聚而成湿，皮肤无源濡润，久而成燥则瘙痒、脱屑。因此认为"腠理闭塞，内湿外燥"是白疕的病机所在。初病时，多影响到脾肺卫气，治疗时应以"宣发通透"为主，即"宣肺气、发腠理、通表里、透皮肤"，再结合"润肺""燥脾"之法。病久虽皮损稀疏，其根较深，不仅影响到脾肺卫气，而且多累及肝肾阴血。治疗时既要治其病，也要治其体，应以"内调外发"的原则，根据患者具体情况，或从卫气脾肺调治，或从阴血肝肾调治，或主以透表发邪，继以扶正，或主以扶正，继以透表发邪。

（四）临床应用

徐丽梅应用一贯煎加减治疗 1 例白疕患者，两周后，全身皮疹明显好转，皮疹变平，颜色变浅。

（五）典型案例

案例 1 吴某，男，21 岁，2010 年 5 月 7 日初诊。主诉全身反复红斑、丘疹、鳞屑伴瘙痒 3 年，曾口服氨肽素片、左西替利嗪，外用曲安奈德二甲亚砜溶液、复方去煤液，皮疹部分消退，但每遇感冒、精神紧张、食用刺激性食物后加重。刻下见：胸、腹、背及四肢散在米粒至蚕豆大小浸润性红斑、丘疹，上覆银白色鳞屑，双手指、足趾甲均未见异常改变，平素口干咽燥，心烦易怒，失眠多梦，易疲乏，大便干，小便偏黄，饮食尚可，舌绛红，苔薄黄而干，脉弦细。证属肝肾阴虚，阴虚血燥，热毒壅盛，治宜滋阴养血润燥，清热解毒祛风。方用一贯煎加味：川楝子 10g，枸杞子 5g，当归 10g，生地黄 5g，麦冬 10g，熟地黄 10g，女贞子 10g，旱莲草 10g，益母草 15g，苦参 10g，白鲜皮 10g，炒栀子 10g，黄连 3g，莲子心 3g，生甘草 6g。每日 1 剂，水煎服。2 周后复诊，四肢、腰部、后背部等全身皮疹明显减轻，皮疹颜色较前变浅，皮疹变平，鳞屑明显减少，心烦、疲劳改善，舌质红减轻，苔薄黄，脉弦细。表明药已对症，在原方基础上加丹参 10g，黄芩 10g，炙地龙 10g，阿胶 4g。进服 15 剂后，全身红斑、丘疹、鳞屑等皮疹大部分消退，腰部及后背部遗留淡红色斑疹、色素减退斑，精神状态明显改善，随症加减续服 3 个月，皮疹完全消退。停药 3 个月未见复发。

按： 徐老师认为，白疕好发于阴虚体质之人，肝肾阴虚、血虚燥热为其病之根本，热毒邪气蕴结于肌肤为其病之标，情志不舒、外感热毒湿邪进一步加重阴虚、血燥而为诱发和加重的常见因素。本例患者平素口燥咽干、心烦不眠，舌绛红，苔薄黄而干，脉弦细，皮疹红绛、明显鳞屑覆盖，为阴虚血燥、热毒炽盛之象，每于外邪、情志内伤、食用腥发食物，更伤阴助热而加重病证。治疗用一贯煎加女贞子、旱莲草滋补肝肾以治病之本，苦参、白鲜皮、炒栀子、黄连、莲子心清热解毒除烦、燥湿祛风止痒以治病之标，故收到较为满意的效果。2 诊加丹参、黄芩、炙地龙、阿胶进一步加强养阴清热、养血凉血之功，紧扣病机，标本同治，扶正不恋邪，祛邪不伤正，收效满意。

案例 2　患者赵某，男性，4 年前因受潮先由头皮发疹，逐渐增多累及全身，曾用多种药物治疗，时轻时重。症见：皮损积有厚厚一层硬脂斑，头面四肢、躯干部布满皮疹，瘙痒难忍，搔之有点状出血，癞状怕人诊，其舌苔薄黄，脉浮而虚。辨为"风寒体虚"之白疕，施以荆防败毒汤加黄芪、桂枝、党参、麻黄、蝉蜕、麦冬、萆薢。先后共服 30 余剂而痊愈，随访 5 年未复发。

（六）讨论

白疕作为一种慢性皮肤疾病，临床应用中应因人因症灵活变通，若症见：皮损较多，冬重夏轻，以头及上半身为主，疹色淡红，鳞屑较厚，瘙痒，舌苔薄白，脉浮虚者，属风寒体虚，治宜辛温透表、润肺燥脾，兼行气，方宜荆防败毒散加麻黄、桂枝、蝉蜕、麦冬、苍术、生姜等；若症见：皮损较多，夏重冬轻，皮疹色红，瘙痒较甚，舌质红，脉浮数有力者，属风热夹实，治宜疏风透表、通里泄热，方宜防风通圣散汤加蝉蜕、鳖甲、苍耳子、生姜等；若症见：皮损处渗出糜烂（伴有继发感染），舌苔黄腻，脉滑数者，属湿热蕴毒，治宜清热解毒、利湿通窍，方宜银花解毒汤去犀角，加蝉蜕、苍耳子、荆芥、土茯苓、木通、益母草、生薏仁等；若症见：关节肿痛，皮肤青紫，舌体胖嫩，脉滑数者，属湿恋关节，治宜宣肺、散风、利湿，方宜麻杏薏甘汤加蝉蜕、草薢、白蒺藜子、白鲜皮、苍耳子等；若症见：疹色鲜红，鳞屑厚积，皮肤干燥，痒甚，舌苔微黄，舌质红，脉弦数者，属阴虚血燥，治宜养阴润燥、疏风透表，兼凉血，方宜滋燥养营汤加麦冬、元参、牡丹皮、丹参、鳖甲、麻黄、蝉蜕等；若症见：皮损稀疏，病程较长，伴有腰酸肢软、头晕耳鸣、五心烦热，舌质红，脉细弦或细数者，属肝肾阴虚，治宜养阴润燥、调补肝肾，兼透表，方宜一贯煎或知柏地黄汤加草薢、生白芍、麻黄、蝉蜕、白蒺藜子、苍耳子等；若症见：妇女妊娠期皮损消失或减轻，分娩后又加重，并伴有月经不调等症者，属冲任不调，治宜益肾和血、调补冲任，方宜四物汤加仙灵脾、菟丝子、何首乌、丹参、枸杞子、益母草、蝉蜕、白蒺藜子等；若病在恢复期，皮损局部仅残留灰色斑痕（色素沉着）经年不退者，属肝郁血滞，治宜疏肝活血、解郁发表，方宜逍遥散加鸡血藤、丹参、麻黄、蝉蜕、苍耳子、白蒺藜子等。

由于白疕复杂的病因和易于复发的特点，我们在临证治疗中，要注意观察了解患者的发病诱因，以预防和减轻本病的复发。同时要让患者加强体质的锻炼，养成合理的起居习惯，避免过度的精神刺激，调节饮食，劳逸适度，忌食辛辣温燥海腥之物，多食新鲜水果及蔬菜，这样治疗与生活调理相互配合，对本病的康复和预防复发会起到积极的作用。

二、黄褐斑

黄褐斑也称肝斑，为面部的黄褐色色素沉着。多对称蝶形分布于颊部。多见于女性，血中雌激素水平高是主要原因，其发病与妊娠、长期口服避孕药、月经紊乱有关。也见于一些女性生殖系统疾患、结核、癌症、慢性乙醇中毒、肝病等患者。日光可促使发病。男性患者约占 10%，有研究认为男性发病与遗传有关。损害为黄褐或深褐色斑片，常对称分布于颧颊部，也可累及眶周、前额、上唇和鼻部，边缘一般较明显。无主观症状和全身不适。色斑深浅与季节、日晒、内分泌因素有关。精神紧张、熬夜、劳累可加重皮损。根据黄褐色皮疹，好发部位即可确诊，需与雀斑、瑞尔黑变病、太田痣、颧部褐青色痣鉴别。

（一）病因病机及临床表现

中医学认为黄褐斑的发病主要与肝、脾、肾三脏功能失调，气血失和有关。主要表现在以下各个方面。

1.肝郁　《医宗金鉴》指出："鼍黑、面尘，源于忧思抑郁，血弱不华，火燥结滞而生于面上，妇女多有之。"《医宗金鉴·删补名医方论》云："盖肝性急善怒，其气上行则顺，下行则郁，郁则火动而诸病生矣。故发于上则头眩耳鸣，或为目赤；发于中则胸满胁痛，或作吞酸；发于下则少腹痛疝，或溲溺不利；发于外则寒热往来，似疟非疟。凡此诸症，何莫非肝郁之象乎？"《临证指南医案》亦强调"女子以肝为先天"，有很多年轻的黄褐斑患者，或是单位骨干力量，或由工作紧张，心理压力大，精神抑郁，情志不畅，急躁易怒等，导致肝气郁结，而形成肝郁体质。肝失条达，郁而化热，灼伤阴血，血行不畅，可使颜面气血失和，滞而为瘀，反映于面部而成本病。此型患者大多表现为：烦躁易怒、失眠多梦、焦虑或抑郁，或月经不调、少腹胀痛，或头痛目涩，或颊赤口干，或小便涩痛，或自汗盗汗，或肢体疼痛。舌质红，苔薄白或薄黄，脉弦或弦虚数。

2. 肝肾阴虚 《外科正宗》曰："鼋黑斑者，水亏不能制火，血弱不能华肉，以致火燥结成斑黑，色枯不泽。"此类患者由于烦劳过度导致阴血暗耗，肝肾不足，精血不能上承，颜面失养成斑。临床多表现为阴虚火旺征象。症见腰膝酸软，眩晕耳鸣，两颧潮红，五心燥热，舌红少苔或舌燥津伤，脉象细弱或虚弦等症。同时，由于肝藏血，主疏泄，体阴而用阳，肝肾阴血亏虚，则肝体失养，疏泄失常，则易伴肝郁之征。

3. 外邪侵袭 此类患者多表现为皮肤瘙痒、发红、脱屑，色斑位置多表浅，舌尖红，脉象数或浮数。《诸病源候论》说："面黑皯者……腠理受风致血气不和，或涩或浊，不能荣于皮肤，故变生黑皯。"现代女性感受外邪最常见的原因就是使用了含有剥脱剂、铅汞、激素类化妆品，或日光暴晒，或春季易受风邪，如花粉过敏等外邪引起。

4. 湿浊内蕴 女子经期或经期前后易受风邪外袭，或过食生冷，或素体脾虚易酿生湿热而致本病。此类患者每多皮肤油腻、痤疮起伏，或咽部黏腻不爽，或有带下病，或渴不欲饮，或不渴，或身重肢倦，或胸闷不饥，舌淡，苔白腻，脉象弦细或濡。《诸病源候论》云："面黑皯者，或脏腑有痰饮，或皮肤受风邪，令气血不调，致生黑皯。五脏六腑十二经血，皆上于面。夫血之行，俱荣表里。"湿浊渍脏，则外显于表，痰湿聚于上焦，则额、眉心黑；痰湿困于中焦，则鼻翼黑；痰湿停于下焦，则唇周、下颌黑。

（二）治疗

尚无满意的疗法。如查出病因者尽量除去病因。由避孕药引起的黄褐斑，应停止服用，但短期内不一定消退。

1.局部治疗

（1）外用药物　是最简单、最常用的治疗方法。外用酪氨酸酶抑制剂软膏，如5%氢醌霜、2%～4%曲酸霜及3%熊果苷等。涂搽后都有不同程度的疗效。该类药物为抗氧化剂，易在空气和日光中氧化，应封闭、避光保存。近年有人报道使用0.1%维A酸软膏治疗黄褐斑，外用糖皮质激素等也有一定疗效。

（2）剥脱疗法　三氯醋酸溶液局部涂搽可使表皮剥脱而除去色素斑。液氮冷冻治疗可使表皮冷冻坏死后剥离，以除去色素，磨削手术是用磨头将表皮磨去一层，而达到除去色素的目的。术后待创面愈合后搽用防晒霜等，否则日晒后易于复发。

（3）面膜疗法　面膜疗法包括单纯面膜剂、面膜膏按摩法和倒模面膜法。其中倒模面膜法已广泛应用于黄褐斑的治疗，并已取得满意效果。面膜倒模疗法集药物、按摩、理疗于一体，从而具有多种治疗作用。其治疗程序为：阳离子蒸气润面→面膜膏按摩→成形倒模剂倒模。面膜膏的药物成分对黄褐斑的治疗起着关键影响。目前有去色素的面膜膏、增白面膜膏和专治黄褐斑的中草药物面膜等。

（4）激光或强脉冲光治疗　近来有报道应用光子嫩肤术及应用Q开关激光治疗黄褐斑部分患者有效。

2. 全身治疗　为了促进色素减退，可用维生素 C，最好静脉注射。

（三）临床应用

王艳丽等为观察一贯煎加味治疗黄褐斑的临床疗效，选取 42 例女性患者，年龄 23～49 岁，病程 1 个月～18 年，其中蝶型 27 例，泛发型 15 例。治疗方法：予一贯煎加味治疗，药用：沙参 20g，麦冬 10g，生地黄 30g，当归 15g，枸杞子 15g，川楝子 9g，白芍 15g，白术 15g，白茯苓 15g，女贞子 12g，旱莲草 12g。每日 1 剂，水煎分 2 次服。1 个月为 1 个疗程，治疗 3 个疗程后观察疗效。疗效评定标准：痊愈：肉眼检视色斑面积消退大于 90%，颜色基本恢复正常；显效：肉眼检视色斑面积消退大于 60%，颜色明显变淡；好转：肉眼检视色斑面积消退大于 30%，颜色变淡；无效：肉眼检视色斑面积消退小于 30%，颜色变化不明显。治疗结果：42 例患者中痊愈 11 例，显效 18 例，好转 7 例，无效 6 例，总有效率 85.7%。

讨论：黄褐斑在中医学古籍里称为"面色杂病、黧黑斑、面尘、蝴蝶斑"等。中药治疗黄褐斑虽屡见于文献报道，但学者对病机、辨证分型的认识多有不同。总体而言，多认为与肝、脾、肾三脏有关。肝失条达，气机郁结，郁久化火，灼伤阴血，血行不畅，可导致颜面气血失和；脾气虚弱，运化失健，不能化生精微，则气血不能润泽于皮肤；肾阳不足，肾精亏虚，阴阳失调等病理变化均可导致黄褐斑的产生。

（四）典型案例

案例 1　患者某，女，32 岁，面部出现黄褐色斑片半年余，

2010年5月10日首诊，眼周、双颊散在黄褐色斑片，面色无华，伴腰酸、口干，月经量少，色暗，性急易怒，失眠多梦，纳可，二便调，舌淡，苔薄黄，脉沉细。证属肝肾阴虚，肝郁气滞。治宜滋补肝肾，疏肝理气。方用一贯煎加减：川楝子10g，枸杞子10g，当归20g，生地黄10g，北沙参10g，熟地黄10g，山茱萸12g，女贞子10g，墨旱莲10g，黄精10g，玫瑰花6g，生杜仲10g，补骨脂10g，炒栀子10g，夜交藤30g，生甘草6g，水煎服，1日1剂，分2次服，服药1周后复诊，面部转华，色斑较前变淡，腰酸、口干、失眠梦多等症状好转，舌淡，苔薄白，脉沉细。原方再服2周，眼周及双颊色斑明显淡化，月经量较前增加，上方随症加减续服1个月，黄褐斑基本消退，患者满意，巩固1月，停药3月未见复发。

按： 黄褐斑中医学称为"黧黑斑"，明·《外科正宗》云："女子面生黧黑斑，此乃水亏不能制火，面弱不能华肉，以致火烁结成黑斑，色枯不泽……又疑事不决者，多有之。"认为黄褐斑病机为肝郁及脾肾两虚，肝脾肾脏腑功能失调。徐老师认为，黄褐斑好发于中年女性。本例患者虽为青年女性，但有腰酸、口干、月经量少、色暗红、性急易怒、失眠多梦、脉沉细等肝肾阴虚、肝郁气滞之征。方中一贯煎加用山茱萸、女贞子、墨旱莲、黄精等滋补肝肾、柔肝养肝，玫瑰花疏肝理气，生杜仲、补骨脂补肾阳，寓"阴无阳不长"之意；炒栀子清热泻火除烦，夜交藤养心安神，生甘草调和诸药；诸药合用使肝肾之阴得补，肝气得疏，虚火得除，气血调和，瘀去斑消。

案例2 患者，男，58岁。面颈部黄褐斑20余年，曾患甲型肝炎、戊型肝炎。1个多月来，因精神紧张，心绞痛发作，出现白斑，失眠。体检：右侧下颌部有一片1cm×0.6cm大小色素脱失斑，面颊、颈部大片黄褐色斑片，舌质略暗有瘀斑，苔白，脉弦。诊断：白癜风、黄褐斑；辨证属肝气郁滞，气滞血瘀。治疗主方：柴胡10g，赤芍、白芍各10g，川芎10g，香附12g，郁金10g，丹参15g，并根据兼症选用酸枣仁、石菖蒲、远志、灵磁石、女贞子、枸杞子、白芷、补骨脂、茯苓、茯神等药。共服药81剂，白斑完全消失，黄褐斑颜色变浅，逐渐消散，心绞痛亦未发作。

按：肝喜条达，肝气疏泄与人的情志活动密切相关。若肝失疏泄，肝气郁滞，气机不畅，则人郁郁寡欢，心情压抑。反之，人的情志活动异常，超过了机体调节限度，也会导致气机失调，肝气郁结。肝气郁滞进一步发展，又可引起气滞血瘀、冲任失调、肝气犯胃、肝横克脾等多种证候，导致多种疾病的发生。

肝郁气滞导致的皮肤科疾病主要有黄褐斑、白癜风、斑秃、痤疮、扁平苔藓、白疕等，多发于中年人，女性多见，发病前多有情志不遂史。此型痤疮多晚发，与青年人多见的肺胃蕴热型痤疮不同，皮损常发生在面部两侧，以面颊、耳前、下颌部为主，皮损颜色暗红，为深在性的丘疹和小结节，消退后留有暗红色萎缩性斑点。此型扁平苔藓多起病急，皮损分布广泛，瘙痒剧烈，伴情志抑郁，胸闷胁胀，经前乳房胀痛，妇女月经不调，经血色暗夹块，舌质暗红，苔白，脉弦。治疗以疏肝理气为法，兼以活血化瘀，调经，和胃理脾。常用方剂如柴胡疏肝汤、加味逍遥散，气滞血瘀证选用血府逐瘀汤，脾胃失和可加用平胃散。常用药如柴胡、赤芍、白芍、枳壳、陈皮、香附、川芎、茯苓、白术、当归、桃仁、红花、苍术、厚朴等。若气郁化火加栀子、牡丹皮；月经不调加鸡血藤、益母草、泽兰。

（五）总结

一贯煎是清代医家魏之琇所创制的滋阴疏肝的名方。方中重用生地黄滋阴养血以补肝肾，壮水之主以滋肝木，配枸杞子益肝阴，养肝体，使肝气条达，以防横逆为害；沙参、麦冬既滋脾胃之阴，又滋水之上源，肺胃君旺，金气清肃下行，自能制木；当归养血柔肝，川楝子疏泄肝气，且制诸药滋腻碍胃之弊，加用白芍、白术、白茯苓即《医学入门》之三白汤，具有疏肝健脾、祛斑美容之功效；女贞子、旱莲草滋补肝肾，诸药合用，共奏滋阴柔肝、疏肝解郁、健脾补肾之功效，药证相投，故取得很好的临床效果。

三、皮肤瘙痒症

皮肤瘙痒症是一种仅有皮肤瘙痒而无原发性皮肤损害的皮肤病症状。根据皮肤瘙痒的范围及部位，一般分为全身性和局限性两大类。

（一）常见病因

全身性瘙痒症常为许多全身性疾病的伴发或首发症状，如尿毒症、胆汁性肝硬化、甲状腺功能亢进或减退、糖尿病、恶性肿瘤及神经精神性瘙痒等。全身性瘙痒症的外因与环境因素（包括湿度、季节、工作环境中的生物或化学物质刺激）、外用药物、用碱性强的肥皂以及患者皮肤的皮脂腺与汗腺分泌功能减退致皮肤干燥等有关。

局限性瘙痒症的病因有时与全身性瘙痒相同，如糖尿病。肛门瘙痒症多与蛲虫病、痔核、肛瘘等有关。女阴瘙痒症多与白带、阴道滴虫病、阴道真菌病、淋病及宫颈癌有关。阴囊瘙

一贯煎

痒症常与局部皮温高、多汗、摩擦、真菌感染有关。瘙痒的发生主要是由化学介质如组胺、激肽和蛋白酶等的释放所引起。

（二）临床表现

1. 全身性瘙痒症　多见于成人，瘙痒常从一处开始，逐渐扩展到全身。常为阵发性，尤以夜间为重，严重者呈持续性瘙痒伴阵发性加剧，饮酒、咖啡、茶、情绪变化、辛辣饮食刺激、机械性搔抓、温暖被褥、甚至某种暗示都能促使瘙痒的发作和加重。常继发抓痕、血痂、色素沉着，甚至出现湿疹样变、苔藓样变、脓皮病以及淋巴管炎和淋巴结炎。

2. 局限性瘙痒症　瘙痒多局限在身体的某一部位，受到外界刺激或无明显诱因下发作，经机械性搔抓后症状可自行缓解。

（三）治疗

寻找病因，避免诱发因素是防治的关键。避免用搔抓、摩擦及热水烫洗等方法止痒。生活应规律，衣着松软，不要沐浴过勤。避免饮酒、喝浓茶及食用辣椒、胡椒及芥末等辛辣刺激食品。精神紧张及情绪不安的患者应注意休息，适当改变不良的生活环境。

1. 外用治疗　①低 pH 的清洁剂和润滑剂；②冷却剂和局部麻醉药包括薄荷脑、樟脑、石炭酸，局麻药利多卡因和丙胺卡因的混合物恩纳（EMLA）；③外用抗组胺剂和外用糖皮质激素；④免疫抑制剂；⑤锶盐。

2. 系统治疗　①抗组胺药、钙剂、维生素 C、硫代硫酸钠及镇静催眠等药物，可根据病情选择使用；②全身性瘙痒症可用盐酸普鲁卡因静脉封闭；③沙利度胺（反应停）治疗炎症性皮肤病；④阿片受体拮抗剂纳洛酮治疗胆汁性瘙痒和尿毒症性瘙痒有效；⑤ 5- 羟色胺受体拮抗剂昂丹司琼。

3. **物理治疗光疗**　对炎症性皮肤病及尿毒症、原发性胆汁淤积和真性红细胞增多症等系统疾病引起的瘙痒有效。

中医学认为产生"痒"的机理是什么呢？《灵枢·刺节真邪》认为："虚邪之中人也，……搏于皮肤之间，其气外发，腠理开，毫毛摇，气往来行，则为痒"，风邪犯表，正气出与抗争，腠理开泄，风邪游走于毛腠之间，故痒。《诸病源候论·风瘙痒候》也认为"此由游风在于皮肤"所致，虽不如《灵枢》所论详细，但"遇热则瘙痒"则补《灵枢》之未逮，这可能是受示于《金匮要略心典·水气病脉证并治》其云："……风气相搏，风强则为瘾疹，身体为痒，痒者为泄风……"意谓风与热相搏，风邪偏盛则伤及营分，故成隐疹，营随风行故痒，是以云"痒为泄风"。金元朱丹溪认为："诸痒为虚。血不荣肌腠，所以痒也。"明·戴原礼认为"有脾虚身痒……"从上述认识，似乎隋及其以前多责之邪盛，隋以后则责之正虚，实则并非尽然，因为在《伤寒论》中既责之邪盛，也责之正虚如："太阳病，得之八九日，……面色反有热色者，未欲解也，以其不得小汗出，身必痒，宜桂枝麻黄各半汤，""阳明病法多汗，反无汗，其身如虫行皮中状者，此以久虚故也。"太阳病至八九日，理应表解身凉，今热多寒少，面部反呈郁热之色，是表邪仍未欲解，邪郁久不得小汗出，故身必痒；阳明病因里热熏蒸，津液被迫，本应多汗，今反无汗，此不但阴亏，津液不足，更兼阳虚失其温化之力，不能使汗达表，致汗液欲出不得，故身痒，即所谓"如虫行皮中状"，前者为邪，后者属正虚，皆不得汗而致痒。

（四）临床应用

冯华等为观察传统名方一贯煎加味治疗围绝经期妇女皮肤瘙痒症临床疗效，将117例围绝经期妇女皮肤瘙痒症患者随机分为中药组（n=50，年龄＜45岁4例，45～50岁22例，50岁以上20例）、中成药组（n=37，年龄＜45岁3例，45～50岁19例，50岁以上15例）和西药组（n=30，年龄＜45岁，5例，45～50岁13例，50岁以上12例），中医辨证为肝肾阴虚。临床除皮肤瘙痒外，还症见月经周期紊乱，量多或量少，失眠多梦，经色鲜红，头晕耳鸣，两胁胀痛，口苦咽干，舌红而干，脉弦细；性激素测定：雌二醇（E_2）水平降低，卵泡雌激素（FSH）升高，黄体生成素（LH）升高；排除情况：糖尿病、肝胆疾病、慢性肾功能不全、甲状腺功能异常、血液病等原发性疾病引起的瘙痒。

治疗方法：中药组：基本方组成：沙参15g，麦冬15g，当归10g，生地黄15g，川楝子10g，枸杞子15g，菟丝子10g，蝉蜕10g，白鲜皮10g，生甘草5g，每天1剂，水煎两次，早晚分服；中成药组：氯雷他定片10mg，口服，1次/日，各组病理均为20天为1个疗程，2个疗程后观察疗效，且用药期间忌食生冷及辛辣刺激之物；

疗效评价标准：治愈：瘙痒症状消失，半年内未复发；显效：瘙痒明显减轻，半年内无明显加重；有效：瘙痒减轻，半年内再次复发；无效：瘙痒无明显改善。总有效率＝（治愈＋显效＋有效）/总例数×100%。

结果：中药组总有效率为94%，显著优于西药组的67.66%，差异有显著统计学意义（$P < 0.01$），中药组总有效率

优于中成药组的 78.38%，差异有显著统计学意义（$P < 0.05$），中成药组总有效率与西药组相比，差异无统计学意义。

（五）讨论

妇女进入围绝经期后，由于卵巢功能减退，雌激素水平减低，而皮肤拥有雌激素受体，是雌激素重要的靶器官之一，因此围绝经期妇女皮肤变薄、干燥、松弛，易引发瘙痒症。瘙痒可成局部性，或成全身性瘙痒，使患者夜不能寐，严重影响生活质量，中医学认为，围绝经期妇女处于七七之年，《素问·上古天真论》云："女子七七任脉虚，太冲脉衰少，天癸竭，地道不通，故形坏而无子也。"故围绝经期根本乃肾虚，肾阴亏虚，水不涵木而致肝肾阴虚，精血无以充养皮肤而致痒，故治法以补肾养肝为主，方中沙参、麦冬、生地黄滋阴养血，当归、枸杞子滋养肝肾，川楝子疏肝理气，菟丝子温肾补阳，蝉蜕、白鲜皮祛风止痒，甘草调和诸药，提示一贯煎对围绝经期皮肤瘙痒具有一定效果。

（六）典型案例

案例 1　患者某，女，71 岁，2010 年 11 月 21 日。主诉周身皮肤瘙痒 3 月余，无原发性皮疹，常常瘙痒难忍，以致周身皮肤多处被抓破。刻下可见血痂及抓痕，皮肤干涩粗糙，毛发干枯不荣，肌肉消瘦，心烦，口渴喜冷饮，睡眠欠佳，大便干，小便短赤，舌红，苔薄黄，脉弦数。证属肝肾阴虚、血热风盛，治宜滋补肝肾之阴，养血祛风止痒。方用一贯煎加减：川楝子 10g，北沙参 10g，玄参 10g，枸杞子 5g，当归 10g，熟地黄 10g，麦冬 10g，山茱萸 6g，黄精 10g，女贞子 10g，墨旱莲

10g，苦参 10g，夜交藤 15g，黄连 3g，黄柏 6g。进服 7 剂后，皮肤瘙痒明显减轻，夜间睡眠好转，二便调，守原方去黄连、黄柏，又进服 14 剂，皮肤瘙痒完全消失。

按： 老年性皮肤瘙痒症，属于中医学痒风、风瘙痒之范畴。《外科证治全书》载："遍身瘙痒，并无疥疮，搔之不止。"可见本病瘙痒之剧烈。患者老年女性，年老体衰，肝肾不足、精血亏损，血虚生风化燥不能濡养肌肤，致肌肉消瘦，皮肤、毛发干燥、瘙痒剧烈，阴虚失润，虚热内炽，则口渴喜冷饮、大便干、小便黄，舌脉均为肝肾阴虚，虚热内扰之象。方中用魏之琇一贯煎为基础方，取其滋补肝肾之阴以治本，加用女贞子、墨旱莲滋阴凉血，黄精、山茱萸滋阴生津，夜交藤养心安神、祛风通络，黄连、黄柏、苦参清热燥湿、祛风止痒，标本兼治，全方共奏滋补肝肾之阴、凉血祛风止痒之功。

案例 2 陈某，女，49 岁，初诊：2013 年 4 月 19 日。主诉：四肢皮肤干燥、痒两年余。时有腰酸腰痛，月经量少，月经周期不规律，易焦虑心烦，烘热汗出，心悸失眠。查体：四肢皮肤干燥粗糙，可见抓痕、血痂，舌质淡，苔薄白，脉弦细。诊断：皮肤瘙痒症。辨证：肝肾不足，阴虚血燥；治则：滋补肝肾，养阴润燥，安神止痒。处方：沙参 10g，当归 6g，麦冬 10g，枸杞子 10g，生地黄 10g，熟地黄 10g，浮小麦 30g，首乌藤 10g，白蒺藜 10g，防风 10g，炒酸枣仁 30g，14 剂，水煎服日 1 剂。

2013 年 5 月 3 日二诊：瘙痒减轻，抓痕减少，腰酸腰痛、烘热汗出明显减轻，皮肤仍觉干燥，舌淡苔薄脉弦缓。处方：沙参 10g，当归 6g，麦冬 10g，枸杞子 10g，生地黄 10g，熟地黄 10g，女贞子 10g，墨旱莲 10g，浮小麦 30g，首乌藤 10g，白芍 20g，夏枯草 10g，防风 10g，盐知柏各 10g，炒枣仁 30g，14 剂，水煎服日 1 剂。

2013 年 5 月 18 日三诊：患者已无皮肤干燥瘙痒之征，皮肤较前光滑滋润，腰酸腰痛、失眠等症状改善，2013 年 5 月 8 日月经来潮，经血量较前增多，嘱再服上方 14 剂以巩固疗效。

按语：《审视瑶函》："肝藏血，血不足，则风火内生。"女性更年期皮肤瘙痒症主要是由于肝肾亏虚、阴血不足，致虚火内生，肌肤失养，而出现干燥瘙痒。中医素有"治风先治血，血行风自灭"之说，故针对更年期女性皮肤瘙痒症，王主任常用一贯煎治疗，滋阴凉血润燥、养血祛风止痒。此患者一诊用一贯煎滋补肝肾，熟地黄滋阴养血、首乌藤、酸枣仁养血安神，白蒺藜、防风疏风止痒；二诊根据生理特点及病情，增加女贞子、墨旱莲、盐知柏滋补肾阴，白芍养血疏肝、夏枯草清肝安神。因针对病机、辨证论治，故临床疗效确切。

四、痤疮

痤疮俗称青春痘，是一种毛囊皮脂腺的感染性炎症。痤疮的发生主要与皮脂分泌过多、毛囊皮脂腺导管堵塞、细菌感染和炎症反应等因素密切相关。进入青春期后，人体内雄激素特别是睾酮的水平迅速升高，促进皮脂腺发育，并产生大量皮脂。同时毛囊皮脂腺导管的角化异常造成导管堵塞，皮脂排出障碍，形成角质栓即微粉刺。毛囊中多种微生物尤其是痤疮丙酸杆菌大量繁殖，痤疮丙酸杆菌产生的脂酶分解皮脂生成游离脂肪酸，同时趋化炎症细胞和介质，最终诱导并加重炎症反应。

（一）临床表现

皮损好发于面部及上胸背部。痤疮的非炎症性皮损表现为开放性和闭合性粉刺。闭合性粉刺（又称白头）的典型皮损是约 1 毫米大小的肤色丘疹，无明显毛囊开口。开放性粉刺（又称黑头）表现为圆顶状丘疹伴显著扩张的毛囊开口。粉刺进一步发展会演变成各种炎症性皮损，表现为炎性丘疹、脓疱、结节和囊肿。炎性丘疹呈红色，直径 1～5mm 不等；脓疱大小一致，其中充满了白色脓液；结节直径大于 5mm，触之有硬结和疼痛感；囊肿的位置更深，充满了脓液和血液的混合物。这些皮损还可融合形成大的炎性斑块和窦道等。炎症性皮损消退后常常遗留色素沉着、持久性红斑、凹陷性或肥厚性瘢痕。临床上根据痤疮皮损性质和严重程度将痤疮分为 3 度、4 级：1 级（轻度）：仅有粉刺；2 级（中度）：除粉刺外，还有一些炎性丘疹；3 级（中度）：除粉刺外，还有较多的炎性丘疹或脓疱；4 级（重度）：除有粉刺、炎性丘疹及脓疱外，还有结节、囊肿或瘢痕。

（二）分级治疗

（1）1 级　一般采用局部治疗，首选外用维 A 酸类制剂。

（2）2 级　联合外用维 A 酸类及过氧化苯甲酰或抗生素，必要时联合口服抗生素。

（3）3 级　常常需要联合治疗，口服抗生素联合外用过氧化苯甲酰和／或维 A 酸类药物为首选。有指征的女性患者也可考虑抗雄激素治疗。

（4）4 级　口服异维 A 酸是最有效的治疗方法，可作为一线治疗。对于炎性丘疹和脓疱较多者，也可先系统应用抗生素联合外用过氧化苯甲酰，待皮损明显改善后再改用口服异维 A

酸序贯治疗。

痤疮病机多属血热、湿热、热毒、血瘀，一般多将本病分为肺热证、血热证、胃肠实热证、热毒证、湿毒血瘀证等，治疗上分别选用泻白散合枇杷清肺饮、桃红四物汤、清胃散、五味消毒饮和除湿解毒汤等。但我们发现，临床辨治此类疾病也不尽如是，急性病注重辨病，而慢性病则注重辨体质，体质的调理对慢性病来说尤其重要。一贯煎、葛根汤、桂枝茯苓丸、荆芥连翘汤、黄连解毒汤、防风通圣散等经典名方使用的概率也较高。

一贯煎出自清代名医魏玉横的《续名医类案·心胃痛门》，由生地黄、沙参、枸杞子、麦冬、当归、川楝子等六味药组成，该方可以滋阴疏肝，主治肝肾阴虚、肝气不舒证。魏氏在点评高鼓峰、吕东庄两则医案之后按语说："高吕二案持论略同，而俱用滋水生肝饮。予早年亦尝用此，却不甚应，乃自创一方，名一贯煎，用北沙参、麦冬、地黄、当归、杞子、川楝六味，出入加减，投之应如桴鼓。口苦燥者，加酒连尤佳。可统治胁痛、吞酸、吐酸、疝瘕，一切肝病。"魏氏认为此方可以"统治胁痛、吞酸、吐酸、疝瘕，一切肝病"，临床运用本方治疗年轻女性的痤疮、面部黄褐斑、慢性盆腔炎、痛经、月经延期、月经量少、经间期出血等疾病均取得一定疗效。值得注意的是，本方证需与逍遥散证相鉴别。一贯煎可以滋养肝阴，主治肝阴不足、肝气不舒证，而逍遥散则可疏肝解郁，养血健脾，主治肝郁血虚脾弱证。两者病机差别不啻天壤，但在症状上却极其相似，均可见有两胁作痛，头痛目眩，口燥咽干，胃痛，神疲食少，急躁易怒，月经不调，乳房胀痛，脉弦无力。临证稍有疏忽，则会误用误治。因此，根据方证对应的类方原则，一贯煎方证与逍遥散方证的鉴别是临床准确使用本方的关键。根据方证对应的药证原则，前者以生地黄为君，临床主要见有生地黄证，《神农本草经》谓其"主折跌绝筋，伤中，逐血痹，填骨髓，长肌肉，作汤，除寒热积聚，除痹，生者尤良。久服，轻身不老"，吉益东洞《药征》谓其"主治血证及水病也"，南京中医药大学黄煌教授在其《张仲景50味药证》中亦谓"干地黄主治血证，尤其以妇人的子宫出血为多，其出血较多，而且难止，色鲜红，其人必羸瘦，皮肤干枯憔悴而少光泽，舌质红"；后者以柴胡为君，因此临床主要见有柴胡证，如口苦，咽干，目眩，默默不欲饮食，容易情绪波动、手脚凉、乳房胀，容易出现柴胡带的病变等。

（三）临床应用

王利兰运用一贯煎加减治疗更年期女性常见皮肤病，如黄褐斑，手湿疹，皮肤瘙痒等均有很好的疗效。

（四）典型案例

案例1 吴某，女，46岁，初诊：2012年11月18日，主诉：面部起疹时有痒痛半年，伴急躁心烦，疲乏易累，月经25日左右一行，经血量少，色暗质黏，大便干燥，睡眠差。查：面部散在白色和红色丘疹，以口唇周围及下颌部居多，舌质红，苔薄黄，脉弦细数。诊断：更年期痤疮。辨证：肝肾不足，阴虚火旺。治则：滋补肝肾，养阴清热。处方：沙参10g，当归6g，麦冬10g，川楝子10g，生地黄、熟地黄各10g，桑白皮15g，黄芩10g，地骨皮10g，夏枯草15g，丹参15g，14剂，水煎服。2012年12月5日二诊，皮疹部分消退，新发皮疹减轻,心烦急躁较前缓解,眠可,大便仍干燥欠畅,舌淡红,苔薄,脉弦细。处方:沙参10g,当归10g,麦冬10g,川楝子10g,生地黄、熟地黄各10g,桑白皮15g,炙黄芪30g,丹参15g,女贞子15g,墨旱莲15g,14剂,水煎服,日1剂。2012年12月20日三诊,皮疹大部分消退,大便通畅,更年期症状明显改善。嘱患者继服二诊方14剂以巩固疗效,饮食清淡,忌食辛辣刺激发物。

按语: 痤疮,中医学称为"肺风粉刺",女性更年期痤疮,顾名思义,即发生于女性更年期的痤疮。王利兰主任认为,女性更年期肾精不足,水不涵木,肝失所养,肝气郁结,气郁化火,肝火犯肺,肺热壅盛,肺主皮毛,而生诸症,同时血虚阴亏也可致虚火内生,火热蕴阻于肌肤而发本病,故治疗更年期痤疮应以养阴疏肝、清肺化火为治疗大法。故此患者用一贯煎加减养阴疏肝以治本,丹参、熟地黄养阴血;桑白皮、黄芩、地骨皮、夏枯草清肺泄热以治标;二诊加黄芪合用当归益气养阴血,女贞子、墨旱莲滋补肾阴,故全方合用标本兼顾、内外兼治,药中病机。

案例2 朱某,女,37岁。反复颜面部痤疮10余年,2011年1月10日首诊。刻下见颜面部及颌下丘疹结节,高突不平,色紫红,有触痛,按压后可见脓血或黄色分泌物,紧张及情志不遂时症状加重,平素月经量少,痛经、目涩、口干、腰膝酸软,心烦易怒,食欲欠佳,睡眠可,二便调,舌质红,苔薄黄,脉濡滑。证属肝肾阴虚、肝郁气滞、湿热瘀结,治宜滋阴清热、疏肝理气、化瘀散结。方用一贯煎加浙贝母10g,陈皮10g,黄连10g,连翘12g,夏枯草12g,炒谷芽10g,炒麦芽10g,山楂10g。水煎服,日1剂,分2次服。7剂后,面部丘疹及结节红疹明显好转，食欲改善，药已对症。嘱守方进服 15 剂后，皮疹基本消退，随症加减巩固 1 月，停药 2 月后未见复发。

按： 本病虽多发于青春期，以肺胃蕴热、湿热蕴结、肝郁多见，而本例患者为中年妇女，临床有明显的肝肾阴虚之证，目涩、咽干、腰膝酸软、心烦失眠、脉沉细，阴虚火旺，灼液为痰热，痰热凝结于肌肤而成痤疮。处方以滋补肝肾之阴治本，同时清热化痰散结以治标，标本不可偏废，直捣病巢，方证合拍，故效果显著。

（五）总结

一贯煎原为肝肾阴虚、气郁津亏血燥，化生诸证而设。方中重用生地黄，滋阴壮水，配伍枸杞子补肝血、养肝体以和肝用；再入甘寒质润之麦冬、沙参补养肝胃之阴，使肺胃津旺，金气清肃下行，自能制木；更入少量川楝子，性寒不燥，既能疏泄肝气，又能顺肝木条达之性，且制诸药滋腻碍胃之弊。纵观全方，具有滋水养阴，以涵肝木；培土生金，以制肝木；寓疏于补，条达肝木的基本特点。全方补、清、疏并用，寓疏于补清之中，使补而不腻，疏而不散，以柔克刚，诚为肝肾阴虚、肝气横逆、血燥气滞之良剂。

五、带状疱疹后遗神经痛

带状疱疹是由水痘－带状疱疹病毒所引起的急性皮肤病，对此病毒无免疫力的儿童被感染后，发生水痘，部分人感染后不出现水痘，是为隐性感染，成为带病毒者。此种病毒为嗜神经性，在侵入皮肤感觉神经末梢后可沿着神经移动到脊髓后根的神经节中，并潜伏在该处，当宿主的细胞免疫功能低下时，如患感冒、发热、系统性红斑狼疮以及恶性肿瘤时，病毒又被激发，致使神经节发炎、坏死，同时再次激活的病毒可以沿着周围神经纤维再移动到皮肤发生疱疹并伴有疼痛；年龄愈大，神经痛愈重。如果体内病毒及传感到末梢神经的病毒清除体外是不会有后遗症发生的，反之就可能形成后遗神经痛。

（一）病因

带状疱疹是疱疹Ⅰ型病毒复发性发作后导致神经发炎的皮肤症状，是一种表象；而内在病毒对神经的侵袭才是发生后遗神经痛的根本原因，是病因。疱疹容易遗留严重的神经痛的因素有：

1. 年龄因素　年龄大于 60 岁的患者，如果发生带状疱疹，应及时到疼痛科就诊。之所以把年龄因素放在首位，这是因为带状疱疹发生后遗神经痛跟年龄密切相关，根本原因是免疫力低下的问题，年纪越大，免疫力越差，一旦发生疱疹，病毒对神经造成的伤害也越难自我修复，发生后遗神经痛的概率也就越大，疼痛程度也就越重，持续时间也就越久。

2. 疱疹发作面积大小　带状疱疹后遗神经痛跟疱疹发作面积成正相关，面积越大，越容易结痂，形成瘢痕组织，后遗神经痛的发生概率越大，程度越重。

急性疱疹发作期即伴随严重的神经性疼痛，在急性疱疹发作期就有了明显的神经痛，包括阵发性触电样剧痛发作，持续性灼烧样针刺样疼痛存在，在疱疹痊愈后容易后遗严重的神经疼痛，需要及早干预；在急性疱疹发作早期没有给予足量抗病毒治疗，早期足量抗病毒治疗，可以最大限度限制疱疹Ⅰ型病毒对神经的破坏，显著降低疱疹后遗神经痛的发生。

在发生带状疱疹前后，罹患严重器质性疾病患者，比如心脑血管疾病、恶性肿瘤、尿毒症患者，发生疱疹后遗神经痛的概率显著增加。这些患者，要么是需要做外科手术，要么是需要全身化疗或者局部放疗，还有尿毒症患者做肾脏移植手术后需要持续免疫抑制，全身免疫力持续显著下降，很容易导致疱疹发作。病毒对神经的破坏力大，自我修复能力几乎丧失，发生后遗神经痛的概率极高。

疱疹发作时伴随全身发热等症状的患者后遗神经痛的概率较高。

（二）临床表现

1.整体症状　发生于带状疱疹病毒感染后，10%的患者疼痛时间超过一个月，如得不到及时治疗或治疗不当，疼痛可在疱疹消失后仍然存在，有的病例疼痛甚至超过数十年。与发病年龄有关，小于40岁患者很少发生，60岁以上患者发生率为50%，70岁以上患者发生率75%，有10%～25%的后遗神经痛患者疼痛可持续超过一年。可于皮疹出现前或伴随皮疹出现。

2.好发部位

（1）皮疹多沿某一周围神经分布　肋间神经（占53%）：最多见，常累及2～3个肋间神经分布区，皮疹从后上方向前下方延伸，与神经分布区一致，一般不过中线；出疹前剧烈疼痛，酷似胸膜炎或心肌梗死。三叉神经（占15%）、颈部神经（占20%）、腰骶神经（占11%）分布区发生。

（2）无疹性带状疱疹　本病不出现疱疹，而有典型的局部周围神经痛，以肋间神经痛多见，还可在脑神经分布区域出现神经痛和瘫痪，病程可迁延 2 周。

中医学认为，痛症的病变在气血，病机为"不通则痛"和"不荣则通"两方面。一方面带状疱疹后遗神经痛发生与两者的关系亦十分密切，本病好发于机体免疫功能低下的年老或体质较差患者，且随着年龄的增加，其发病率、疼痛的严重程度与持续时间都会随之升高。《内经》云"正气存内，邪不可干"，故在带状疱疹患病之初患者即存在虚的证候。随着病情不断发展，毒邪必将耗伤人体正气，且在带状疱疹治疗的过程中经常运用苦寒燥湿的药物，易使气阴耗伤，气阴不足，则筋脉失去濡养，不荣则痛。"气为血之帅"，气虚则推动乏力，阴虚则脉络枯涩，气虚阴亏，则血行瘀滞，不通则痛。另一方面叶教授认为"久病多郁"，在临床中发现带状疱疹后遗神经痛的患者常常伴有焦虑、抑郁、失眠等症状，但往往容易被患者就诊时所强调的"痛证"所掩盖，这是明显的"因病致郁"。朱丹溪曰："气血冲和，万病不生，一有怫郁，诸病生焉。"因此患者可能又会因"郁"而使病情加重，故在辨治中应加以重视。

（三）临床应用

常智玲等为观察一贯煎加味治疗带状疱疹后遗神经痛的临床疗效，选取了 40 例患者，其中男 16 例，女 24 例，年龄 50 岁者 4 例，50～60 岁 10 例，60 岁以上者 26 例。所有患者病程均在 1 周以上，最长达 2 月。患者在就诊前经过积极治疗，皮疹消退，后遗神经痛。40 例中为胸胁部肋间神经痛者 30 例，头面部神经痛 6 例，下肢神经痛 4 例。治疗方法：以《柳州医话》中的一贯煎为主方，药物组成为：生地黄 30g，沙参 15g，麦冬 15g，当归 15g，枸杞子 18g，川楝子 10g，制乳香 9g，没药9g。发于头面，加川芎12g；发于胸胁，加鳖甲10g；发于下肢，加牛膝15g。每日1剂，水煎服，日3次，早、中、晚温服，10天为1个疗程。疗效标准：参照国家中医药管理局1994年颁布《中医临床病证诊断疗效标准》：治愈：疼痛消失；显效：疼痛明显减轻；有效：疼痛缓解；无效：疼痛无改善。结果：经统计，治愈有9例，占22.5%；显效15例，占37.5%；有效10例，占25%；无效6例，占15%。因此，总有效病例为34例，占85%，无效有6例，占15%。

一贯煎具有滋阴疏肝的功效，主要用于肝肾阴虚，肝郁气滞证。方中重用生地黄滋阴养血，裨益肝肾为君药，内寓滋水涵木之意，当归、枸杞子养血滋阴柔肝；沙参、麦冬滋养肺胃，养阴生津；四药共为臣药，佐少量川楝子，疏肝泄热，理气止痛。全方共奏滋阴疏肝之效。若兼血虚可酌加丹参、鸡血藤等养血活血之品。叶教授在两方中均加入白芍、甘草、郁金、夜交藤、合欢皮，叶教授认为芍药养血敛阴，柔肝止痛，甘草补脾益气，清热解毒，缓急止痛，调和诸药，二者同用可以起到养阴和里，缓急止痛的作用。现代药理研究证实，芍药甘草汤的组成成分甘草总苷和白芍总苷具有一定的协同效应，能够起到明显的抗炎和镇痛作用。郁金活血止痛，行气解郁，清心凉血；夜交藤养血安神，祛风通络；合欢皮解郁安神，活血消肿，《神农本草经》记载本品"主安五脏，和心志，令人欢乐无忧"。叶教授认为，三者合用可起到疏肝理气解郁、养心安神定志的功效，可以用以改善患者临床抑郁、焦虑、睡眠障碍等郁证的症状，且三者均有活血的作用，亦切中"瘀"这一病理因素。

（四）典型案例

男性，60 岁，2005 年 8 月 10 日初诊。患者于 1 月前因受凉后出现右胸及胁肋部成簇的粟粒大小丘疹，丘疹继而变为水疱，伴有烧灼痛，求治于当地县医院，诊断：带状疱疹，门诊给予抗病毒、止痛等治疗，同时，配合中医中药治疗，服清热利湿，清肝泻火之品，经治疗 12 天后，水疱干涸结痂，痂皮脱落，皮损消退。但其原水疱处即胸胁部疼痛仍存，停西药治疗，仍续上述中药治疗，未见好转，求治我院，收住院治疗。入院时症见：右胸胁疼痛，呈刺痛难忍，伴咽干口燥、口渴欲饮，舌红少津，舌边瘀点，脉细。西医诊断：带状疱疹后遗神经痛；中医诊断：胁痛（肝肾阴虚，瘀血内阻）。中药给予滋养肝肾，活血化瘀，理气止痛。药物组成：生地黄 30g，沙参 15g，麦冬 15g，当归 15g，枸杞子 18g，川楝子 10g，制乳香 9g，没药 9g，鳖甲 6g，甘草 6g。每日 1 剂，水煎服，日 3 次，早、中、晚温服。服药 3 剂后，疼痛稍减轻，再服 7 剂，疼痛明显缓解，又服 5 剂，疼痛完全消失，随访 1 个月未见复发。

按：带状疱疹是由水痘 - 带状疱疹病毒感染引起的一种以沿周围神经分布的群集疱疹和神经痛为特征的病毒性皮肤病。本病多发于免疫低下的人群，特别是老年人明显易感，且病程迁延，病毒较重，后遗神经痛也较突出。带状疱疹后遗神经痛治疗上也较为棘手，给患者带来痛苦。带状疱疹初发时，多表现为外感邪毒，湿热内蕴之象，故治疗拟祛邪除湿，多予苦寒清利之品，而苦寒之品易伤津耗液，服药日久，致阴津损伤；阴虚则邪恋，脉络瘀阻，不通则痛，故皮损消失后，仍出现原水疱处疼痛，出现后遗神经痛。根据以上情况，对于带状疱疹后遗神经痛治宜滋养肝肾、活血化瘀、理气止痛，给予一贯煎加味主之：方中重用生地黄为主，滋阴养血，辅以沙参、麦冬、当归、枸杞子益肝柔肝，合生地黄以滋阴养血生津；更配以少量川楝子，性虽苦燥，但配大量甘寒养阴药中，则不嫌其伤津，反能疏肝理气止痛，同时，佐以制乳香、没药、鳖甲达活血止痛之功，诸药合用，使阴津得养，气顺瘀通，邪无所依，病去得愈。同时，现代药理研究证实，养阴生津之品具有调节人体免疫的功能，对于免疫低下的带状疱疹后遗神经痛患者的修复，有积极的修复作用。因此，用一贯煎加味治疗带状疱疹后遗神经痛取得满意疗效。

（五）总结

带状疱疹后遗神经痛的预防大于治疗，带状疱疹早期，足量、足疗程地应用抗病毒、营养神经及止痛药物等能够显著降低患者发生后遗神经痛的概率，减轻疼痛的严重程度，以及缩短疼痛持续的时间。在治疗带状疱疹后遗神经痛时强调不仅要关注疾病本身所致的痛证，也要注意到疼痛对患者心理、睡眠等生活方面的影响。在临床治疗的过程中也往往告知患者要保持良好的心理状态，注意调畅情志对本病的治疗有巨大的帮助。

六、掌跖脓疱病伴指骨损害

掌跖脓疱病是指局限于掌跖部的慢性复发性疾病，以在红斑的基础上出现周期性的无菌性小脓疱，伴角化、鳞屑为临床特征。

掌跖脓疱病的病因尚不明确。部分患者有个人或家族白疕史，将来或发展成寻常型白疕。部分患者的发病与感染相关，扁桃体发炎的患者经抗生素治疗或扁桃体切除后皮损可减轻或治愈。或与金属过敏相关，如接触含金属的食品或金属牙料。吸烟也可为诱因。

（一）临床表现

掌跖脓疱病 50 ～ 60 岁好发，女性比男性多见，好发部位在掌跖，跖部比掌部多见，手指皮损少见，掌跖部皮损呈对称性。基本损害为在红斑基础上，出现小而深的脓疱，或先为水疱而后成为脓疱，反复发作，时轻时重，有不同程度的瘙痒，皮损处可有烧灼感，无全身症状。各种外界刺激（肥皂、洗涤剂和外用刺激性药物等）、夏季局部多汗、经前期、自主神经功能紊乱等因素均可诱发，使症状恶化。

（二）临床应用

刘理想等通过对魏雅川运用一贯煎治疗掌跖脓疱病伴指骨损害病案探析的研究证实了一贯煎的疗效。

患者，女，54 岁。因掌跖红斑、脓疱、鳞屑伴瘙痒 6 年，再发加重 1 个月。于 2015 年 11 月 12 日入住当地三甲医院治疗，给予头孢哌酮钠舒巴坦钠抗炎，口服盐酸西替利嗪片、盐酸赛庚啶片抗过敏止痒，静滴复方甘草酸苷，口服雷公藤多苷片等，外搽卤米松乳膏、0.1% 维 A 酸乳膏，局部 UVB（紫外线 B）光疗等对症支持治疗。经治疗后急性病症好转，于 2015 年 12 月 1 日主动要求出院，并于 2015 年 12 月 17 日到中国中医科学院中医门诊部求诊。2015 年 11 月 18 日患者求诊治疗前 X 射线双手正位片检查示，双手环指远节指骨骨质破坏、双手骨质疏松等。2015年12月4日超声检查示，双手无名指末节指骨骨侵蚀，左手小指远端指间关节滑膜炎，炎症较活跃。左手第2~4掌指关节区伸肌腱、右手无名指指屈肌腱炎伴腱鞘炎等。2015年9月21日胸部CT检查报告示，支气管炎征象，双肺下叶及左肺上叶少许炎症，左侧第2肋胸锁关节较对侧膨隆、软组织稍增厚等。

患者初诊时症见双手掌大小鱼际有片状红斑，颜色潮红，边界清楚，在红斑基础上可见针尖至绿豆大小的脓疱，手掌指关节浸润肿胀，可见少许脓疱，部分指甲甲板增厚，双足跖散在红斑、丘疹等，符合PPP典型症状。因指骨骨质严重损害，影响到活动能力。现症见：患者脉沉细，舌红少苔，四肢皮肤干燥脱屑，近似"皮肤甲错"并伴有干咳等症，辨证属肝阴不足、肺燥不宣，治宜滋阴、养血、柔肝、润肺，药用一贯煎加减：生地黄、枸杞子、沙参、麦冬、白芍、当归、柴胡、合欢皮、鳖甲。方中生地黄、枸杞子滋肝肾之阴为君，沙参、麦冬滋肺胃之阴，与生地黄、枸杞子相合，有金水相生、培土荣木之意；加白芍与当归补肝血、养血活血，加鳖甲增强滋阴之力；去川楝子加柴胡及合欢皮等疏肝解郁，诸药合用共奏益肾补肝、养血柔肝、润肺生精、调肝理肺之功。通过一贯煎加减，以期达到滋水涵木、精血互化、肝气条达、肺气得宣，从而使肝肺"气交"和顺、正气自生、邪气自灭的目的。

疗效：以一贯煎为主方随症加减，治疗9个月逐渐完全停用其他药物。治疗7个月余患者PPP症状明显好转，掌跖红斑、脓疱消退，双手包括第4指的肿胀消失，基本恢复活动能力。2016年8月26日经X线片比较，双手无名指末节指骨清晰，显示此部位骨损害有明显恢复，与临床患者体征吻合。同时胸部 CT 也显示，炎症消退，第 2 肋胸锁关节正常等。最近患者来诊时带来 2017 年 2 月 14 日的手骨 X 线片，双手无名指末节指骨恢复正常。

（三）讨论

临床根据白疕症状表现差异及特征，一般将其分为寻常型、关节型、红皮病型及脓疱病型 4 种类型。本例患者最明显的是掌跖脓疱病合并指骨损害，且躯体四肢有典型的皮肤改变，伴随胸锁关节部位的骨质改变，属于掌跖脓疱病伴指骨损害，为临床治疗的疑难病例。目前临床治疗白疕主要依靠免疫抑制剂、细胞毒性药物等控制皮肤病。但这些药物在控制皮肤病发展的同时，也严重影响骨质的代谢，从而加重骨质损害，所以伴有骨损害的白疕已成为临床治疗的难题。掌跖脓疱病伴指骨损害在临床上并不少见，严重者不得不以截指作为最终治疗选择。中医学认为"邪之所凑，其气必虚"，即疾病时是因为人体防卫力量弱、自稳调节失衡，所以"邪之所凑"是通过"其气必虚"这个内因而起作用，所以"治病必求于本""本于阴阳""本于正气"。魏雅川认为，"正气"源于人与自然界的"气交"及人体自身的"气交"，人体自身"气交"虽然有多项，但能代表整体"阴阳"的是肝与肺。在中医基础理论中有"左右者，阴阳之道路也"，又有"左升右降""阴升阳降"等。"左肝右肺"即是"肝肺气交"之意。"肺"之阳气下降，"肝"之阴气上升，"正气"就是在二气相交及冲和中化生。"正气"不足多因二气冲和不协调所致，所以治疗之本常在于养血柔肝、滋阴润肺。

"肺主皮毛"，皮肤及黏膜是人体与外界进行"气交"的界面，自然环境中的各种信息都将通过皮肤、黏膜传入体内，因此肺气是否强健直接关系到机体防御外邪的力量。"肝"不仅与"肺"相交，还与肾"同源"。肝藏血，肾藏精，肝体阴而用阳，肝木功能的发挥需要肾水不断地滋养，肾精的作用离不开肝气的调达。肝阴不足，肝阳躁动，既盗肾水又耗肾精。肝阴不足与肾精亏损多可互相影响，久之必见"阴虚火旺""虚火内燃"之象。《灵枢·刺节真邪》曰："虚邪之于身也深，寒与热相搏，久留则内著，寒胜其热，则骨痛而肉枯，热胜其寒，则烂肉腐肌为脓，内伤骨为骨蚀。"其中"烂肉腐肌为脓，内伤骨为骨蚀"与掌跖脓疱病骨损害的表现极为相似，可知所论病机的真实可信。另，本例患者54岁，于48岁时闭经，现已闭经5年余。当天癸由少渐竭则肾阴由盛渐衰，更加重了骨损害，也是导致本病发生的关键因素之一。现代药理研究证实，一贯煎煎液中含有多种氨基酸和多种人体生命活动所必需的微量元素。经药效研究证实，具有调节中枢神经递质分泌、缓解应激性疲劳、增加骨矿含量和骨影面积、提高血清雌二醇水平、调节 Ca 离子平衡的作用，从而改善骨质疏松，可用于近远期治疗。中医治疗骨质损伤临床报道较少，对中药修复骨损害的效果判断不明确，对骨缺损、骨坏死等主要以改善症状为主。

本例患者，通过一贯煎加减治疗后，在治愈皮肤症状的同时，相关骨质损害也得到明显修复，表明中药治疗骨质损害的效果应值得肯定。通过本病例的治疗分析体会到，坚持中医的治疗观需要理论与实际相结合。中医治疗能否取得良好疗效，取决于对基础理论的正确理解及辨证思路的准确把握，然后以之指导才能遣方用药得当。对中医学骨蚀的正确理解，可以使掌跖脓疱病骨损害的形态与类风湿关节炎等骨损害明确区分。

另一方面，可以借助 X 线检查等手段直观地看到骨质被"溶蚀"的形态，遵循中医学骨蚀理论进行治疗，并通过治疗前后的 X 线片对比观察，可以证实临床效果。

第五节　其　他

一、干眼症

干眼症是指任何原因造成的泪液质或量的改变，或泪液动力学异常，导致泪膜稳定性下降并伴有眼部不适和 / 或眼表组织病变为特征的多种疾病的总称。随着社会生活环境的改变、视屏终端的普及、人们用眼负担的加重等多种原因的变化，干眼症发病逐年增多，不仅在成人有逐年增多的趋势，且有低龄化趋势，其治疗也成为眼科的一大课题。干眼症病因复杂，寻找并针对病因治疗是治疗的关键。根据其发病原因及发病机制，1995 年美国国立眼科研究所建议将干眼分为泪液缺乏型干眼（ATD）和泪液蒸发过强型干眼。其中 ATD 分为 Sjogren's 综合征（SS）的 ATD 和非 SS 的 ATD。泪液蒸发过强型干眼不仅包括脂质性泪液缺乏型干眼（LTD），且包括脂质异常（如睑板腺功能障碍）或其他原因（如瞬目不全）引起的蒸发过快等情况。

最新研究认为，眼表面的改变、基于免疫的炎症反应、细胞凋亡、性激素水平的改变等是干眼症发生发展的相关因素，而各因素之间的关系尚未明了。病因可分为以下四类：①水液层泪腺泪液分泌不足：是最常见的干眼角度原因；先天性无泪腺、老年性泪腺功能降低或是一些自身免疫性疾病造成泪腺发炎、外伤、感染、自律神经失调，长期点某些眼药水或服用某些药物都会造成泪液分泌不足；长期戴隐形眼镜者。②油脂层分泌不足：由于眼睑疾病造成睑板腺功能不良。③黏蛋白层分泌不足：缺乏维生素 A1 者、慢性结膜炎、化学性灼伤等。④泪液过度蒸发、泪膜分布不均匀：眼睑疾病造成眼睑闭合不良、眨眼次数减少、长时间停留在冷气房或户外强风燥热的环境中。

干眼病是慢性疾病，多需长期治疗。若是因为眼睑暴露导致的泪液过度蒸发型干眼，应根据病情把握眼睑重建的手术时机进行眼睑的重建。

1. 局部治疗

（1）消除诱因　应避免长时间使用电脑，少接触空调及烟尘环境等干眼诱因；睑板腺功能障碍者应注意清洁眼睑、应用抗生素等。

（2）泪液成分的替代治疗　应用自体血清或人工泪液。严重患者应尽量使用不含防腐剂的人工泪液。

（3）延长泪液在眼表的停留时间　可配带湿房镜、硅胶眼罩、治疗性角膜接触镜等。

（4）其他　避免服用可减少泪液分泌的药物，如降血压药、抗抑郁药、阿托品类似物等；有免疫因素参与的类型可加用免疫抑制剂或短期局部使用激素；手术治疗等。

2. 全身治疗　主要是改善患者的营养状况，防止继发感染。食用含维生素 A 丰富的食物，如牛奶、鸡蛋、含胡萝卜素的蔬菜；口服鱼肝油等。

干眼症在中医学属于燥症范畴，又称为白涩症、神水将枯。白涩症之名最早见于《审视瑶函·卷之三·白痛》，并对其症状进行了描述，称之谓"不肿不赤，爽快不得，沙涩昏朦，名曰白涩"。可见中医治疗历史已久。中医学的整体观念在治疗疾病上有着强大的优势，其辨证论治体系是中医学体系中最为重要的一环。中医学认为干眼症的发生与肺、肝、肾三脏有密切关系，"肝开窍于目""肝受血而能视"，说明肝可以将血液等营养物质上输于目；肾主水主津液，肺主宣发肃降，二者相互作用而使津液上承于目而滋润目珠。基于此，中医学对于干眼症分为多种证型，对症治疗。大多分为肺阴不足型、肝肾阴虚型、脾虚气弱型，主要是肝肾阴虚和肺阴虚为主。此外也有在此基础上有夹湿、夹热、脾虚、虚火浮越等证型。尽管各医家分型有所不同，在临床实践中只有综合考虑，辨证论治，才能取得好的疗效。

（一）临床应用

钟新娜等为观察一贯煎加减治疗肝肾阴虚型干眼症的临床疗效，选取了 81 例患者，采用随机法分为 2 组。观察组 41 例，其中男 24 例，女 17 例；平均年龄 37.6±10.2 岁；治疗前临床症状评分为 8.52±2.33 分。对照组 40 例，其中男 23 例，女 17 例；平均年龄 37.1±9.6 岁；治疗前临床症状评分为 8.35±2.12 分。两组患者一般资料比较，差别无统计学意义（$P > 0.05$）。1.2 诊断标准：①西医诊断标准参照刘祖国制定的干眼诊断标准。中医诊断标准参照《中医病证诊断疗效标准》神水将枯中的肝肾阴虚证型。治疗方法：对照组：玻璃酸钠滴眼液（日本参天公司生产），4 次 / 日，疗程 1 个月。观察组：在对照组的基础上给予一贯煎口服。组方：生地黄 30g，枸杞子 15g，当归、北沙参、麦冬各 10g，川楝子 5g。每日 1 剂，早晚分温服。疗程 1 个月。疗效标准：临床缓解：症状和体征明显改善（疗效指数＞95%）；显效：症状和体征明显改善（70% ≤ 疗效指数＜95%）；有效：症状和体征有改善（30% ≤疗效指数＜70%）；无效：症状和体征无明显减轻或加重（疗效指数＜30%）。结果：对照组总有效率为 77.5%，观察组总有效率为 95.1%，差异具有统计学意义（P＜0.05）；

黎喜燕等将干眼症分为 3 型：①肝肾阴虚型，治则滋补肝肾，用杞菊地黄汤加减；②肺阴不足型，治则：清肺、生津润燥，用养阴清肺汤加减；③湿热伤阴型，治则滋阴利湿、宣畅气机，用三仁汤合二至丸加减。观察组 68 例患者中痊愈 45 例，显效 7 例，好转 5 例，无效 11 例，总有效率 83.82%；对照组 68 例患者中痊愈 34 例，显效 6 例，好转 3 例，无效 25 例，总有效率 63.24%。沈莉分为 4 型：①肺阴不足型给予养阴清肺汤；②肝肾阴虚型予六味地黄汤；③虚火浮越型予金匮肾气丸；④脾虚气弱型予归脾汤。治疗组 55 例显效 31 例，有效 17 例，无效 7 例，总有效率 87.3%；对照组 55 例显效 18 例，有效 24 例，无效 13 例，总有效率 76.4%。

（二）典型案例

张某，女，43 岁。2006 年 12 月 16 日初诊。刻下症见：双眼微红，干燥，异物感，分泌物呈黏丝状，视物易疲劳 1 年，用泪然眼液、托百士眼液可暂时缓解。检查：球结膜充血＋，荧光素染色可见角膜上皮细点状损缺，泪液分泌试验＜10mm/5min，泪膜破裂时间＜10 秒，全身症状及舌脉均呈肝肾阴虚证。治用一贯煎酌加减，方药如下：生地黄 30g，枸杞子 15g，当归 15g，北沙参 12g，麦冬 10g，川楝子 5g，密蒙花 15g，桑叶 10g，白菊花 10g。7 剂。

二诊：患者诉眼红眼干症状较前明显减轻，分泌物减少，视物久后仍有疲劳感，继以前方 20 付巩固治疗；

三诊：见角膜染色呈阴性，干燥、异物感减轻，继服一贯煎基本方加减 50 余剂，诸症消失。

按：多与泪液生成不足与泪膜不稳定有关，一般分为蒸发过强型与泪液分泌不足型，中医眼科将后者归纳为肺阴不足与肝肾阴虚，其中肝肾阴虚证多见眼内干涩不爽，怕光怕烟尘，白睛淡红，久视易疲劳或伴异物感，裂隙灯下可见黑睛表层细点状或丝状星翳，可伴有口干少津，腰膝酸软，头晕耳鸣，夜寐多梦，舌红，苔薄，脉细等全身症状，治以滋养肝肾。肝为风木之脏，体阴而用阳，非柔养不能生其体，非疏散不能还其用。一贯煎用生地黄滋阴养血，补益肝肾，内寓滋水涵木之意，当归、枸杞子养血滋阴柔肝，北沙参、麦冬滋养肺肾、养阴生津，意在佐金平木、扶土制木，佐以少量川楝子，疏肝泄热，理气止痛，复其条达之性，诸药合用，使肝体得养，肝气得舒，则诸症可解。以一贯煎为基本方，酌情辅以密蒙花、木贼草、白菊花、桑叶、蝉蜕之类，疏散风热、明目退翳，对肝肾阴虚所致的角膜病变确能切中病机，收获良效。

（三）总结

干眼症属于中医学白涩、神水将枯、神水枯瘁、燥症范畴。《审视瑶函》曰："不肿不赤，不得爽快，沙涩昏朦，名曰白涩。"又谓："干干涩涩不爽快，渺渺蒸蒸不自在，奈因水少津液衰，莫待枯干光损害。"《灵枢·大惑论》曰："五脏六腑之精气，皆上注于目而为之精。""肝开窍于目"，肝为泪，故泪液濡润而目明，当肝阳充足，肝气条达时泪液分泌正常，黑睛白睛晶莹润泽，肝肾阴虚，虚火上炎，津液亏损，或郁热化火，上攻于目，灼津耗液，泪液减少，出现干眼症系列症状。肝肾阴虚，肝之阴液不足是本病基本病机。一贯煎是滋阴疏肝的名方，为清代医家魏之琇所创制。本方由北沙参、麦冬、当归、生地黄、枸杞子、川楝子等组成。方中以生地黄为君药，滋阴补肾，补养肝血；麦冬、沙参养阴生津；枸杞子补肾益肝明目；当归补肝经之血，为臣药。川楝子疏肝理气为佐使。诸药合用，共奏滋阴、养血、明目之功能。现代药理证实，一贯煎中生地黄主要含甾醇类和多糖类成分能促进腺体分泌增强，使泪腺分泌增多；麦冬多糖也能促进腺体分泌，同时麦冬还含有大量黄酮类物质，它可以与细胞膜雄激素受体结合发挥生物学效应。观察结果显示，一贯煎治疗肝肾阴虚型干眼症疗效显著，值得进一步研究。

二、多发性硬化

多发性硬化（MS）是以中枢神经系统白质炎性脱髓鞘病变为主要特点的自身免疫病。本病最常累及的部位为脑室周围白质、视神经、脊髓、脑干和小脑，主要临床特点为中枢神经系统白质散在分布的多病灶与病程中呈现的缓解复发，症状和体征的空间多发性和病程的时间多发性。

（一）病因病机

病因和发病机制至今尚未完全明确，近几年的研究提出了自身免疫、病毒感染、遗传倾向、环境因素及个体易感因素综合作用的多因素病因学说。

1. 病毒感染及分子模拟学说　研究发现，本病最初发病或以后的复发常有一次急性感染。多发性硬化患者不仅麻疹病毒抗体效价增高，其他多种病毒抗体效价也增高。感染的病毒可能与中枢神经系统（CNS）髓鞘蛋白或少突胶质细胞存在共同抗原，即病毒氨基酸序列与 MBP 等神经髓鞘组分的某段多肽氨基酸序列相同或极为相近，推测病毒感染后体内 T 细胞激活并生成病毒抗体，可与神经髓鞘多肽片段发生交叉反应，导致脱髓鞘病变。

2. 自身免疫学说　实验性变态反应性脑脊髓炎（EAE），其免疫发病机制和病损与 MS 相似，如针对自身髓鞘碱性蛋白（MBP）和髓鞘碱性蛋白（MBP）产生的免疫攻击，导致中枢神经系统白质髓鞘的脱失，出现各种神经功能的障碍。同时临床上应用免疫抑制药或免疫调节药物对 MS 治疗有明显的缓解作用，从而提示 MS 也可能是一种与自身免疫有关的疾病。

3. 遗传学说　研究发现，多发性硬化患者约 10% 有家族史，患者第 1 代亲属中多发性硬化发病概率较普通人群增高 5 ~ 15 倍；单卵双胞胎中，患病概率可达 50%。

特征性病理改变是中枢神经系统白质内多发性脱髓鞘斑块，多位于侧脑室周围，伴反应性胶质增生，也可有轴突损伤。病变可累及大脑白质、脊髓、脑干、小脑和视神经。脑和脊髓冠状切面肉眼可见较多粉灰色分散的形态各异的脱髓鞘病灶，大小不一，直径 1 ~ 20mm，以半卵圆中心和脑室周围尤其是侧脑室前角最多见。镜下可见急性期髓鞘崩解和脱失，轴突相对完好，少突胶质细胞轻度变性和增生，可见小静脉周围炎性细胞（单核、淋巴和浆细胞）浸润。病变晚期轴突崩解，神经细胞减少，代之以神经胶质形成的硬化斑。

中医学认为，多发性硬化归属于中医学的类中风风痱（视物模糊、语言不清、动作不稳、肢体震颤）、类中风风懿（舌强言謇、口舌歪斜、肢体无力或瘫痪、偏身麻木）等范畴。其病因乃肾先天禀赋不足，后天失调。本虚标实为本病的特征，本虚以脾胃亏虚，肝肾阴虚为主，标实主要以内生风、湿、火、痰、瘀为主。脾胃亏虚、肝肾阴虚是本病的主要病理基础。

（二）临床表现

1. 肢体无力　最多见，大约50%的患者首发症状是一个或多个肢体无力。运动障碍一般下肢比上肢明显，可为偏瘫、截瘫或四肢瘫，其中以不对称瘫痪最常见。腱反射早期正常，以后可发展为亢进，腹壁反射消失，病理反射阳性。

2. 感觉异常　浅感觉障碍表现为肢体、躯干或面部有针刺麻木感，异常的肢体发冷、蚁走感、瘙痒感以及尖锐、烧灼样疼痛及定位不明确的感觉异常。疼痛感可能与脊髓神经根部的脱髓鞘病灶有关，具有显著特征性。亦可有深感觉障碍。

3. 眼部症状　常表现为急性视神经炎或球后视神经炎，多为急性起病的眼视力下降，有时双眼同时受累。眼底检查早期可见视乳头水肿或正常，以后出现视神经萎缩。约30%的病例有眼肌麻痹及复视。眼球震颤多为水平性或水平加旋转性。病变侵犯内侧纵束引起核间性眼肌麻痹，侵犯脑桥旁正中网状结构（PPRF）脑桥旁正中网状结构（PPRF）导致一个半综合征。

4. 共济失调　30%～40%的患者有不同程度的共济运动障碍，但Charcot三主征（眼震、意向震颤和吟诗样语言）仅见于部分晚期多发性硬化患者。

5. 情绪异常　在多发性硬化患者中较常见，多表现为抑郁、易怒和脾气暴躁，部分患者出现欣快、兴奋，也可表现为淡漠、嗜睡、强哭强笑、反应迟钝、智能低下、重复语言、猜疑和被害妄想等。可出现记忆力减退、认知障碍。

6.其他膀胱功能障碍　是多发性硬化患者的主要痛苦之一，包括尿频、尿急、尿潴留、尿失禁，常与脊髓功能障碍合并出现。此外，男性多发性硬化患者还可出现原发性或继发性性功能障碍。

多发性硬化尚可伴有周围神经损害和多种其他自身免疫性疾病，如风湿病、类风湿综合征、干燥综合征、重症肌无力等。多发性硬化合并其他自身免疫性疾病是由于机体的免疫调节障碍引起多个靶点受累的结果。MS 是病毒感染引起的自身免疫病，体液免疫参与 MS 的证据是在大多数患者的脑脊液（CSF）中存在寡克隆免疫球蛋白，后者是 CSF 中 B 淋巴细胞的产物。至于细胞因子，现已证明，T 淋巴细胞受体可能识别巨噬细胞和星形细胞表面Ⅱ类分子和抗原的结合物，它们相互作用，可使 T 细胞增殖，激活细胞免疫连锁反应，以上发现有力地支持 T 细胞介导的自身免疫炎性反应是 MS 的病理基础。NK 细胞是免疫反应的重要环节，总之，多发性硬化是一种自身免疫性疾病已达共识，但造成 MS 的免疫机制还没有彻底弄清，有待于进一步研究。

（三）临床应用

王惠为观察一贯煎加减治疗多发性硬化症的临床疗效，选取了 15 例临床患者，本组病例皆经临床症状和体征检查及 CT、MRI 磁共振、神经系统诱发电位、脑脊液检查等辅助检查，符合多发性硬化症的诊断。诊断依据：根据史玉泉主编的《实用神经病学》(第二版),余宗颐、陈清棠主编的《现代神经病学诊疗手册》对本病的诊断依据,凡有视神经炎史、眼痛、头晕、视物不清、肢体力弱、步态不稳、情绪不稳、视乳头色淡、眼震,CT或MRI检查有两个或两个以上病灶、神经系统诱发电位示潜伏期延长、脑液中检出寡克隆区带。若符合前9项中2项以上、后3项中1项以上者,即可诊断为多发性硬化症。治疗方法:本组病例皆用滋补肝肾,疏肝理气法,方用一贯煎加白芍、锁阳。药用生地黄30~45g,沙参10g,枸杞子10g,当归12g,麦冬10g,川楝子6~10g,白芍12g,锁阳10~25g。水煎3次,取600mL药液,每次温服200mL,每日服3次。连续服2至12周,获效后以此方做丸或散继续服用,以巩固疗效。对中晚期患者已用过激素治疗者,则在维持其复发前的最小激量之基础上加用上方治疗。结果:15例中,痊愈2例,显效8例,有效3例,无效2例。在获效的13例中,头晕消失者9/9例,眼痛目昏消失者9/12例,眼震消失者5/5例,且此5例眼底检查视乳头颜色皆恢复正常。肢体力弱,步态不稳消失者3/6例,精神抑郁情绪不稳消失者7/11例。而且舌脉均有好转。无效2例,一为不遵医嘱,自行加减激素用量,随意停服中药,症状无缓解。一为晚期患者,病情较重,在治疗过程中死于截瘫、褥疮感染、高热等并发症。

从多发性硬化症常见目昏、头眩、抑郁、急躁、肢软来看,其病位主要应在肝肾。因肝藏血而主疏泄,主筋脉,开窍于目,《内经》还有"诸风掉眩皆属于肝"的论断。肾藏精、精生髓,髓养骨充脑,肾又为作强之官,本组病例从病史看,多有情志失畅。情志不遂,肝气抑郁,气郁化火,火盛伤阴,日久终至肝阴肝血被耗,于是目睛失养则眼痛目昏;筋脉失养则肢软力弱，行路不稳；阴不制阳，风阳上扰则头晕目眩，心烦急躁；本有情志失畅，今肝阴肝血不足，疏泄无力，则情志更加抑郁而常悲伤欲哭。又肝肾同源，精血互生，肝阴肝血不足，日久下汲肾阴，致使肾精暗耗，精不生髓，骨、脑失充，也会导致肢软脑鸣、头晕、目昏。也有少数病例或属先天不足，精本衰；或为后天房劳，肾精亏耗；或是壮年早衰，肾精欲涸。于是水不生木，渐至肝肾两虚，终成上述诸证。据此将多发性硬化症辨为肝肾阴虚似属合理，且本组病例大多（80%）舌红少苔，脉见细象而兼尺弱，也符合阴虚辨证。但患者多见情绪不稳，精神抑郁，脉兼弦或沉，肝气不舒的证情也是明显易见的。因而将本组病例皆辨为肝肾阴虚、肝气不舒证。

（四）典型案例

患者张某，男性，29岁，内蒙古工人，于1994年5月初诊。右眼疼痛复发作，伴头晕视物不清，视力明显下降3年，同时性情急躁易怒，反复无常，双下肢及右上肢力弱，影响正常走路，易绊倒。在原籍某医院就诊未明确诊断，给予口服维生素 B_1 等药不效，遂来京求治。查：神志清楚，语言流利，对答切题。右眼底视乳头色淡，双眼向左水平注视眼震，锥体束征阴性，脑干视觉诱发电位，躯体感觉诱发电位潜伏期延长。MRI检查示：两侧脑室旁、脑干及胸腰髓散在数个不规则硬化斑，0.5～1.0cm大小不等。舌红少苔，脉弦而细。上述眼痛和视物不清及右上肢力弱等症，在3年来的病程中，有明显的缓解与复发交替出现的特征，此次系忧郁加恼怒使前症状加重而来京求治。西医诊断：多发性硬化症；中医诊断：①眩晕，②痿证。中医辨证：肝肾阴虚，肝气不舒。治法：滋补肝肾，强壮筋骨，疏肝理气。方药：一贯煎加味。药用地 45g，锁阳 15g，白芍 12g，沙参 10g，枸杞子 10g，当归 12g，麦冬 9g，川楝子 6g。水煎服，日 1 剂，每次 200mL，每日 3 次，连服 7 剂后，眼痛、头晕均减，上肢力弱消失，仍感下肢活动不遂，易跌绊，大小便正常，舌红少津，脉弦而细。继以上方加牛膝 10g，再服 10 剂后，情绪已平稳，行走如常人，仍感右眼视物模糊，考虑病程日久，肝肾阴虚较甚，故加强滋补肝阴之功，于方中去沙参，加石斛 12g，山茱萸 12g，又服 10 剂后，诸症消失，眼底视乳头色淡红，恢复正常。脑干视觉诱发电位、躯体觉诱发电位潜伏期恢复正常。MRI 复查：左侧脑室旁见一 $1.0cm^2$ 大小不规则硬化斑，余未见异常。之后改服此方煮散剂，回原籍继用，随访一年余，未见复发。

（五）总结

现代医学研究认为，MS 病位主要在肝肾二脏，涉及脑、骨髓、筋脉、肌肉、耳目等。研究发现，肝肾阴虚与 MS 发病过程密切相关，肝肾功能失调导致 MS 产生视力、锥体外系、锥体系、小脑等症状，运用滋阴法能有效调节 MS 外周血和中枢神经系统中异常细胞免疫功能。一贯煎是主治肝肾阴虚的重要方剂，临床亦发现其对 MS 有较好的治疗作用，但其作用机制未深入研究。本研究发现，一贯煎可以延缓 EAE 发病时间，改善临床症状，减轻炎性斑块总数，具有较好的神经保护作用。IFN-γ、TNF-α 属于 Th1 类 T 淋巴细胞、IL-10 属于 Th2 类 T 淋巴细胞。Th1 细胞主要与细胞免疫有关，在诱发和促进炎症反应方面有重要作用，Th2 细胞主要介导体液免疫反应，促进 B 细胞产生自身抗体，正常体内 Th1 类 /Th2 类 T 淋巴细胞维持着动态平衡，M 发病时，T 淋巴细胞激活增殖，Th1 类细胞活性增强，打破动态平衡，激活巨噬细胞，吞噬髓鞘、破坏少突胶质细胞，导致髓鞘的脱失，产生一系列相应的病理改变和临床症状。有效地抑制 Th1 类细胞活性或增强 Th2 类细胞活性，可达到治疗的目的。在本实验中观察到 EAE 大鼠血清 IFN-γ、TNF-α 升高，IL-10 降低，说明存在 Th1 类 /Th2 类失衡，而一贯煎组 IFN-γ、TNF-α 含量降低，表明一贯煎抑制 Th1 细胞达到了治疗 MS 的目标。实验也发现一贯煎对 IL-10 并无影响。由于 Th2 类 T 淋巴细胞尚能分泌 IL-4、5、6 等细胞因子，一贯煎是否对这些因子有作用，值得进一步研究。

三、复发性阿弗他溃疡

复发性阿弗他溃疡，又称复发性阿弗他口炎、复发性口腔溃疡、复发性口疮，是口腔黏膜疾病中发病率最高的一种疾病。西医学认为，复发性阿弗他溃疡首先与免疫有很密切的关系。有的患者表现为免疫缺陷，有的患者则表现为自身免疫反应；其次是与遗传有关系，在临床中，复发性阿弗他溃疡的发病，有明显的家族遗传倾向，父母一方或多方若患有复发性阿弗他溃疡，他们的子女就比一般人更容易患病；另外，复发性阿弗他溃疡的发作，还与一些疾病或症状有关，比如消化系统疾病：胃溃疡、十二指肠溃疡、慢性或迁延性肝炎、结肠炎等，另外，还有偏食、消化不良、发热、睡眠不足、过度疲劳、工作压力大、月经周期的改变等。随着一种或多种因素的活跃、交替出现机体免疫力下降，致使复发性阿弗他溃疡频繁发作。

（一）临床表现及分类

1. 轻型复发性阿弗他溃疡　初起病变处敏感或出现针尖样大小或稍大的充血区，短期内即形成直径 2～4mm、圆形或椭圆形、边界清晰的浅小溃疡。中心微凹陷，表面覆有一层淡黄色假膜，溃疡周围黏膜充血呈红晕状，其底扪之不硬。溃疡数目一般为 2～3 个，溃疡形成后有较剧烈的烧灼痛，7～10 天溃疡可逐渐自愈，不留瘢痕。但经长短不一的间歇期后又可复发。患者甚为痛苦。

2. 疱疹型复发性阿弗他溃疡　亦称口炎型口疮。此型除溃疡小、数目多（可达 20～30 个）外，其余与轻型复发性阿弗他溃疡表现相似。溃疡散在，分布广泛，黏膜充血明显。有剧烈疼痛伴头痛、发热、局部淋巴结肿大等。

3. 重型复发性阿弗他溃疡　亦称复发性坏死性黏膜腺周围炎或腺周口疮，为各型中最严重的一型。溃疡常单个发生，2 个或 2 个以上者少见。好发于唇内侧及口角区黏膜。初起时溃疡与轻型复发性阿弗他溃疡相同，但其直径逐渐扩大至 1～2cm，并向深层发展至黏膜腺。溃疡为紫红色或暗红色，边缘不规则，呈瓣状隆起，中央凹陷，似"弹坑"。底不平、微硬、呈小结节状，溃疡周围红晕，局部有剧烈疼痛及可伴局部淋巴结肿大、发热等。病程常在月余以上。愈后遗留瘢痕，严重者可形成组织缺损或畸形。

（二）治疗

1. 局部治疗主要目的是消炎、止痛，促进溃疡愈合。治疗方法较多，根据病情选用。

（1）免疫抑制剂　若能经检查确定为自身免疫性疾病，采用免疫抑制剂则有明显疗效。常用药物为泼尼松（强的松）。为防止感染扩散，应加用抗生素。对严重贝赫切特综合征，给予氢化可的松或地塞米松和四环素，对有胃溃疡、糖尿病、活动期肺结核的患者应禁用或慎用。

（2）免疫调节剂和增强剂　①左旋咪唑用于需增强细胞免疫作用者；②丙种球蛋白适用于体液免疫功能减退者，不宜长期使用；③转移因子适用于细胞免疫功能降低或缺陷者。

（3）维生素　维生素类药物可维持正常的代谢功能，促进病损愈合。在溃疡发作时给予维生素 C 0.1 ~ 0.2g，1 日 3 次，复合维生素 B 每次 1 片，1 日 3 次。

（4）女性激素　女性发病与月经周期有关者，可慎用雌激素己烯雌酚。

（5）微量元素　血清锌含量降低者，补锌后病情好转后，可用 1% 硫酸锌糖浆或硫酸锌片。

（三）临床应用

杨迎霞等为观察一贯煎加乌梅治疗虚火上炎型复发性口腔溃疡的临床疗效，选取 32 例患者，其中男 24 例，女 8 例；年龄 9 ~ 45 岁，平均（32.1±12.3）岁；病程 4 个月 ~ 7 年，平均（24.5±8.7）个月。诊断标准：西医诊断参照《口腔黏膜病学》中关复发性口腔溃疡的诊断标准；中医诊断参照《中医病证诊断疗效标准》中口疮的诊断标准，选择虚火上炎型。治疗方法予一贯煎加乌梅加减治疗。药物组成：生地黄 15g，北沙参 10g，麦冬 10g，当归 10g，枸杞子 6g，川楝子 10g，乌梅 9g。伴腹泻者加肉桂 3g、怀牛膝 15g；瘀滞者加桃仁 10g、红花 10g、丝瓜络 9g；心烦不寐者加酸枣仁 15g、莲子心 3g。日

1剂，水煎取汁300mL，分早、晚2次温服，儿童剂量酌减。连续治疗2周，随访1年。治疗期间起居规律，忌食辛辣油腻食物，多食新鲜蔬菜和水果，补充维生素和微量元素，注意起居有时，劳逸结合，生活规律，适当参加锻炼增强体质。疗效标准：治愈：口腔溃疡完全愈合，6个月～1年内未复发；好转：愈合时间加快，间歇期延长，疼痛程度减轻，溃疡数减少，溃疡直径减小，上述5项指标至少符合其中3项；无效：连续服药2周以上，溃疡未见愈合，疼痛不见减轻者。结果：本组32例，治愈21例，好转10例，无效1例，治愈率65.63%，总有效率96.88%。

（四）典型案例

案例1 王某，40岁，教师。初诊1998年9月7日。主诉：口腔黏膜溃破，疼痛反复发作1年余。近月见双侧舌边有多处溃点，灼痛口干，吞酸吐苦，舌淡红少津，薄黄，脉弦细。结合近年来夫妻关系不和，忧郁失眠，胸闷胁痛，心烦易怒之表现。辨证属阴虚胃热，血燥气郁。治当益阴润燥，解郁泻火。方用魏氏黄连一贯煎加味。处方：沙参12g，麦冬12g，生地黄20g，当归10g，川楝子10g，黄连6g，茵陈15g，山栀子10g，吴茱萸3g，甘草5g。嘱服4剂。药后口腔溃疡好转，口舌痛消失，无吞酸吐苦，惟胸闷胁痛，心烦失眠，改善欠佳。此清润有成，疏达宁神待进，上方去沙参、黄连、吴茱萸，加菖蒲10g，玄胡12g，酸枣仁15g，5剂。药奏大效，效不更方，前后迭进18剂，诸症悉除。

按：魏之琇创一贯煎意在养肝阴，疏肝郁。本例原口疮经年不愈，又复忧虑郁闷之绪。先因肝肾阴虚，继有气郁而血躁火蚀。当辨为肝肾阴虚、气郁热逆、本虚标实之证。本方与逍遥散同治肝郁胁痛之证，但二者病机有别。逍遥散以肝郁乘脾为主，兼养血而治；一贯煎则为肝阴不足，气郁生热，热逆犯胃而设。今取一贯煎养肝阴，疏肝郁。重用生地黄滋养肝阴为君药；以沙参、麦冬、当归为臣药，助君药以滋阴养血兼以柔肝；茵陈、川楝子、黄连、山栀苦泄肝胃郁热，其中茵陈一味，古指角蒿。唐·孙思邈称：角蒿为口疮之神药。余治口疮取其济热发散，分利湿浊，虚实皆宜。少佐吴茱萸，含左金，取辛散苦降之功，有顺势治疗之意。虑其情志及失眠病史，心火郁热不除，心神难安，病不易拔。故二诊时，用菖蒲与茵陈相伴，使解郁之力人为加强，与枣仁、玄胡配伍，有开窍宁神之功，全方用药，主次标本有序。耐心调治，方获远期卓效。

　　案例 2　孙某，男，33 岁。2010 年 9 月 26 日初诊。主诉：反复口腔溃疡 5 年余。口腔溃疡反复发作，此起彼伏，每因劳累或夜寐不佳诱发，严重时不能进食，非常痛苦。症见：舌边溃疡，黄白色，周围淡红，疼痛昼轻夜重，体瘦，焦虑，兼见心烦失眠，手足心热，大便偏稀，舌红，少苔，脉弦细。诊断：口疮，虚火上炎型。治宜滋阴降火，引火归原。处方：一贯煎加乌梅方加减。药物组成：生地黄 15g，北沙参 10g，麦冬 10g，当归 10g，川楝子 10g，乌梅 9g，肉桂 3g，怀牛膝 15g，牡丹皮 10g，地骨皮 10g，桃仁 10g，红花 10g，丝瓜络 9g，生甘草 6g。日 1 剂，水煎取汁 300mL，分早、晚 2 次温服，共 7 剂。2010 年 10 月 2 日二诊，口腔溃疡疼痛减轻，心烦失眠症状好转。守前方继续服用 7 剂。2010 年 10 月 9 日三诊，精神状态明显好转，口腔溃疡及疼痛消失，大便正常，舌红，苔薄，脉细。随访 1 年未复发。

（五）总结

口腔溃疡属中医学口疮范畴，认为多因火邪所致，《素问·五常政大论》有曰："少阳司天，火气下临，肺气上从，鼻窒疮疡。"《素问·气交变大论》有曰："岁金不及，炎火乃行……民病口疮。"均指出口疮乃火之患。故治疗应首当辨实火、虚火，实火当清热泻火，虚火当滋阴降火。复发性口腔溃疡因病情反复发作，病程较长，"口疮连年不愈者，此虚火也"（《寿世保元》）。素体阴虚或久病阴亏，导致阴虚火旺，肌膜受灼而溃破，发为口疮。一贯煎为清代名医魏之琇先生所创，见于《续名医类案·心胃痛门》，魏氏曰其"统治胁痛、吞酸、疝瘕，一切肝病"，是滋阴疏肝的著名方剂。方中重用生地黄，滋阴壮水；麦冬、沙参、当归、枸杞子甘寒质润，补养肝胃之阴，使肺胃津旺，金气清肃下行，自能制木；川楝子性寒不燥，既能疏泄肝气，又能顺肝木条达之性，且可制诸药滋腻碍胃之弊；乌梅收敛虚火，止渴生津；甘草清热解毒，缓急止痛。纵观全方，具有"壮水之主，以制阳光"的特点。临床研究表明，生地黄有增液润肠通便作用，大便通则火随便排出，有利于口腔溃疡愈合，为治疮要药。同时，饮食起居规律也是防止口腔溃疡复发的关键，清淡饮食，不吃或少吃辛辣油炸煎食物，忌烟少酒，以免助邪生热。研究结果表明，一贯煎加乌梅治疗虚火上炎型复发性口腔溃疡临床疗效确切，可以明显促进口腔溃疡愈合，减少溃疡复发，改善患者生活质量，简单便捷，值得临床借鉴参考。

四、老年性便秘

老年性便秘是指老年人排便间隔时间延长超过 48 小时，且大便干燥，排除艰难，或大便不硬而艰涩不畅的一种病证。老年人便秘比青壮年高 2 ~ 3 倍，65 岁以上占 30% 左右，80 岁以上的老人 80% 有便秘症状，其病程日久缠绵，以阴虚证为多，大多数患者长期服用缓泻剂或药物肛门导泻，症状反复发作或无效。一般认为，老年性便秘病位在大肠，病机主要是腑气不通，多因邪热、瘀阻、寒凝、气滞引起，治疗以清热、化瘀、温里散寒、行气为主。严用和《济生方》中"平居之人，五脏之气，贵乎平顺，阴阳二气，贵乎不偏，然后津液流通，肠胃益润，则传送如经矣"之论，结合临床观察，从阴虚立论，结合肺、肝、脾、肾诸脏，以养阴为法论治本病。

老年性便秘，中医学称之为"老人秘""后不利""大便难"等，以虚秘多见，皆因大肠传导功能失常所致。古代医家对老年性便秘的特殊性，已有一定的认识。隋·巢元方在《诸病源候论》中曰："大便难者，由五脏不调，阴阳偏有虚实，谓三焦不和，则冷热并结故也""肾脏受邪，虚而不能制小便，则小便利，津液枯燥，肠胃干涩，故大便难也。"金·李杲在《脾胃论》中首次提出人老气虚，津液不足而结燥便秘；并强调治病求本，不可皆用巴豆、牵牛之类峻下之，恐损其津液而结燥更甚。元·朱震亨在《格致余论》中提出："虚入脏冷而血脉枯，老人脏寒而气道涩，此大肠之夹冷然也。"老年人便秘"宜以药滑之"，不可"妄以峻利逐之"。后世多尊崇朱李之说，并根据现代临床实践加以完善。

现代中医学肛肠病专家田振国教授提出脏腑不和，三焦气涩，动力缺乏和气机不畅是形成老年性便秘的基本原因。该说根据"腑病以通为用，腑疾以通为补"的理论，将宏观辨证与微观辨证相结合，气血津液、脏腑、经络在此病发病中的作用融为一体。张氏认为，老年性便秘病因病机虽然有热、食积、阴亏、血虚等不同，但基本病机不外乎气结与津亏。因此，大便正常与否主要取决于大肠中的津液含量和大肠传导功能的强弱。一般来说，津液含量适中，传导功能正常，则大便正常。若实热搏结，阴虚火旺或血虚生燥，则往往易使津亏而致便秘。总之，老年性便秘属虚中夹实，以虚秘为主，病因病机可概括为气血虚弱，阳虚失温，津液亏虚，食积，热结，脏腑失调等不同。

老年性便秘虽属小病，但其危害较大：①过度用力排便可致原有冠心病的老年人发生心绞痛以及心肌梗死，高血压者发生脑血管意外；②合并前列腺肥大者可因粪便滞留压迫而加重排尿困难和尿潴留；③长期便秘的老年人可因肠腔内毒素过多吸收而发生头痛、头晕、食欲不振、失眠等；④严重便秘可使老年人发生各类疝的可能性增加或加重疝的病情；⑤老年便秘者排便时间较长，由蹲位站起时，可因体位性低血压导致脑供血不足发生晕厥而跌倒；⑥长期应用泻药可导致结肠黑变病，长期便秘者还易发生结肠癌。

老年性便秘的发生与肾、脾、肺等脏腑功能失调都有密切关系。便秘虽皆由大肠传导功能失常所致，但大肠的正常传导有赖于其他脏腑功能的协调。人到老年各脏腑功能渐衰，或多伴有其他慢性疾患。病久阴阳失衡，肾虚气化失常，开阖不利；或脾失健运，气血化源匮乏；或肺燥津亏，或肺失肃降，皆可导致大肠失润，通降无力而引发便秘。所以说本病病位虽在大肠，但与肾、脾、肺等脏腑功能失调有密切关系。

老年性便秘与其生理特点有关。老年人年老体弱，脏腑功能衰退。如《素问·上古天真论》云："女子……六七，三阳脉衰于上……七七，任脉虚，太冲脉衰少。""丈夫……五八，肾气衰，发堕齿槁；六八，阳气衰竭于上……；七八，肝气衰，筋不能动，天癸竭，精少，肾脏衰，形体皆极；八八，则齿发去。"由于正常生理功能的衰退，五脏亏损，气血不足，津亏液少等，这些老年人的生理特点皆导致其易患大便秘结。

（一）临床应用

蔡屏江等为观察一贯煎加减治疗老年性便秘的临床疗效，选取了 56 例患者，其中男 24 例，女 32 例。其中 60 ~ 65 岁 18 例，66 ~ 70 岁 20 例，71 ~ 75 岁 12 例，76 ~ 80 岁 6 例，病程均在 6 个月以上。诊断依据：根据国家中医药管理局《中医病证诊断疗效标准》：①排便时间延长，3 天以上 1 次，粪便干燥坚硬；②重者大便艰难，干燥如粟，可伴少腹胀急，神疲乏力，胃纳减退；③排除肠道器质性疾病。辨证依据：阴虚肠燥：大便干结，状如羊屎，口干少津，神疲纳呆，舌红，苔少，脉细小数。

治疗基本方：生地黄 15g，北沙参（或南沙参）15g，枸杞子 15g，麦冬 15g，当归 15g，川楝子 10g，生首乌 20 ~ 30g，白术 20g，石斛 15g，玄参 15g，甘草 5g。5 剂为 1 疗程，大便通畅后停药休息 1 周，再服 5 剂，以固疗效。2 个疗程后评定疗效。加减：大便秘结较甚，7 ~ 10 天以上不解者，加大黄 6g（用药汤泡服），大便通后保持大便在日 2 次时即停用大黄，以免损伤胃肠之气；大便干结难解，在 4 ~ 6 日 1 次者，加用黄芩 10g，桑白皮 10g 以清肺通腑，大便通畅后保持在日 1 ~ 2 次时停用黄芩、桑白皮；腹胀甚者加枳实 6 ~ 10g；乏力倦怠明显加黄芪 15 ~ 20g。

疗效评定标准：本研究的主要目的是观察一贯煎加味治疗老年性肝肾阴虚肠燥便秘的通便效果。按国家中医药管理局《中医病证诊断疗效标准》分为治愈：2 天以内排便 1 次，便质转润，解时通畅，短期无复发；好转：3 天以内排便，便质转润，排便欠畅；未愈：症状无改善。结果治愈 38 例，好转 14 例，无效 4 例，总有效率 92.86%。

一贯煎出自《续名医类案》，由北沙参、麦冬、当归、生地黄、枸杞子、川楝子组成。魏柳州运用此方，尚多加减方法，用治大便秘结亦多有效验。临床运用此方治疗老年性便秘时，结合患者住处属亚热带气候，天气炎热时间较长，每年 4 ~ 10 月气温均在 28 ~ 35℃，有时可达 39℃。人多伤津耗液；气津两伤，老年人甚之的情况，增加生首乌、石斛、玄参、白术等几味具有滋阴清热通便和健脾的中药，用来治疗肝肾阴虚，大肠津液不足导致的老年性便秘收到了良好效果。

《内经》认为"肾主五液，司二便""肾者水脏，主津液"。人到六七十岁，肾气虚衰，肾精不足。而肝肾乙癸同源，肝藏血，血为精气所化生。肾精不足，五脏皆虚，且血也随之虚少。精血虚少，必然导致大肠中的津液不足，便秘之症旋即生成。大便长期秘结，腑气不通，影响脏腑气机正常升降，又可变生出诸多症状。一贯煎加味，实为秉承吴鞠通"以补药之体，作泻药之用"的精神。一贯煎补肾阴而滋水疏肝，使新增之液，得肾水之滋，而成有源之水，源源不竭。故停药之后较长时间内得以保持大便通畅。

（二）典型案例

患者，男，68 岁。2014 年 6 月初诊。诉反复便秘 3 年余，加重 10 天。患者 3 年来反复便秘，常服泻药，大便二三日一行。近 10 天来，服泻药后仅解少量大便，努坐而不得。既往有高血压病史，平素好食肉类及辛辣厚味之物。肠镜：大肠黑变病。症见：便秘，腹胀，性情急躁易怒，失眠，言语强硬，口苦，舌黄少苔，脉弦涩。辨证为：肝阴虚，肠腑壅滞。方选一贯煎加减。处方：生地黄 30g，麦冬 15g，南沙参、北沙参各 15g，川楝子 6g，当归 10g，枸杞子 10g，生何首乌 10g，白术 15g，石斛 10g，玄参 15g，桑白皮 10g，牡丹皮 6g，白芍 10g，莱菔子 30g，生甘草 10g，3 剂，水煎服。二诊诉服第 1 剂药即下大量粪便，解后如释重负，言语缓和，睡眠好转，原方加青皮、陈皮各 10g，郁金 10g，10 剂。嘱调节饮食，适量运动，以期全效。

按： 周学海《续医随笔》云："肝者，贯阴阳，统血气……握升降之枢也。凡脏腑十二经之气化，皆必籍肝胆之气以鼓舞之，始能调畅而不病。"肝体阴而用阳，肝阴虚则火旺，肝木克乘脾土，脾胃失于运化，清谷不升，糟粕不降，肠腑积滞，而成便秘。凡因肝阴虚而致便秘者，咸宜养阴柔肝为法，一贯煎补肾阴而滋水疏肝，使肝脏新增之液，得肾水之滋，而成有源之水，源源不竭，实为秉承吴鞠通"以补药之体，作泻药之用"的精神，全方无泻下之药，而获其效，实乃得其证，施其药，则症自除。

（三）总结

老年性便秘的发生，与排便动力障碍、肠神经肌肉病变、胃肠调节肽异常及精神因素相关，发病机制是复杂的、多因素的，而老年人因机体多种功能退化，再加原有疾病较多，对药物的依赖性大，而其中一些药物可能导致便秘。慢性便秘在结肠癌、肝性脑病、乳腺疾病、早老性痴呆等病中发病率高，急性心肌梗死、脑血管意外等病的便秘甚至可导致生命意外，部分便秘和肛门直肠病关系密切。因此，对于老年性便秘的治疗不可轻视，若滥用攻伐，用芒硝、大黄、番泻叶、果导之类，虽可图一时通快，实难长久奏效，反会伤及正气，犯虚实之戒，形成顽固性便秘。

在治疗老年性阴虚证便秘的临床实践当中，应注意以下几点：①药物剂量不可过大，首次剂数不宜过多。老年性患者脏器功能减退，气血虚衰，猛投过量之品，恐矫枉过正。首次就诊者，多以 3 剂为期，以便及时调整用药。②既得其证，不用泻下之品亦可得其效。妄下苦寒泻下之剂，虽得其利，亦伤正气。对于阴虚型便秘患者，首辨脏腑，再合兼证，因证施药，其效自得。③养阴亦须调气。阴虚之证，以滋阴之品，佐以黄芪、党参等补气之品；枳壳、陈皮、桔梗等行气之品，一则助气通腑，二则以成养阴之源。④常用生地黄、莱菔子、白术。生地黄其性甘苦寒，专于养阴生津，《本经逢源》曰："用此于清热药中，通其秘结最佳，以其有润燥之功，而无滋腻之患。"白术为健脾益气之要药，其所以常用者，取其健脾运气通肠腑之功也。莱菔子为消食药，功善消食化积，行气消胀。连秀娜采用炒莱菔子 30g，一次性温开水送服治疗老年性便秘，效果良好。

现代研究

第五章　现代实验室研究概述

第一节　一贯煎全方研究

一、保护胃黏膜、抗胃溃疡作用

一贯煎能抑制大鼠的胃液分泌，提示有减弱胃内攻击因子的作用。研究表明，给胃饲一贯煎煎液 6g/kg、12g/kg 和 24g/kg，随着剂量增加，能显著减轻无水乙醇性胃黏膜损伤，损伤抑制率依次为 6.7%，37.4% 和 93.4%。去主药生地黄的一贯煎煎剂 24g/kg 对胃黏膜损伤无明显影响。消炎痛 5mg/kg 不能取消其抑制胃黏膜损伤的作用。也有证实，以上述剂量胃饲大鼠，均能显著减轻无水乙醇或 0.2NNaOH 所致的急性胃黏膜损伤，且有一定的量效关系。每天胃饲大剂量一贯煎煎液（24.0g/kg）连续 3 天，还能加快已经形成的无水乙醇性胃黏膜损伤的修复过程。

慢性萎缩性胃炎，采用清胃养阴、柔肝和中之法，拟一贯煎加石斛、柴胡、炒枳壳等治疗萎缩性胃炎 42 例，结果治愈 22 例，有效 17 例，总有效率为 92.9%。也有报道，运用一贯煎加乌梅、莪术等治疗慢性萎缩性胃炎胃阴不足型 118 型，总有效率为 94.92%，而对照组（即维酶素治疗组）65 例，有效率仅为 73.68%。提示本方有提高机体免疫功能，清除幽门螺杆菌，促使萎缩的胃黏膜逆转，抑制异常增生作用。糖尿病性胃轻瘫：以一贯煎随症加味，共治疗 50 例，痊愈 38 例，好转8 例，总有效率达 92%，并认为此病是肝肾阴虚、血燥气郁所致。功能性消化不良（FD）：以一贯煎为基础方，血虚者，加党参、白芍；肝郁气滞者，加柴胡、青皮；胃气上逆者，加旋覆花、代赭石等，1 剂 / 日，取药汁 300mL，分 2 次温服，共治疗 FD120 例，结果 61 例显效，55 例有效，4 例无效，总有效率达 96.67%。

　　用酸度计测示一贯煎煎剂 pH 值为 4.77，即使浓缩 pH 值变化不大，煎剂偏酸；单味药煎剂仅麦冬偏碱（pH 值为 7.49），其余各味药 pH 在 4.36 ~ 5.60 之间。一贯煎对乙酰胆碱所致家兔离体肠肌的痉挛有拮抗作用，其作用部位与胆碱能受体无关；对小鼠服用一贯煎煎剂后肠道推进运动无显著影响；观察大鼠服用一贯煎煎剂后胃液分泌，提示胃液量和总酸排出量均比对照组减少，而胃酸度略有增高，胃蛋白酶活性和总分泌量均比对照组降低，但无显著性差异，因而推测一贯煎抗溃疡病与增强防御因子（因黏膜抵抗力）有关。实验研究进一步证明一贯煎煎剂能对四种实验性胃溃疡有防治作用，对实验性大鼠慢性醋酸性、幽门结扎性、小鼠消炎痛性及利血平性胃溃疡的溃疡抑制率（%）分别为 57、76、67、72，光镜下所见胃黏膜损伤较轻，并能促进黏膜修复及上皮再生，提示一贯煎在不影响胃液分泌的情况下，可能通过多种机制发挥抗溃疡作用。一贯煎的这些功能可能是其滋阴疏肝，治胸脘胁痛、吞酸吐苦的现代医学基础之一。

二、防治实验性肝病

研究表明，用一贯煎煎剂给小鼠灌胃，能提高小鼠机体组织中超氧化物歧化酶（SOD）活力，降低过氧化脂质（LPO）含量，拮抗 CCl₄ 诱发的阴虚肝损伤，改善阴虚症状，有利于机体清除自由基，抑制脂质过氧化，从而减轻组织器官的病损，并指出这可能是一贯煎滋阴保肝的机理之一。而用一贯煎多糖给小鼠灌胃或腹腔注射均可明显降低 CCl₄ 引起的小鼠血清丙氨酸转移酶（ALT）升高，减轻肝细胞的变性坏死，升高小鼠体内 SOD 活性，减少 LPO 含量。提示一贯煎多糖与其煎剂有类同作用，揭示多糖可能是其药效学成分之一，可为临床治病提供实验依据。

一贯煎含有人体生命活动所必需的微量元素 8 种：Zn、Fe、Cu、Mn、Sr、Co、Mo、Se，在慢性肝病时加以补充和调节，有利于肝功恢复，改善慢性肝病过程。煎剂中还含有至少18 种游离氨基酸，其中人体必需氨基酸 8 种。煎液中含有较高的多糖；具有抗肿瘤、保肝降酶、抗溃疡等作用。此外一贯煎煎剂中还含有皂苷、植物甾醇、三萜类、内酯、香豆素及黄酮类化合物等。煎剂中复杂的化学成分是一贯煎显示多种药效学的物质基础，现代药理研究证明这些成分有保肝、抑制肝纤维化、抗缺氧、抗疲劳、镇痛抗炎和提高机体免疫功能的作用。

申定珠等对 CCl₄ 大鼠肝硬化模型研究发现，一贯煎可降低谷胱甘肽合成酶的表达，提高 Cu/Zn、SOD、DJ-1、谷胱甘肽 S- 转移酶、醛酮还原酶等抗氧化应激功能相关蛋白的表达。刘文兰等观察 TNF-α 致肝炎小鼠模型表明一贯煎可通过调节 TNF-α 信号通路 cIAP1 蛋白相关蛋白的表达，有效减轻肝脏炎症反应。朱英等观察一贯煎对 DNA 肝纤维化大鼠肝卵圆细胞增殖分化的影响，研究显示肝组织中存在肝卵圆细胞并参与了肝细胞再生和肝损伤修复，一贯煎可显著降低血清 AST、TBil 水平，诱导 HOC 向肝细胞分化，促进已经成型的肝硬化的逆转。林红仁等研究结果表明，一贯煎可通过 ROS 介导内在细胞凋亡途径抑制 α-SMA 的表达，抑制 HSC 的激活，抑制肝纤维化。胡兵等研究发现一贯煎可在体外诱导 Caspase 介导的 BEL7402 人肝癌细胞失巢凋亡，并可能与下调 p38MAPK 有关。

三、补充和调节微量元素，保护神经元

一贯煎中含有与人体生命活动所必需的 8 种微量元素，临床上一贯煎治疗阴虚型慢性肝炎较好，除一贯煎的疏肝理气、扶正固本和增强免疫功能外，还可能与一贯煎中的多种微量元素有关，尤其是 Zn、Fe、Mn 有关，利用慢性肝病中微量元素缺乏、代谢障碍等加以补充和调节，从而恢复一系列酶系统的代谢功能，有利于肝功恢复，改善慢性肝病过程。

多发性硬化（MS）是一类以中枢神经系统白质脱髓鞘为特点的疾病，多侵犯年轻的成人，呈复发缓解性临床过程，致残率高。梁辉等在建立 MS 大鼠模型——实验性变态反应性脑脊髓炎（EAE）基础上，观察主治肝肾阴虚的名方——一贯煎对 EAE 的作用。在该实验中观察到 EAE 大鼠血清 IFN-γ、TNF-α 升高，IL-10 降低，说明存在 Th1 类/Th2 类失衡，而一贯煎组 IFN-γ、TNF-α 含量降低，表明一贯煎抑制 Th1 细胞达到治疗 MS 的目标。该研究发现，一贯煎可以延缓 EAE 发病时间，改善临床症状，减轻炎性斑块总数，具有较好的神经保护作用。

一贯煎

四、抗衰老作用

采用邻苯三酚自氧化法测 SOD，给小鼠灌胃用一贯煎及其多糖后能明显提高小鼠红细胞和肝、脑组织中 SOD 的活性，降低肝、脑组织中 LPO 的含量。揭示一贯煎及其多糖能清除自由基，防止细胞生物膜过氧化，有益于组织、细胞抗损伤，具有延缓衰老的功能。

王和生等为观察一贯煎及其多糖对小鼠红细胞和组织中 SOD 活性的作用，选取了健康的昆明种小鼠 30 只，雌雄兼有，体重为 2 ~ 24g，用本实验室基础饲料喂几天后，随机均分为三组。对照组每只生理盐水 0.3mL，多糖组 150mg/kg（相当于 15g 生药中多糖的含量），一贯煎组 15g/kg（生药含量），均为每日灌胃一次，用药到第 10 天晚上 8 时后禁食禁水，次日上午 8 时半动物眼球静脉取血，立即断头处死，迅速取出肝、脑组织用冰冷生理盐水洗涤浸泡于生理盐水中，供分析用。组织匀浆制备：将取出的组织用 4℃生理盐水充分洗涤，除去表面残血，用滤纸吸干。准确分别称取各组肝、脑组织 200mg，置玻璃匀浆器中，加入 4℃的 0.9%NaCI 溶液制成 10%（w/v）匀浆。采用邻苯三酚自氧化法测定红细胞及肝、脑组织中 SOD 活性。结果：对照组与多糖组，对照组与一贯煎组比较，均有极显著差异（$P < 0.01$），给小鼠饲喂一贯煎煎液及其多糖可使小鼠红细胞和肝、脑组织中 SOD 活性显著增加。一贯煎组与多糖组比较，虽有提高 SOD 活性趋势，但无统计学意义（$P > 0.05$）。

现代医学研究证实，自由基是生物体内一类具有高度活性的物质。体内自由基反应可诱导一些有害的变化，损伤生物大分子及细胞器，可引起脂质过氧化，而生成过氧化脂质，与生物体衰老和死亡有关。正常情况下，生物体内不断产生清除自由基损害作用的物质，使其自由基在身体内保持相对平衡，SOD 就是其中的一种酶类。它可催化自由基 O_2 歧化为 HCO_2 和 O_2 而解毒，表现出抗衰老的作用。目前大量的实验已表明，有的中药含 SOD 或提高机体 SOD 的活力，因而目前广泛利用中药作为抗衰老的保健剂。

五、抗疲劳、抗缺氧作用

用一贯煎煎剂给小鼠灌胃（10g/kg），结果，用药 1 周后能明显提高小鼠游泳耐力，用药 5 天后能提高小鼠由异丙肾上腺素引起的缺氧耐受力。

陈永祥等为观察一贯煎的临床抗疲劳及抗缺氧研究，选取小鼠 20 只，分为给药组和对照组，用药 1 周，末次给药后 1 小时放入 20℃水中游泳，计数小鼠从开始游泳到死亡的时间。结果：对照组为 166.40 ± 51.68 分钟（X ± SD，下同），给药组 248.60 ± 61.43 分钟（$P < 0.01$），提示一贯煎能增加小鼠游泳的耐力。

1. 常压缺氧实验　小鼠 14 只，对照组 6 只，给药组 8 只，用药 5 天，末次给药后 1 小时将小鼠分别入 250mL 有磨口的试剂瓶中（内装钠石灰 2g），记录小鼠自密封瓶口到死亡的时间。结果：对照组为 24.20 ± 2.58 分钟，给药组 30.26 ± 5.71 分钟（$P < 0.05$），提示一贯煎能提高小鼠常压缺氧的耐力。

2. 异丙肾上腺素引起缺氧实验　雄性小鼠 20 只，分三组，对照组 6 只，给药 8 只，心得安组 6 只。连续用药 5 天（心得安组前 4 天不给药），末次给药时心得安组以心得安 0.4mg/kg 灌胃 1 次。三组小鼠均于末次给药 1 小时后腹腔注入硫酸异丙肾上腺素 10mg/kg，15 分钟后将小鼠放入密闭的试剂瓶中（条件同上），记录存活时间。结果：对照组为 10.33 ± 5.31 分钟，给药组 15.13 ± 2.85 分钟，心得安组 18.50 ± 6.50 分钟，给药组与对照组比较（$P < 0.05$），提示一贯煎能提高小鼠对异丙肾上腺素引起缺氧的耐受力。

六、改善泌尿系病理变化，调节机体免疫功能

近年来有研究表明，在慢性尿路感染中，常有局部或全身免疫反应的参与，包括体液免疫、细胞免疫和自身免疫。冯继伟等在古方一贯煎的基础上总结出滋阴通淋方，通过长期临床观察表明，本方对尿路感染有良好的治疗效果。因此，他们建立了慢性尿路感染动物模型，观察中药对慢性尿路感染的治疗作用及对细胞因子 MCP-1、IL-10 的影响。实验结果显示，治疗 4 周后，正常组、中药组及西药组大鼠尿 β_2-MG 及尿 NAG 均较模型组降低。正常组、中药组及西药组大鼠血清 IL-10 及 MCP-1 均较模型组降低。由此证明，滋阴通淋方不仅能够改善阴虚湿热的症状，清除泌尿系内细菌，改善病理组织学的变化，降低炎性细胞因子含量，也能调节机体免疫功能。

第二节　主要组成药物的药理研究

一、生地黄

地黄为玄参科地黄属多年生草本植物，其块根为常用中药地黄，为我国四大怀药之一。地黄在我国具有悠久的药用历史，

始载于《神农本草经》，列为上品，具有清热养血、养阴生津等功效。地黄悠久的历史和显著的滋补作用使其历史沿革相当丰富，地黄在临床应用上分别出现了鲜地黄、生地黄、熟地黄、生地炭、熟地炭等炮制品，并且许多经方中都用到地黄。近年来，随着研究的不断深入，不但对地黄的块根进行了化学成分研究，同时对其地上部分地黄叶也进行了研究，从中分离得到了大量的化合物，尤其是环烯醚萜类成分，为阐明地黄的药效物质基础提供了科学依据，并且也把地黄叶开发成了中药新药，避免了中药资源的浪费。

地黄中主要含有环烯醚萜类、紫罗兰酮类、苯乙醇苷类、糖类等化合物，环烯醚萜基本骨架主要有 7 与 8 位环氧或双键、4、6 和 10 位多取代、8、10 位双键等类型，尤以益母草苷为母体者居多，所含配基以葡萄糖居多，糖的数量一般为 3 个以内；紫罗兰酮类以单萜和倍半萜为主，以 1 位双甲基取代，5 与 6 位双键为特征，5 位可与糖成苷，偶有与环烯醚萜聚合。

1.改善心肌缺血　生地黄能有效改善心肌功能，对于成年雄性大鼠心肌缺血模型，术前 5 分钟注射 5mg/kg 梓醇进行干预，能显著改善心肌缺血再灌注损伤的心脏功能，降低心肌梗死、心肌细胞凋亡和心肌坏死，显著降低血管中过氧亚硝基阴离子（$ONOO^-$）的形成（$P < 0.05$），增加蛋白激酶（Akt）、内皮型一氧化氮合酶磷酸化和一氧化氮（NO）的生成，提高抗氧化能力，降低一氧化氮合酶表达和超氧阴离子自由基的在心肌缺血再灌注心脏中的产生。表明梓醇增加了生理性 NO 生成，同时降低 $ONOO^-$ 生成，对心肌缺血再灌注具有心肌保护作用。对于过氧化氢（H_2O_2）诱导的人脐静脉内皮细胞（HUVEC）凋亡模型，0.1μg/mL、1μg/mL、10μg/mL 梓醇可以增加 H_2O_2 诱

导内皮及心肌细胞中 B 细胞淋巴瘤 / 白血病 –2 基因（Bcl–2）、磷酸化蛋白激酶 B（p–Akt）和死亡启动子（p–Bad）的表达，抑制促凋亡基因（Bax）的表达，同时激活磷脂酰肌醇 3 激酶 / 蛋白激酶 B（PI3K/AKT–B）阿尔茨海默病信号转导通路，还可以减轻 H_2O_2 诱导内皮及心肌细胞乳酸脱氢酶（LDH）、丙二醛（MDA）的释放，增加超氧化物歧化酶（SOD）的浓度，增加细胞清除活性氧（ROS），能够改善内皮功能及心肌功能，为心血管疾病的临床防治提供了新的药物治疗。

对于正常 Wistar 大鼠，每天给予 2.5mg/kg 梓醇预处理，用药 10 天后能够减轻异丙肾上腺素诱导的大鼠心肌损伤程度，并使肌酸激酶同工酶（CK–MB）与 LDH 明显降低，明显降低肿瘤坏死因子 – α（TNF– α）和白细胞介素 –1 β（IL–1 β）的蛋白表达。地黄中的咖啡酸具有促血管生成作用。

2. 对中枢神经系统的作用

（1）保护脑缺血　梓醇和地黄寡糖对脑缺血的保护作用。对于开颅电凝法制备的 SD 大鼠局灶性脑缺血模型，术后 6 小时注射 5mg/kg 梓醇进行干预，4 次 / 日，连续 7 天，能显著增加微血管和神经元数目，减少星形胶质细胞数目，使胞体和突起数目以及形态特征趋近于正常，对神经血管单元具有较好的保护作用，且能促进脑缺血后神经功能的恢复。对于慢性脑缺血诱导的大鼠脑白质损伤模型，梓醇 5mg/kg，连续 10 天静脉滴注，能明显降低少突胶质细胞凋亡和髓鞘损伤，上调 p–Akt 表达。梓醇可通过上调 p–Akt 的表达抑制慢性脑缺血诱导的脑白质损伤。对于局灶性脑缺血（MCAT）动物模型，梓醇 15 ～ 60mg/kg 组可以显著改善神经损伤症状。与对照组相比，梓醇 15mg/kg 组可显著降低模型动物梗塞区面积（$P < 0.05$），

30mg/kg、60mg/kg 组可显著降低脑水肿（$P < 0.05$）；大鼠永久性脑缺血（pMCAO），术后 7 天开始，梓醇 30mg/kg 或 60mg/kg 组开始改善模型动物神经损伤症状；术后 14 天，与假手术组比较，缺血侧脑组织 IL-10 和核转录因子 NF-κBp65 的含量变化与模型组已经不明显，IL-6 水平显著降低（$P < 0.05$），梓醇 15mg/kg 灌胃给药 14 天可以降低模型动物缺血侧脑组织 NF-κBp65 的量（$P < 0.05$）。梓醇能改善局灶性脑缺血模型动物急性期及亚急性期神经损伤症状，缩小梗死灶，减轻脑部水肿，其作用可能与抑制脑缺血引起的炎症损伤无关。

对大鼠大脑中动脉永久性局灶性缺血模型，梓醇 30mg/kg、60mg/kg 给药组能明显改善缺血性脑卒中大鼠姿势反射，增强横木行走的能力和抓握力量（$P < 0.05$、0.01）；明显增加完整神经细胞的数量（$P < 0.01$）；脑皮质神经生长因子（NGF）和脑源性神经营养因子（BDNF）及 mRNA 的表达比模型组明显上调（$P < 0.05$、0.01）。梓醇可上调缺血性脑卒中大鼠大脑皮质 NGF、BDNF 及 mRNA 基因表达，促进神经元存活、修复再生，加速其神经功能恢复。梓醇可促进局灶脑缺血大鼠 PIC 区芽生轴突形成突触连接，增强突触新生。还能明显增加 PIC 区神经毡内突触数密度（Nv）和面密度（Sv），提示梓醇对脑缺血后突触重构有明显促进作用；表明梓醇能促进局灶脑缺血大鼠 PIC 区神经元芽生轴突形成新的突触连接，增强突触结构可塑性。1mg/kg、5mg/kg 梓醇可以减轻动物神经功能损伤和缩小脑梗死容积，可能通过降低脑内自由基水平、控制脂质过氧化程度，对缺血再灌注引起的大鼠脑损伤产生神经保护作用。

对于永久性结扎大鼠双侧颈总动脉建立慢性脑缺血模型，5mg/kg、10mg/kg 梓醇治疗后可显著提高缺血大鼠脑白质髓鞘染色的平均光密度值、提高髓鞘碱性蛋白（MBP）的表达水平、缓解髓鞘的损伤，表明梓醇对脑白质缺血损伤的髓鞘具有保护作用，可明显增加缺血大鼠胼胝体的少突胶质细胞数、抑制少突胶质细胞的凋亡，说明梓醇对脑白质的保护作用与其抗凋亡效应有关。梓醇治疗组胼胝体增多的成熟少突胶质细胞数又明显多于仅由凋亡减少而增加的成熟少突胶质细胞数，表明部分新增的成熟少突胶质细胞数可能来源于分化的少突胶质前体细胞。梓醇可明显降低脑白质星形胶质细胞和小胶质细胞的增生活化，抑制炎症因子的释放。提示梓醇对脑白质的保护作用与其抗炎症效应有关，可明显提高胼胝体中 Bcl-2、p-Akt 和 p-CREB 阳性细胞数和表达水平，增加 Bcl-2 和 p-Akt 在少突胶质细胞中的表达。

（2）抑制神经衰老　梓醇和地黄多糖对神经衰老有保护作用。梓醇对于 D- 半乳糖（D-gal）诱导的衰老小鼠模型大脑胆碱能系统及炎性细胞因子具有神经保护作用。模型动物给药 2 周，梓醇能显著降低衰老小鼠大脑乙酰胆碱酯（AChE）的活性，显著增加其前脑基底胆碱乙酰转移酶（ChAT）阳性神经元表达，增加毒蕈碱乙酰胆碱受体 M1（mAChR1）的表达，并且降低衰老小鼠大脑中 TNF-α、IL-1β 和晚期糖基化终产物（AGEs）的量。实验研究表明，梓醇能够对 D- 半乳糖诱导的衰老小鼠脑具有保护作用，其作用机制可能是对小鼠大脑的胆碱能和免疫损伤具有保护作用；对 D- 半乳糖致亚急性衰老小鼠模型，同时在前 2 周和后 2 周分别用梓醇 2.5mg/kg，预防和治疗后可以改善衰老模型小鼠的学习记忆能力，并显著提高脑中 SOD、谷胱甘肽过氧化物酶（GSH-PX）活性，降低丙二醛（MDA）水平，表明梓醇可改善 D-gal 致衰老小鼠的学习记忆障碍，此作用可能与梓醇的抗氧化作用有关；对谷氨酸诱导 SD 大鼠海马神经元损伤，0.2mg/L、1.0mg/L、5.0mg/L 梓醇可不同程度地改善谷氨酸损伤引起的神经细胞形态的改变，提高细胞存活力减少 LDH 的漏出，降低细胞凋亡率，并呈一定的剂量相关。梓醇对谷氨酸诱导的海马神经细胞损伤有保护作用。

　　有学者用淀粉样蛋白 β 加谷氨酸受体激动剂诱导的神经退行性改变小鼠模型，梓醇治疗 2 ~ 3 个月后，可以大大提高小鼠的学习能力和记忆力，梓醇能够升高动物模型大脑中脑源性神经营养因子（BDNF）水平，其神经保护作用机制与多奈哌齐不同。可见，对于淀粉样蛋白 β 加谷氨酸受体激动剂诱导的神经退行性改变，梓醇具有一定的治疗作用。对淀粉样前体蛋白（APP）/ 早老素（PS1）APP/PS1 双转基因小鼠，每天腹腔注射梓醇 5mg/kg，连续 3 周，能显著缓解阿尔茨海默病模型小鼠的焦虑情绪，这种改善作用可能是通过改善神经元及突触的丢失来实现的。地黄多糖具有抗焦虑的作用，其机制可能与抑制大鼠海马区 β－突触核蛋白、DJ-1、过氧化物酶 -2、过氧化物酶 -6、二甲基精氨酸二甲胺水解酶 1（DDAH-1）和铁硫蛋白的下调有关。

　　（3）保护脑损伤　梓醇和地黄多糖对脑损伤有保护作用。梓醇可显著改善 1- 甲基 -4- 苯基 -1，2，3，6- 四氢吡啶（MPTP）引起的小鼠行动能力损害，显著升高帕金森氏病小鼠纹状体内多巴胺浓度，并呈剂量相关，这一作用可能与黑质致密部胶质细胞源性神经营养因子（GDNF）浓度依赖的酪氨酸羟化酶神经元数量和纹状体内多巴胺转运体密度升高有关。在给予 GDNF 受体抑制剂后，梓醇对 1- 甲基 -4- 苯基吡啶（MPP）诱导的中脑神经细胞损伤的保护作用明显减弱。表明梓醇抗帕金森病的作用机制可能与增强纹状体内 GDNF 的表达有关。对于鱼藤酮所致小鼠脑线粒体损伤模型，每天注射 10mg/kg 梓醇，连续 7 天，可增加 GSH 的量，减少膜电位的丢失和活性氧的生成，抑制 LDH 的释放，对小鼠脑线粒体具有保护作用，通过恢复脑内线粒体复合物酶活性和膜电位水平、减少线粒体内 ROS 生成的作用而抑制鱼藤酮诱导的脑损伤。由东莨菪碱所致小鼠空间学习记忆障碍，每天尾静脉注射梓醇 9mg/kg，连续 3 天后可改善东莨菪碱诱导的学习和记忆障碍，其机制可能与促进 BDNF 表达，增加脑乙酰胆碱（ACh）含量有关。

对于脂多糖（LPS）诱导的神经退行性疾病，梓醇能刺激 Bcl-2 的表达，抑制 Bax 蛋白的表达。对于 LPS 诱导的 PC12 细胞，梓醇能够减少 Ca2+ 浓度增加，下调钙离子 / 钙调素依赖性蛋白激酶（CaMK）磷酸化，阻断钙离子 / 钙调素依赖性蛋白激酶 Ⅱ（CaMK Ⅱ）依赖的凋亡信号调节激酶（ASK1）/-c-Jun 氨基端激酶（JNK）/ 丝裂原活化蛋白激酶 p38 信号级联，同时减少 LPS 诱导的 PC12 神经细胞株凋亡。因此，梓醇对 LPS 诱导的 PC12 细胞凋亡的保护作用，其作用机制与 CaMK Ⅱ 的依赖 ASK-1/JNK/p38 信号通路之间有密切联系。采用脂多糖（LPS）与干扰素 y（IFN-y）共同刺激星形胶质细胞诱导炎症反应，梓醇显著抑制 NO 和 ROS 的生成，削弱了诱导型一氧化氮合酶（iNOS）的活性，明显下调炎症基因 iNOS、环氧化酶 2（COX-2）和 Toll 样受体 -4（TLR4）的表达，其抗炎作用是通过调节核转录因子 -κB（NF-κB）的激活，控制下游炎症因子的表达与释放，从而抑制星形胶质细胞激活诱发的炎症反应，最终实现神经保护的目的。

对于大鼠骨髓间充质干细胞（BMSCs）诱导分化为神经样

细胞，用 200μg/L 地黄多糖诱导 24 小时，连续培养 7 天，诱导后的细胞伸出突起交互成复杂网状，细胞神经元蛋白阳性表达率 97.9%，在高钾刺激下细胞膜电位迅速升高，细胞内钙离子流增加，细胞突触发生了胞吞胞吐现象，其机制是地黄多糖抑制 Notch1 蛋白的表达，Notch1mRNA 随时间变化表达下降，Presenilin1 表达先降低后略有回升，Hes1 表达下降，Mash1 表达升高，Jagged1 表达先升高后降低，并影响 Notch 信号通路相关基因的表达。

3. 降血糖、调血脂　地黄能有效改善细胞糖脂代谢，给模型动物静脉注射梓醇 200μmol/L 可明显增高 3T3-L1 脂肪细胞的葡萄糖消耗量（$P < 0.01$），抑制过氧化物酶体增长因子活化受体（PPAR-γ）蛋白表达，具有体外调节脂肪细胞糖脂代谢的作用。梓醇能降低链脲佐菌素（STZ）诱导的糖尿病大鼠血糖，并呈剂量相关，其作用机制是通过促进 β-内啡肽的释放，提高葡萄糖转运率，抑制糖异生有关。0.1mg/kg 梓醇能增强 STZ-糖尿病大鼠比目鱼肌对葡萄糖的摄取，呈浓度相关；促进肝糖原合成，增加葡萄糖的利用，从而降低血糖。梓醇能显著降低高脂饮食联合 STZ 建立的糖尿病模型肾重指数，改善肾功能和病理变化，降低血管紧张素 Ⅱ、肾皮质转化生长因子 -β1（TGF-β1）、结缔组织生长因子（CTGF）、纤维连接蛋白（FN）、Ⅳ型胶原的组织水平，下调 TGF-β1 和结缔组织生长因子（CTGF）的 mRNA 表达，通过抑制 TGF-β1、CTGF 和血管紧张素 Ⅱ（AngⅡ）的表达，减少细胞外基质累积。给肥胖糖尿病模型大鼠腹腔注射地黄多糖，中、高剂量组分别 20 mg/kg、30mg/kg，1 次 / 日，每次 0.2mL，结果可以有效改善的空腹血糖（FBG）、胰岛素水平、总胆固醇（TC）、甘

油三酯（TG）等相关生化指标，同时血清中大鼠血清中胰高血糖素样肽–1（GLP–1）、葡萄糖依赖性促胰岛素释放肽（GIP）的水平也有所升高，因此，地黄多糖可以通过促进GLP–1、GIP的分泌对肥胖糖尿病大鼠起到治疗作用。

梓醇能够抑制晚期糖基化终产物（AGEs）诱导的单核细胞THP–1炎症表达，抑制炎症介质表达，显著降低NF–κB的转录活性，抑制AGE诱核对导的丝裂原活化蛋白激酶（MAP）磷酸化，IkBα和NF–kB核定位的降解，抑制细胞内ROS产生，达到抑制NADPH氧化酶活性的双重作用，从而抑制AGE介导的炎症。毛蕊花糖苷抑制AGEs生成，浓度为1×10^{-5}mol/L时的抑制率为17.4%，梓醇和水苏糖对果糖胺抑制作用较强，IC_{50}分别为4.2×10^{-8} mol/L、9.4×10^{-8}mol/L。高脂饲料诱导的慢性应激大鼠，地黄寡糖能增加胸腺和脾脏的器官质量，降低空腹血糖水平，改善葡萄糖耐量异常，增加肝脏和肌肉中糖原的储量，减少糖异生的能力和血浆游离脂肪酸的水平，以及血浆中三酰甘油和总胆固醇水平；而血浆皮质酮水平下降，血浆瘦蛋白水平增加，机制可能是地黄寡糖通过多途径和多靶点重建神经内分泌免疫调节网络中的葡萄糖稳态所介导。

4.**细胞毒活性**　对于体外培养的5种人肿瘤细胞回盲部腺癌HCT–8细胞、肝癌Bel–7402细胞、胃癌BGC–823细胞、肺腺癌A549细胞、卵巢癌A2780细胞，地黄新苷A～E及J～K、frehmaglutinA～D用量≤10μmol/L时均不显示细胞毒活性；而对D–氨基半乳糖诱导的人肝细胞株HL–7702损伤模型，地黄新苷C、地黄新苷J～K、去乙酰野芝麻苷、frehmaglutinC、2–phenylethyl–O–β–D–xylopyranosyl–（1→6）–β–D–glucopyranoside、红景天苷、落叶松脂醇–4′–O–β–D–吡喃型葡萄糖苷、2-methoxy-4-methylphenyl-O-β-Dapiofuranosyl-（1→6）--D-glucopyranoside、rhamnopyranosylvanilloyl、（7R,8S,7′R,8′S）-4,9,4′,9′-tetrahydroxy-3,3′-dimethoxy-7,7-epoxylignan9-O-D-glu-copyranoside 和 1-methyl-1,2,3,4-tetrahydro-β-carboline-3-carboxylicacid 在浓度为 10μmol/L 时，具有肝损伤保护作用，glutinosalactoneC 表现出细胞毒活性，IC508.35 ～ 39.25μmol/L；glutinosalactoneA ～ B 对人肿瘤细胞株 MCF-7、MG63 和 HepG2 不显示细胞毒作用。梓醇对高糖诱导的人神经瘤细胞系 SH-SY5Y 细胞凋亡具有保护作用，1mg/mL、2mg/mL、4mg/mL 组细胞存活率均明显升高，其机制可能与梓醇的抗氧化作用有关。

5. 抗电离辐射 人淋巴细胞 AHH-1 在照射前给予梓醇 25 ～ 100mg/mL 干预，可显著抑制电离辐射诱导的细胞凋亡，增加细胞活力。同时，梓醇 25 ～ 100mg/kg 降低了胃肠道的形态学损伤，降低血浆中 MDA 和肠中 8-羟基脱氧鸟苷水平，增加体内血浆中内源性抗氧化剂和外周血白细胞和血小板，放射保护作用可能与减少活性氧有关。

6. 抗骨质疏松 以小鼠成骨细胞株 MC3T3-E1 作为药物筛选的细胞模型，梓醇 $1×10^{-7}$ ～ $1×10^{-9}$mol/L，分别培养 24 小时、48 小时，促进成骨细胞株 MC3T3-E1 细胞增殖；梓醇 $1×10^{-5}$ ～ $1×10^{-6}$mol/L 培养 48 小时、72 小时可提高成骨细胞株 MC3T3-E1 细胞内碱性磷酸酶的活性；梓醇 $1×10^{-5}$ ～ $1×10^{-6}$ mol/L 培养 8 天、12 天能明显促进成骨细胞 MC3T3-E1 骨钙素合成和分泌；梓醇 $1×10^{-5}$ ～ $1×10^{-6}$mol/L 培养 19 天，能增加成骨细胞株 MC3T3-E1 细胞的矿化结节（MBNS）数目。因此，梓醇可以提高成骨细胞株 MC3T3-E1 增殖和分化能力，梓醇可能是地黄治疗骨质疏松作用的活性成分之一。毛蕊花糖苷明显抑制破骨细胞的分化和形成，减少骨质流失。

7. 保护脏器　地黄寡糖能显著改善四氯化碳产生的肝损伤生理指标，使肝脏中升高的 MDA 降低，可以防止活性氧相关的肝损害。0.1 ~ 0.4g/L 地黄低聚糖体外培养人脂肪组织来源干细胞（hASCs）12h，可促进分泌血管内皮生长因子（VEGF）、肝细胞生长因子（HGF）、胰岛素样生长因子 –1（IGF–1）、基质细胞衍生因子 –1α（SDF–1α）（$P < 0.05$），而对于碱性成纤维细胞生长因（bFGF）的分泌无明显影响，增强 hASCs 的旁分泌作用；熟地黄寡糖能促进脂肪来源的间充质干细胞（ADMSCs）增殖，减轻 H_2O_2 诱导的细胞凋亡，增加细胞活力和增殖能力，这种保护作用与上调血管内皮生长因子和肝细胞生长因子有关。而对于体外培养的小型猪脂肪组织来源干细胞，地黄低聚糖可以促进表面抗原 CD29、CD44、CD90、CD105 表达，而对于 CD31、CD34、CD45、HLA–DR 表达无明显影响。地黄低聚糖浓度在 0.01 ~ 1g/L 内对体外培养的小型猪 ASCs 具有促增殖作用（$P < 0.05$），最佳浓度为 0.1g/L。地黄多糖能够促进脾淋巴细胞增殖，改善脾脏组织学变化，提高创伤小鼠脾指数和脾脏免疫功能，进而促进创面愈合。熟地黄多糖具有抗疲劳作用，其机制与增加肝糖原储存，减少血清尿素氮和血乳酸的蓄积有关。

8. 提高免疫功能　地黄多糖上调小鼠骨髓来源的树突状细胞 CD40、CD80、CD83、CD86 和 MHC Ⅱ 分子的表达，下调由于 IL–12 和 TNF–α 生成诱导的胞饮作用和吞噬作用，有效地促进树突状细胞的成熟，增强宿主免疫。地黄多糖显著刺激淋巴细胞增殖和 T 细胞的生长速度，上调 T 淋巴细胞中 IL–2

和 IFN-γ 的生成，具有免疫增强活性。

9.其他作用　毛蕊花糖苷抑制黑色素瘤 B16F10 细胞上的酪氨酸酶活性和黑色素的合成，降低酪氨酸酶、酪氨酸酶相关蛋白 -1（TRP-1）和小眼畸形转录因子（MITF）的蛋白质水平，增加细胞外调节激酶（ERK）的磷酸化。此外，毛蕊花糖苷抑制 α-促黑素细胞激素诱导和照射紫外吸收导致的黑色素生成。表明毛蕊花糖苷通过激活 ERK 信号，从而下调 MITF、酪氨酸酶和 TRP-1 的生成，降低 B16F10 细胞酪氨酸酶活性和黑素的生成。

二、当归

当归别名秦归、云归、西当归、岷当归。始载于《神农本草经》，为无毒的上品药。国内外学者对其进行了深入的研究，发现当归含有苯酞类及其二聚体、酚酸类、多糖、黄酮等多种化学成分。当归为血家之圣药，具有补血调血、调经止痛、润肠通便的功效。临床上主要用于治疗血虚萎黄，眩晕心悸，月经不调，经闭痛经，虚寒腹痛，肠燥便秘，风湿痹痛，跌扑损伤，痈疽疮疡等症。

（一）化学成分研究

1.挥发油　挥发油是当归的主要有效成分之一，其含量超过 1％。挥发油主要采用水蒸气蒸馏法、有机溶剂提取法及 CO_2 超临界流体萃取法提取，其中超临界流体萃取法可显著提高挥发油收率。挥发油不同部位所含成分不一样，其中藁本内酯的含量最高，其次为丁烯基酞内酯。当归挥发油具有抗血小板凝聚、神经保护和镇痛消炎等作用。

2. 多糖类 当归含有丰富的多糖。多糖是当归浸膏的水溶性主要成分，当归多糖主要结构为 APS-3aI、APS-3aII 和 APS-3aII 的结构，酸性多糖结构为 APS-1b、APS-3b、APS-3c。多糖中单糖主要成分为葡萄糖、鼠李糖、甘露糖、阿拉伯糖、半乳糖等；酸性多糖主要成分为糖醛酸。单糖通过聚合构成多糖，组成及其比例各不相同。当归多糖具有活血、抗肿瘤和调节免疫等多种功效，其应用也越来越受到重视。

3. 有机酸 阿魏酸为当归的主要有机酸类。当归不同部位阿魏酸含量有所不同，其中当归尾中阿魏酸含量最高。阿魏酸钠是一种酚酸，具有补血活血、抗炎和抗血小板聚集、提高机体免疫等多种功能。

4. 氨基酸 当归中至少含有 16 种氨基酸，其中精氨酸含量最高，赖氨酸、缬氨酸、色氨酸、亮氨酸为人体不能自身合成的必需氨基酸。

（二）药理作用

1. 对血液及造血系统的作用 当归是历代医药学家公认的"补血要药"。当归挥发油可扩张血管，缓解血管痉挛、抑制心肌细胞肥大、抗心律失常，其中藁本内酯可干扰细胞内钙离子代谢。肖军花等发现中性挥发油的非酚成分可抑制心肌自搏频率，降低心肌收缩力，作用血管紧张素 II，阻止钙离子、钠离子内流和钾离子外流，对钾离子通道具有选择性。当归多糖可促进造血干细胞和造血祖细胞的增殖分化，激活微循环中的免疫细胞进而补血，并分泌造血调控因子，促进红细胞造血。有机酸中的阿魏酸可抑制血小板凝集，降低 MDA 引起的红细胞凝血，在增加 PGI2 生物活性的同时降低 TXA2 的生物活性，进而 PGI2/TXA2 比值升高，作用于花生四烯酸，抑制凝血。此外阿魏酸对血浆纤维蛋白具有一定的溶解作用，并保护血管内膜，清除自由基，使主动运输的脂质保持相对平衡，降低细胞中 TGB-β1 表达的同时增加 bFGF 的表达，进而抗动脉粥样硬化。当归还可增加心脏的血液供应，降低心肌细胞的耗氧量和脉搏频率，稳定心肌细胞的细胞膜，保护线粒体和溶酶体，抗氧性增强，进而保护心肌细胞缺氧性损伤。

2. 镇痛作用　杨胜男等采用不同浓度的当归水煮液分别对正常、神经痛大鼠灌胃，通过热板和压力测痛仪测试，结果显示，当归水煮液对正常大鼠的镇痛效果强于神经痛大鼠。杨晶等研究观察当归中藁本内酯对小鼠醋酸致痛和热板致痛的影响，结果发现，给予藁本内酯药组大鼠的扭体次数明显减少，具有较强的缓解镇痛效果。

3. 抗氧化作用　当归中苯酞类和黄酮类化合物具有明显的抗氧化作用。骆亚莉等采用水提醇沉方法分离当归 3 种有效成分，通过建立冷应激小鼠模型，观察当归有效成分对小鼠抗氧化功能及红细胞黏附功能的改善作用。结果显示，与模型组比较，当归用药组小鼠心搏时间均明显延长，胸腺、脾脏指数均明显升高，血清 SOD 水平明显增高，MDA 含量降低，脾脏组织 GSH-Px 含量、RBC-C3bR 花环率均升高。说明当归有效成分可增强小鼠的抗氧化作用，提高红细胞免疫黏附功能，从而发挥对冷应激所致免疫抑制的干预作用。

4. 抗炎微炎症　主要表现为以血浆反应蛋白为代表的相关非感染性炎症因子升高，肾脏病变时最为常见。当归有效成分可明显抑制微炎症及慢性肾小球肾炎。魏明刚研究发现，当归可对大鼠肾脏足细胞有保护作用，其作用机理通过抑制肾脏系膜细胞增生和肾小球毛细血管内红细胞瘀积、减轻肾小管间质损伤、减少尿白蛋白、减轻损伤，从而保护足细胞裂孔膜结构的完整性。当归不仅对肾炎有改善作用，其藁本内酯和阿魏酸等成分均有明显的抗前列腺增生作用，改善血液微循环，抑制前列腺基质增生和改善前列腺慢性炎症效果明显，具有行瘀散结、利尿通淋之功效。

5. 对神经系统的作用　当归对神经系统的作用主要表现在中枢抑制、镇痛、抗惊厥和神经修复等。胆碱是镇痛的主要物质，强度约是乙酰水杨酸的 1.7 倍。藁本内酯具有安定样镇静作用，拮抗氯胺酮引起的兴奋，机理与氯丙嗪相似。当动物机体缺氧导致神经元变性时，当归可激活 VEGF，保护损伤神经，促进神经再生。钟兴明等研究表明：幼年大鼠缺氧时，静脉（肌肉）注射当归注射液可抑制 GFAP 的表达，阻止 N R 1 的再表达，可保护脑组织。此外，当归对帕金森病具有一定的治疗作用。

6. 保护脏器　当归可有效抗肝损伤。王志新等研究发现当归补血汤加味可降低肝组织内的胶原沉积，抑制肝纤维化的形成与发展，具有良好的抗肝损伤和改善肝功能作用，有效阻止肝纤维化发展至肝硬化。王琳娜等研究发现当归补血颗粒可防止高血压引起的肾损害，抑制肾间质纤维化，缓解高血压引起肾血管病变程度。给予当归补血颗粒治疗的大鼠血肌酐和尿素氮明显降低，改善肾组织和蛋白表达，且早期用药效果优于晚期。

7. 对子宫的作用　当归含有抑制和兴奋子宫的两种成分；当归注射液在离体子宫内表现出抑制作用，但是在体内子宫表现的功能截然相反，这可能与使平滑肌松弛的藁本内酯有关，而在离体状态下，有机酸兴奋组织胺受体，但与前列腺合成酶不作用。因此，临床上常用当归做止痛和催产之用。

8. 预防冻疮　李晓芸等人对当归四逆汤加味花椒的药理作用进行研究，探讨其预防治疗冻疮的作用。分别采用水煎和渗漉两种中药提取方法，于 60℃减压浓缩制备中药提取物浸膏。将 30 只 SD 大鼠随机分为空白组、模型组、水煎组、渗漉组 4 组，采用冻疮治疗前后外观描述、抗炎—肿胀度检查法、镇痛作用测定、组织切片等方法来综合评价两种中药提取物的冻疮防治效果。当归四逆汤加味花椒的水煎、渗漉提取物均可显著减轻大鼠冻伤肿胀；可提高热板致痛小鼠在给药后 0.5 小时痛阈值；肉眼、镜下观察均有肿胀消退，且组织切片中皮下组织血管减少，并发现毛囊。说明当归四逆汤加味花椒具有较好的抗炎、镇痛、活血化瘀等作用，水煎和渗滤组均具有较好的冻疮防治效果，对实验性动物冻伤后皮肤具有一定的促进康复作用。

9. 其他作用　当归对肾小球的滤过和肾小管的重吸收有一定的保护作用，但动物机体肾脏病变时，当归可在一定程度上恢复肾小管的机能，当归还具有抗辐射、抗损伤、抗肿瘤、抗氧化、抗衰老等用途。据报道，当归还可降低血糖含量，这主要与胰岛 B 细胞的修复和再生有关。

三、枸杞子

枸杞子为茄科植物宁夏枸杞 Lycium barbarum L. 的干燥成熟果实，同属植物 L.Chinense Mill. 的果实习称"川枸杞"或"沣枸杞"，在少数地区作枸杞子使用，但品质较次。枸杞子是一味传统常用中药，始载于《神农本草经》，列为上品。《本草纲目》谓其补肾、润肺、生精、益气。《圣惠方》载枸杞子酒补虚损、强筋骨、悦颜色、健身体。枸杞子性平、味甘，具有滋补肝肾，益精明目的功效。

（一）化学成分研究

宁夏枸杞的化学成分主要含枸杞多糖（LBP）、甜菜碱（betaine）、类胡萝卜素及类胡萝卜素酯、维生素 C、莨菪亭（scopoletin）、多种氨基酸及微量元素 K、Na、Ca、Mg、Cu、Fe、Mn、Zn、P 等成分。此外，尚从枸杞中分得玉蜀黍黄素及玉蜀黍黄素二棕榈酸（Zeaxanthin dipalmitate）、环肽（Cyclic peptides）及枸杞素 A—D、脑苷脂类等。其中，枸杞多糖有促进免疫作用，为枸杞的主要活性成分之一，甜菜碱、玉蜀黍黄素及玉蜀黍黄素二棕榈酸、脑苷脂类对四氯化碳引起的肝损害有保护作用。枸杞素 A 和 B 有抑制血管紧张肽转化酶的活性。

（二）药理作用

1. 抑菌作用　中药枸杞子浸出液对金黄色葡萄球菌、表皮葡萄球菌、M.lysodeikticus 菌、伤寒杆菌 H_{901}、伤寒杆菌 O_{901}、甲型副伤寒杆菌、乙型副伤寒杆菌、丙型副伤寒杆菌、鼠伤寒杆菌、痢疾杆菌、大肠杆菌、产气杆菌、绿脓杆菌、枯草杆菌、炭疽杆菌（无毒株）、鼠疫杆菌（无毒株）、白色念球菌等 17 种细菌均有较强的抑菌作用。

2. 抗诱变作用　张涛等以小鼠为研究对象，以骨髓多染红细胞微核率为指标，研究了枸杞子水提物对丝裂霉素 C 诱发微核的拮抗作用，发现枸杞子具有明显的抗诱变作用，并且证实这种作用在雌雄小鼠间无明显差异。抗诱变作用既可预防、减少体胞的癌变，又可保证人类生殖细胞和胚胎细胞的正常生长发育，减少遗传病、畸形的发生。因此，抗诱变研究不仅对肿瘤防治，而且对优生优育均有重要意义。

3. 降血脂　王德山等对枸杞子液降血脂及肝脂作用的量效关系及毒性反应进行了研究。分别用 1g/kg、2g/kg、4g/kg（生药剂量）枸杞子液给实验性高脂血症大鼠灌胃 10 天。结果表明：不同剂量枸杞子液均有明显降低血中血清总胆固醇（TC）、甘油三酯（TG）、低密度脂蛋白胆固醇（LDL-C）的作用以及降低肝内 TC、TG 的作用。实验结果还显示，1g/kg 枸杞子液剂量组的降脂效果不如 2g/kg、4g/kg 剂量组明显，表明枸杞子液的降血脂效果具一定的量效关系，即适当增大枸杞子液剂量可增强对实验性高脂血症大鼠的血脂及肝脂的降脂作用，但对血细胞、肝功能、肾功能未见不良影响。因此，枸杞液具有防止动脉粥样硬化及心脑血管疾病发生的作用。从枸杞子液对肝内脂质影响的作用来看，枸杞子液对脂肪肝病的预防应予重视。李红学等研究还发现，枸杞子具有显著阻止灌饲胆固醇、猪油家兔血清胆固醇增高的作用。

4. 降血糖作用　杨新波等研究了枸杞多糖（LBP）对正常小鼠的血糖和糖耐量的影响及对四氧嘧啶致高血糖小鼠的保护作用。分别给正常小鼠灌胃（ig）LBP50mg/kg 及 100mg/kg，可使血糖明显降低（$P < 0.05$，$P < 0.01$）；给四氧嘧啶（72mg/kg 中毒小鼠 LBP100mg/kg，ig，qd，高血糖水平亦明显降低（$P < 0.05$）；预防给药 LBP100mg/kg^{-1} 及 50mg/kg，可使四氧嘧啶中毒小鼠的血糖接近正常或维持在较低水平（$P < 0.01$）；糖耐量实验表明，LBP100mg/kg 可明显对抗正常小鼠给 5g/kg 葡萄糖引起的血糖升高（$P < 0.01$）。结果提示，LBP 对正常及糖尿

病模型动物均有降血糖作用。

5. 抗衰老作用　闫秀英等报道了枸杞子对四氯化碳（CCl₄）致大鼠肝脂类过氧化作用的抑制。用枸杞子加水制成匀浆给大鼠连续灌胃9天（1次／日），然后肌肉注射CCl₄，24小时后处死，取血清和肝匀浆测定超氧化物歧化酶（SOD）和丙二醛（MDA）含量，结果表明：枸杞组大鼠血清和肝匀浆SOD活性明显高于对照组，MDA含量明显低于对照组，说明枸杞子具有抑制CCl₄致脂类过氧化的作用。李明等研究发现，枸杞多糖具有抗脂质过氧化及提高SOD活性的作用。石瑞如等研究发现，心肌β受体最大结合容量（Bmax）在3、8、15月龄大鼠组间无显著差异，26月龄组显著降低。枸杞子可显著提高26月龄大鼠心肌β受体Bmax。表明衰老大鼠心肌β受体密度降低，枸杞子可使之显著升高，提示对心肌β受体数目的调节是枸杞子发挥抗衰老作用的分子基础之一。

6. 对铅免疫毒性的拮抗作用　近年来很多研究表明，人和动物长期接触低剂量的环境污染物能引起免疫功能的变化，这种变化往往出现在其他毒性症状之前，所以免疫功能的损伤是机体接触外源性化学物质早期敏感的指标。尹秀琴等研究发现，小鼠每天每只200mg枸杞子水煎剂灌胃14天和30天，对小鼠正常免疫功能无明显地增强作用，而这一低剂量可明显对抗铅降低外周血T淋巴细胞数，抑制迟发型变态反应和降低抗体效价等免疫毒性。表明枸杞子对铅的免疫毒性有明显的拮抗作用。

7. 其他作用　枸杞子水提液可延长小白鼠存活时间（延长67.3%），枸杞子对老年大鼠的一些内分泌激素（T3、T4）具有调节作用。

四、北沙参

北沙参为伞形科植物珊瑚菜（*Glehnia littoralis* Fr. Schmidt ex Miq.）的干燥根，为我国的传统中药，其性凉，味甘淡，归肺、脾、肝、心，具有清补肺阴、制火益气、补脾肺阴、和中降逆、涵养肝阴、解郁潜阳、清养心阴、安神除烦等功效。

近年研究表明，北沙参的化学成分主要包括挥发油、糖苷、香豆素类等，还含有淀粉、三萜酸、豆甾醇、磷脂、氨基酸等成分。因其化学成分复杂，多名学者采用气相色谱－质谱联用（GC-MS）、13C－磁共振、氢－磁共振和柱色谱等技术等，成功分离鉴定了北沙参的化学成分。

1. 免疫调节作用

（1）对巨噬细胞的影响　对北沙参的免疫调节作用研究表明，北沙参提取物可增加小鼠巨噬细胞的吞噬功能。李建业等对 BALB/c 小鼠灌胃给予北沙参 1g/kg、2g/kg 和 4g/kg，阳性对照为环磷酰胺。给药 10 天后，体外分离纯化巨噬细胞，测定巨噬细胞对中性粒细胞的吞噬能力。结果表明，北沙参提取物可以增加小鼠胸腺、脾质量，增强小鼠腹腔巨噬细胞吞噬中性粒细胞的能力，提高小鼠淋巴细胞的杀瘤率和自然杀伤细胞的杀伤能力。吕方军等通过制备北沙参茎叶的不同提取物进行灌胃给药，北沙参不同提取物分为 4.68g/kg 和 2.34g/kg 两种剂量，连续给药 8 天，制备环磷酰胺致免疫抑制小鼠模型，末次给药后比较药物对小鼠外周血白细胞吞噬指数、小鼠免疫器官胸腺、脾脏指数的影响。结果显示，北沙参水提后醇提物高剂量组小鼠胸腺指数和脾脏指数均明显增高，证明北沙参茎叶具有抑制环磷酰胺致小鼠外周血白细胞数和胸腺指数降低的作用，增强免疫低下小鼠网状内皮系统的吞噬功能。

（2）T淋巴细胞亚群的影响　北沙参可提高T淋巴细胞亚群和相应的淋巴细胞数量，增强细胞免疫功能。杨宪勇提取了北沙参的有效成分后，利用环磷酰胺建立小鼠免疫抑制模型。将造模成功的小鼠分别给予两种剂量北沙参治疗，连续给药6天。第7天处死小鼠后，用流式细胞仪检测小鼠外周血中CD3$^+$、CD4$^+$及CD8$^+$细胞的数量。实验结果表明，北沙参治疗组小鼠外周血中T淋巴细胞亚群和T淋巴细胞的数量都有所提高，Th/Ts比值明显升高，提示北沙参具有增强细胞免疫的作用。

对北沙参粗多糖的研究发现，其可以促进脾中B细胞的产生。刘咏梅等利用甲状腺素（150mg/kg）和利舍平（1mg/kg）制备阴虚小鼠模型，灌胃给予北沙参水提粗多糖，给药剂量分别为800mg/（kg·d）、600mg/（kg·d）和400mg/（kg·d），观察药物对小鼠迟发型超敏反应、脾脏B细胞数量等的影响。实验表明，600和800mg/（kg·d）北沙参粗多糖对迟发型超敏反应、脾B细胞的产生均有显著促进作用。

2.其他　吕方军等制备了莱阳沙参茎叶的不同提取液，通过灌胃给予小鼠不同剂量的北沙参提取物，剂量分别为4.68g/kg和2.34g/kg，连续给15天，于第10天进行致敏，测量致敏前后小鼠足跖厚度的差值。结果表明，莱阳沙参茎叶提取物的两个剂量组均能明显增加小鼠足跖厚度，且随剂量的增加，其功能有增强趋势，表明莱阳沙参茎叶具有促进小鼠迟发型变态反应的作用。

3.肺保护作用

（1）对肺纤维化的影响　姚岚等对Wistar大鼠采用一次性

注入平阳霉素（博来霉素）注射液 5mg/kg 制备大鼠肺纤维化模型，对造模成功大鼠分别给予北沙参 1.5g/kg 和 3.0g/kg 灌胃给药，4 周后，检测大鼠血中羟脯氨酸、纤连蛋白及层连蛋白含量。结果显示，北沙参可降低肺纤维化大鼠血清中纤连蛋白和层连蛋白含量，对肺纤维化有治疗作用。他们还观察了北沙参对肺纤维化大鼠肺组织病理学改变的影响，以及不同时间点的肺质量系数、肺泡炎性程度及肺纤维化程度的改变，同样证实了北沙参对肺纤维化的治疗作用。

（2）对肺炎的影响 对肺炎的影响研究表明，沙参、麦冬等配伍的中药复方沙参麦冬汤是临床上治疗放射性肺炎的最有效方法之一。周燕萍建立了放射性肺炎大鼠模型，造模第 2 天开始给予沙参麦冬汤 5.15mL/kg 灌胃，每日 1 次，持续 6 周，在第 2、4 和 6 周检测大鼠肺组织超氧化物歧化酶（superoxide dismutase，SOD）活性和丙二醛（malondialdehyde，MDA）含量，结果显示，沙参麦冬汤治疗组大鼠肺组织中 SOD 活性均高于模型组，MDA 含量低于模型组，提示沙参麦冬汤能增强肺组织的抗氧化能力且预防优于治疗。韩彦华在 3 周岁以上儿童肺炎恢复期给予沙参麦冬汤口服，每天 1 剂，疗程 7 ~ 14 天。结果证实，加用沙参麦冬汤治疗组患儿的总有效率较常规抗生素治疗有所提高。

4. 肝保护作用 金香男等建立 CCl_4 致急性肝损伤的大鼠模型，灌胃给予北沙参乙醇提取物 EEAR，7 天后分别检测肝匀浆 SOD、过氧化氢酶（catalase，CAT）和 MDA 活性。结果表明，给予 EEAR 组大鼠肝匀浆中 SOD 和 CAT 活性显著增加，MDA 含量降低，提示 EEAR 对 CCl_4 所致的大鼠急性肝损伤具有一定的保护作用。白瑜等在观察何首乌、北沙参、紫丹参 3 味中药对衰老大鼠肝细胞影响的电镜结果中发现，北沙参可以补充衰老细胞的染色质 DNA，延缓细胞凋亡；北沙参还可明显升高大鼠血清中 IL-2 水平，并且使肝细胞体积恢复正常，线粒体和粗面内质网的数量、形态均恢复正常，提示其通过保护肝细胞从而达到延缓衰老的目的。李建刚等通过微波技术和水提醇沉法提取北沙参多糖，研究发现，北沙参多糖可直接清除羟基自由基和超氧自由基等自由基，提示北沙参多糖可以保护细胞不受自由基的破坏，有抗衰老作用。

5. 抗肿瘤作用　北沙参中香豆素类的主要化合物欧前胡素和异欧前胡素有较高的生物学活性，研究表明，两者有镇痛、抗炎、抗肿瘤及舒张血管等药理活性。其中异欧前胡素在体外抗肿瘤实验中，对人中枢神经系统肿瘤细胞株 XF498、人卵巢癌细胞 SK-OV-3 和人肺癌细胞株 A549 等都有明显的抑制作用。董芳等从带皮北沙参中分离出佛手柑内酯，观察其体外抗肿瘤活性。实验结果显示，佛手柑内酯对肝癌细胞株抑制作用明显，而对人胃癌细胞株在浓度为 100mg/L 下有明显的抑制作用，其他浓度下没有抑制作用。刘西岭等采用 MTT 法观察北沙参水提法乙醇处理后不同提取物对肺癌细胞株 A549、胃癌细胞株 SGC 和肝癌细胞株 HEP 的体外药理作用。结果发现，北沙参 3 种提取物对肺癌细胞株 A549 和肝癌细胞株 HEP 在体外均有一定的抑制作用，但对胃癌细胞株 SGC 没有抑制作用。

6. 其他　研究发现，北沙参的水浸液在低浓度时能加强离体蟾蜍心肌收缩力，随着浓度增高则出现心肌抑制。对麻醉兔静脉注射，可引起血压上升、呼吸加强，切断迷走神经，此作用依然存在。此外，北沙参具有滋阴生津、益气之功，对血枯阴亏、阴虚燥咳等肿瘤患者配合放化疗疗效显著。

五、麦冬

山麦冬别名土麦冬，为百合科植物湖北麦冬或短葶山麦冬的干燥块根。性味甘、微苦，微寒。归心、肺、胃经。具有养阴生津，润肺清心的功效。用于肺燥干咳，阴虚痨嗽，喉痹咽痛，津伤口渴，内热消渴，心烦失眠，肠燥便秘。

（一）化学成分研究

麦冬皂苷为麦冬主要有效成分，含麦冬皂苷（Ophiopogonin）A、B、B'、C、C'等20多种甾体皂苷，其中A、B、C等苷元为鲁斯考皂苷元（Ruscogenin）（又名假叶树皂苷元），B'、C'等苷元为薯蓣皂苷元（diosgenin）。麦冬的其他成分还包括熊果酸、香草酸、对羟基桂皮酰酪胺、谷氨酸酚、齐墩果酸、门冬氨酸、苏氨酸、丝氨酸、丙氨酸等。

（二）药理作用

1. 增强免疫　余伯阳等腹腔注射湖北麦冬水煎液（12.5g生药/kg）发现麦冬有免疫力促进作用，能显著增加小鼠的脾脏重量，增强巨噬细胞的吞噬作用和对抗由环磷酰胺所引起的小鼠白细胞减少，腹腔注射短葶山麦冬皂苷C（10mg/kg）和麦冬多糖（200mg/kg）显著增强小鼠的碳粒廓清作用，能抑制淋巴细胞黏附于细胞外基质，改善由淋巴细胞浸泡所致的肝功能障碍引起的肝损伤，并激活小鼠网状内皮系统（RES）的吞噬功能，提高血清溶血素抗体水平。许强等发现麦冬还可抑制迟发超敏反应和炎症反应。WuFH等从短葶山麦冬中分离出短葶山麦冬皂苷（Lm-3），并研究其药理活性，发现Lm-3可以治疗与肝损伤相关的免疫系统疾病。

2. 保护神经系统　Hur 等研究发现阔叶山麦冬的正丁醇提取物可以增加神经生长因子 GF109203X 的表达和分泌，通过 PKC 途径对神经系统具有明显的保护作用。

3. 抗炎作用　短葶山麦冬皂苷元对离体大鼠中性粒细胞的呼吸爆发具有较强的抑制作用。短葶山麦冬皂苷 C（5、10 和 20mg/kg）腹腔注射小鼠在抗原激发迟发型变态反应前或后腹腔注射均能明显地抑制 2,4,6– 三硝基氯苯所致的小鼠接触性皮炎，对二甲苯或巴豆油所致的小鼠耳壳炎症反应也有明显抑制作用，表明短葶山麦冬皂苷 C 具有较强的抗炎免疫药理活性。

4. 抗心肌缺血　高广猷等通过实验研究证实，山麦冬水溶性提取物 0.75mg/kg 腹腔注射能明显对抗垂体后叶素诱发的大鼠心肌缺血改变。给药组与对照组的指标差异非常明显（$P < 0.01$），说明山麦冬的水溶性提取物具有很强的抗心肌缺血作用。另外，高广猷等报道了山麦冬中含有 15 种氨基酸成分，并观察了山麦冬总氨基酸对实验性心肌缺血模型的影响。研究发现山麦冬总氨基酸（腹腔注射）对垂体后叶素注射液所致大鼠心电图缺血性改变也有预防作用，山麦冬总氨基酸还可明显降低心肌梗死大鼠血清游离脂肪酸（freefattyacid，FFA）水平，提示本品可改善心肌脂肪酸代谢。宋晓亮等报道了山麦冬总皂苷 40mg/kg 腹腔注射大鼠对实验性心肌缺血有保护作用，其作用机制可能与防止细胞脂质过氧化与改善脂肪酸代谢有关。

5. 抗心律失常　腹腔注射山麦冬注射液 5g/kg 可明显减少垂体后叶素引起的大鼠心电图第 II 期 T 波变化和降低心律失常

发生率，而腹腔注射山麦冬注射液 10g/kg 不但明显降低心律失常发生率，而且对第Ⅰ期及第Ⅱ期 T 波变化均有明显对抗作用，两种剂量山麦冬注射液降低心律失常率与生理盐水对照组比较均有差异（$P < 0.05$），结果表明山麦冬注射液有较明显的抗心律失常活性。

6. 抗脑缺血损伤　山麦冬总皂苷对大脑中动脉血栓所致局灶性脑缺血损伤具有保护作用，并具有显著的抗凝血作用。10mg/kg、40mg/kg 山麦冬总皂苷尾静脉注射可显著减少大鼠脑梗死范围，改善行为学障碍，降低 nNOS 阳性细胞表达率；20mg/kg、60mg/kg 山麦冬总皂苷尾静脉注射可使小鼠凝血时间及出血时间显著延长。在大鼠颈总动脉结扎所致脑缺血试验中，结扎前给予 400mg/kg 和 200mg/kg 的麦冬多糖均可使给药组结扎后脑内乳酸含量较模型组显著降低，提示麦冬多糖对实验性脑缺血有抗缺氧保护作用，逆转缺血后酸中毒造成的各种损害。

7. 抗肿瘤作用　余伯阳等研究发现，短葶山麦冬皂苷 C 在给药腹腔注射 20mg/kg，对小鼠 S180 肉瘤具有明显的抑瘤作用，对艾氏腹水瘤具有抑制作用。

8. 耐缺氧　桂苊等给小鼠分别腹腔注射山麦冬注射液 5g/kg、12.5g/kg 及 25.0g/kg，对照组腹腔注射等量氯化钠注射液，记录小鼠"耐缺氧时间"，并与对照组比较出各实验组存活时间延长百分率。结果说明在减压缺氧条件下心得安可明显提高小鼠存活率，山麦冬对小鼠减压缺氧存活率提高虽不明显，但明显延长存活时间。余伯阳等发现山麦冬水煎液 25.09g/kg 腹腔注射小鼠有抗缺氧的作用，能提高皮下注射异丙肾上腺素小鼠低压、缺氧条件下的存活数。麦冬的水煎服剂，山麦冬注射液及麦冬多糖腹腔注射都能提高小鼠的耐缺氧能力；延长小鼠的存活时间。

9. 诱导分化　山麦冬水提取物对 HL60 组胞的具有诱导分化作用，HL60 细胞在山麦冬作用下，细胞形态变得不规则，细胞核呈杆状或分叶状，核仁消失，胞质出现特殊颗粒，NBT 阳性细胞率明显升高，c-myc 原癌基因表达下降。

10. 降血糖　山麦冬水提液及山麦冬多糖 200mg/kg 和 100mg/kg 干预 STZ 诱导的 2 型糖尿病小鼠，能够显著降低 2 型糖尿病小鼠的 FBG，改善糖耐量和胰岛素抵抗，降血脂。

（三）麦冬毒性研究

1. 山麦冬水溶性提取物的亚急性毒性　山麦冬水溶性提取物 3g/kg、6g/kg、9g/kg 给大鼠腹腔注射每天 1 次共 2 周，血尿素氮、GPT、Hb、Rbe 等指标均无明显改变。组织学检查表明，其心、肝、脾、肺、肾未见明显毒性。

2. 山麦冬水溶性提取物的慢性毒性　该提取物灌胃 12 周，对大鼠体重、血象和肝、肾功均无明显影响，且动物各实质脏器未见明显病理改变。

山麦冬在临床上的应用前景日益引起人们的重视。近年来，多位专家学者对山麦冬的化学成分、药理作用进行了研究，但以往山麦冬只是作为麦冬的一种补充药材，目前针对山麦冬的临床研究在国内外还是空白，因此大力开展山麦冬的化学成分、药理活性研究，对推动山麦冬的更深层次利用和开发都具有重要意义。

麦冬中含有甾体皂苷 72 种，包括呋甾皂苷和螺甾皂苷，其在降血糖、抵抗心肌性缺血与局灶性脑缺血损伤、耐缺氧、抗肿瘤和抗凝血等方面具有显著的疗效；高异黄酮类化合物 36

种，在抗非小细胞肺癌、心肌保护及清除氧自由基等方面具有显著的疗效；麦冬多糖 11 种，是麦冬抗心肌缺血、降血糖、抗氧化和免疫调节的物质基础。麦冬及其提取物通过影响各种信号传导通路起到降血糖及抗肿瘤作用，还可通过诱导肿瘤细胞自噬而发挥抗肿瘤作用。麦冬总皂苷和各部位的提取物对改善炎症具有良好的作用，特别是对放射性肺炎起到防治作用，能从多途径有效保护肺组织，不同程度上抑制或减轻肺泡的炎性反应。

六、川楝子

川楝子为楝科楝属川楝的果实（又名金铃子等），广泛分布于四川、湖北、贵州、河南等地。川楝子中主要有效成分为川楝素，此外，还含有挥发油、黄酮及多糖等多种化学成分川楝子活性成分还大量用于植物防护和机体毒理及药理研究。

（一）炮制工艺研究

中药川楝子内有质地坚硬的果核，入药时要求捣碎或砸碎。但是捣碎或砸碎的方法费工费力，工作效率低，喻红专等对川楝子的加工方法进行了改进，采用卧式转盘机加工川楝子的方法，工效高，片形好，碎末少，便于炒制、保管与贮藏。赵春艳采用砂炒川楝子的方法，由于砂子温度较高，药物受热均匀，质变酥脆，易煎出有效成分，可提高临床疗效。川楝子生用有毒浊臭，彭富祥根据自己的炒制经验采用炒香法加工川楝子，炒制品芳香不但无毒（或甚微）而且是止痛商品。醋性味酸苦温，能散瘀止血、理气止痛、行水解毒、矫味矫臭，同时有良好的有机溶媒，能使药物中含有的游离生物碱等成分发生变化，增强溶解度，而易煎出有效成分、提高疗效。王尚科采用醋拌炒法加工金铃子散、橘核丸、三层茴香丸，使川楝子的疏肝理气止痛的功效增加。

（二）化学成分的研究

川楝素已是川楝子中结构明确的重要活性成分之一，由于历年来对川楝素研究较多，对此种活性成分提取、鉴定及药理作用较明确，近些年对川楝子的其他活性成分研究较多。陈玉等采用氯仿提取，湿法装柱，石油醚－乙酸乙酯梯度洗脱从川楝果实中分得5个化合物，其中正三十烷酸、正三十二烷醇、正十六烷酸为首次从该植物中分离得到。其中正三十二烷醇具有调节植物生长的作用。昌军等从川楝子水溶性成分中分离出两个新的苯丙三醇苷：川楝苷 A（3－甲氧基－5－羟基－9－（1'-O－β－D－葡萄糖）－苏式－丙三醇）和川楝苷 B（4－羟基－7，8－（2'，1'-O－β－D－葡萄糖）－丙三醇）。采用GC-MS法从川楝子挥发油中分离出61个峰，以面积归一化法确定了各组分的相对百分含量。经过质谱数据系统检索、人工谱图解析并查对有关资料，对基峰、质荷比和相对丰度等方面进行直观比较，鉴定出42个化学成分，占总量的69%。其中，己酸（19.63%）、龙脑（1.16%）、异龙脑（2.32%）、棕榈酸（6.44%）、棕榈酸乙酯（4.61%）、亚麻酸（2.93%）、油酸（2.72%）、亚麻酸乙酯（6.45%）、亚油烯酸乙酯（4.28%）为其挥发油的主要成分。郭惠等以本地药材川楝子作原料，经烘干细碎，1000g 粉料使用石油醚冷浸三次，选择提取其脂溶性活性成分，浸提成分约 11.5g。经 GC-MS 联用分析，该提取物中检出成分 46 种，含量较高且可分离物质 19 种，活性成分总量

6.71g。确认结构发现：成分中以双环十三（碳）-1-烯和4-（4-乙基环己基）-1-戊烷基环己烯为主，并有少量胺和甾烷等。

川楝总黄酮和多糖均具有较强的抗氧化活性。川楝子总黄酮提取的最佳工艺条件为：70%（体积数）乙醇，料液比1∶30（g∶mL），微波提取7.5分钟；其多糖提取的最佳工艺条件为：浸提3h，料液比1∶15（g∶mL），提取4次。利用过硫酸铵/N，N，N，N′-四甲基乙二胺（AP-TEMED）反应体系和Fenton反应体系测其提取成分的抗氧化活性。

张世琏等对川楝子化学成分的初步分离和各组分杀虫活性进行研究，通过活性跟踪从氯仿提取部分中分离得到一个化合物，其结构由波谱和化学性质鉴定为2，3-异川楝素。

（三）川楝子的药理作用

1.驱蛔杀虫作用　川楝素是川楝子驱蛔的有效成分。它比川楝子乙醇提取物的作用强。低浓度川楝素对整条猪蛔虫有明显的兴奋作用，表现为自发性活动增强，间歇地出现异常的剧烈收缩，运动规律破坏（活动增强与减弱相交替），持续10~24小时，最后渐转入痉挛性收缩；研究表明此浓度川楝素对蛔虫神经、肌肉所致兴奋作用不被阿托品所阻断，提示川楝素并非拟胆碱类药，可以认为川楝素是对蛔虫肌肉的直接作用；而较高浓度的川楝素对猪蛔虫特别是头部的神经节有麻痹作用，有学者认为，川楝素是一种有效的神经肌肉接头阻断剂，其作用部位在突触前神经末梢，作用方式是抑制神经诱发的乙酰胆碱释放，这可能是川楝素驱蛔的作用原理之一。

川楝素具有杀虫作用。现代研究表明，川楝素可以治疗鸡球虫病、驱棉铃虫、与大蒜合用治疗蛲虫病。张世琏等对川楝素的杀虫活性进行了研究，以小菜蛾和蚜虫进行测定和跟踪试验发现其具有很高的杀蚜虫活性。徐等以川楝素为参照，试图通过半合成的方法找出更好的杀虫剂，他们合成了12个川楝素28位酰氧基的衍生物，用粘虫考察这些衍生物的杀虫效果，其中有些显示了比川楝素更好的杀虫效果，得出28位的丁酰氧基和苯丙烯氧基是川楝素发挥杀虫效果的主要活性部分。

2. 对神经肌肉接头的作用　熊春生等用电子显微镜观察了小鼠在不同时间给以川楝素和肉毒毒素后膈肌神经肌肉接头超微结构的改变。结果表明，川楝素对小鼠神经肌肉接头的亚显微结构有明显的作用，表现在突触间隙宽度增加和突触小泡数目减少，但两类变化似乎不同时出现在一个接头。而给川楝素后立即或1小时后给肉毒毒素，其改变与单给川楝素的小鼠相似，主要表现是突触小泡明显减少，长管形泡较多，髓膜样或自噬体结构经常可变等变化。研究证实川楝素是一种有效的神经肌肉接头传递阻断剂，其作用部位在突触前神经末梢，作用方式是抑制刺激神经诱发的乙酰胆碱释放，它可阻断神经肌肉接头间正常传递功能，对其他神经系统未见明显影响。

另外，还有研究证实，川楝素不仅影响神经肌肉接头的乙酰胆碱的释放，而且也可作用于多种突触的递质的共同结构，通过干扰那些参与囊泡融合的蛋白从而阻遏正常的胞吐。由此可以肯定川楝子中的主要成分川楝素对神经肌肉接头超微结构的改变作用，从而影响相关递质的产生和释放，进一步影响该神经系统，并且是一种强积累性药物。

3. 呼吸抑制作用　田文浩等对大白鼠进行试验发现，川楝素对膈神经和膈肌有放电作用，对呼吸中枢有抑制作用，而较大剂量会引起大白鼠的呼吸衰竭，主要是由于它对中枢的抑制作用。通过进一步试验验证，发现在其呼吸受到抑制的同时，呼吸中枢发出的节律性放电和与其同步的肌点活动一起消失，而刺激膈神经活动正常，说明此时神经肌肉接头仍能传递兴奋。由此说明，川楝素引起的呼吸抑制作用主要在呼吸中枢，而不是在神经肌肉接头，即其对神经肌肉接头的作用无关。

实验表明，川楝素能抑制大鼠呼吸，肌肉注射川楝素后 1 小时或静脉注射后 10 分钟，呼吸变慢，此后呼吸中枢发出的节律性发电与其同步的肌电活动一起逐渐消失；肌肉注射后 2 小时，静脉注射后 30 分钟呼吸停止。此时刺激膈神经，膈肌尚能活动，说明神经肌肉接头仍然能传递兴奋。这也进一步说明川楝素引起呼吸抑制作用主要在呼吸中枢。

4. 抗肉毒作用　川楝素具有显著的抗肉毒作用。在特定的试验条件下，川楝素显著延长肉毒中毒小鼠对间接刺激收缩反应的麻痹时间，与川楝素本身的麻痹时间相近，未见相互协同增强阻遏的现象。还有报道，甘草酸铵与川楝素配制成合剂时对于治疗肉毒中毒兔显示有协同作用。近年来，我国学者对川楝素抗肉毒作用的制进行了研究。ZhouJY 等研究发现川楝素对 BoNT 轻链的内肽酶活性无直接影响，以温度、浓度和突触活动依赖的方式抑制 BoNT/A 和 BoNT/C 与突触体的结合，阻断 BoNT 轻链与其酶解底物的接近，保护 SNAP-25 免于被酶解。川楝素对 BoNT 轻链的阻断源自于川楝素处理细胞后，毒素引起的通道出现概率降低 50%，通道形成被延缓，形成的通道电导较小。电导降低部分表示毒素形成的孔道变小，以致 BoNT 的轻链不能通过孔道进入胞浆，从而不能接近其底物蛋白。

5. 对心血管的作用　川楝素可以使离体蛙心收缩节律异常，持续 1 小时之后可以自动恢复，静脉注射川楝素对家兔心血管系统无明显影响。另外，川楝素可能同时抑制心肌的延迟整流 K+ 电流（ik），其正性肌力作用是继发于 APD 的延迟及 ISI 的失活减慢。

6. 对消化系统的作用　川楝素可以使离体和在位的兔肠的肌张力增加，并且在较高浓度时还可使肠肌呈痉挛性收缩，同时这种作用并不被阿托品所阻断，可被抑制组胺释放的苯海拉明对抗，由此提示川楝素对肌肠有组胺样或 / 和组胺释放作用。

（四）抗菌、消炎、镇痛及抗病毒作用

1. 抗菌、消炎、镇痛作用　体外实验研究发现，川楝子的水提物对堇色毛菌、奥杜盎氏小孢子菌、白色念珠菌、金黄色葡萄球菌有抑制作用。此外，从油中分离出的成分有明显的抗关节炎药理活性，具有明显抗组胺作用。纪青华等采用小鼠扭体法、热板法对川楝子不同炮制品进行了镇痛作用研究，结果表明川楝子不同炮制品都有显著镇痛作用。以小鼠由巴豆油所致的耳肿进行抗炎作用比较，结果表明各炮制品均具有抗炎作用，其中以盐制品镇痛抗炎作用最强。

2. 抗病毒作用　近年来有学者报道川楝素能抑制丙肝病毒（HCV）活性。WatanabeT 等发现川楝素能特异性地抑制 HCV-J6/JFH 感染的细胞中 HCV 的复制（EC5020.6nmol/L，50% 细胞毒浓度＞ 3μmol/L，选择性指数＞ 146），且能与 α-干扰素（α-IFN）协同地抑制 HCV 的复制，提高 α-IFN 抗病毒能力。虽然川楝素不激活 α-IFN 通路，但是它能显著增加 STATs 磷酸化水平以及增加干扰素刺激应答元件、刺激基因表达以及调控因子 9 的达水平。川楝素这一作用机制为鉴定新的治疗丙肝病毒感染的分子靶点提供了重要依据。

TianL 等研究川楝子提取物治疗 H1N1 病毒感染的模型老鼠的疗效，结果表明其能显著降低老鼠的死亡率，延长感染老鼠的寿命。具体机制为抑制神经氨酸酶活性，从而抑制病毒繁殖，提示川楝子具有抗 H1N1 病毒的作用。

（五）抗肿瘤作用

近年来，我国学者对川楝素的抗肿瘤作用进行了广泛的研究，发现川楝素具有诱导细胞分化、抑制多种肿瘤细胞增生和凋亡作用，具有广谱抗肿瘤效果，是一个有希望的抗癌候选药物。它能够抑制多种人源肿瘤细胞如 PC3 细胞（前列腺癌），SMMC-7721，Hep3B 和 BEL7404 细胞（肝癌），SH-SY5Y 和 U251 细胞（中枢神经系统肿瘤），K562 和 HL-60 细胞（白血病细胞），U937 细胞（组织细胞淋巴瘤），A-549 细胞（肺癌），MDA-MB-468 细胞（乳腺癌），PC12 细胞（肾上腺髓质嗜铬细胞瘤）等细胞的增殖，且这种抑制作用呈时间依赖和浓度依赖关系，有较低的 IC50 值，最低浓度达到 $5.4 \times 10^{-9} \mathrm{mol} \cdot \mathrm{L}^{-1}$。另外，有文献报道，从川楝子中提取纯化的可溶性多糖 pMTPS-3 具有较好的抗肿瘤作用。川楝子抗肿瘤作用可能是其能够阻滞细胞周期、诱导细胞凋亡相关。

（六）抗氧化作用

贺亮等分别利用醇提和水提的方法，分别从川楝子中获得了总黄酮和总多糖，再将两种提取物，利用过硫酸铵 /NININION- 四甲基乙二胺体系检测超氧自由基；利用 FENTON 反应检测羟自由基的消除率，结果证明在适宜浓度下，总黄酮和总多糖均表现出较强的消除自由基能力，从而证明具有抗氧化能力。

（七）抑制破骨细胞

周英等以活性为导向，利用 TRAP 染色法测定川楝子提取物各部位及各组分抑制破骨细胞的活性。结果显示川楝子活性部位及活性组分对 EANKL 诱导的破骨细胞有很强的抑制活性，抑制率 > 95%，由此说明川楝子活性部位及活性组分有很好的抑制破骨细胞的活性。这一作用为把川楝子开发成防治骨丢失性疾病的药物和从传统中药中提取有效成分防治骨丢失性疾病提供有力依据。

（八）川楝子的毒性作用

1. 对肝肾的影响　可发生急性中毒性肝炎；出现转氨酶升高、黄疸、肝大叩痛。川楝子可使肝脏中 TNF-α 水平升高，并使肝组织 NF-κB，ICAM-1 的表达增强，通过炎症反应加重肝细胞的损伤，最后导致肝损伤。川楝子所致大鼠肝损伤机制可能与氧化应激和炎症反应有关，并可引起内脏出血，造成循环衰竭，肾脏亦可造成损害，出现蛋白尿等。赵筱萍等使用荧光探针 FDA 标记的 HepG2 细胞模型及细胞荧光显微图像自动分析法，对川楝子的 23 个化学组分进行快速筛查，发现 5 个组分具有明显毒性。对其中的 2 个组分进行液质联用分析，推测鉴定了 10 个化学成分，制备并鉴定出其中 3 个成分的分子结构（meliaseninB，trichilininD，1-O-tigloy-1-O-debenzoylohchinal）。进一步实验研究发现，这 3 个成分对 HepG2 细胞呈量 - 毒关系，提示川楝子中这些成分可能引起肝毒性。

2. 对肌肉的影响　川楝子服用后可能会导致肌无力症状的

出现，但停药后症状会予以消除。

3. 胃肠道的刺激 大量服用 1 ~ 2 小时内出现消化不良反应，胃肠道刺激症状、腹痛、恶心、呕吐、腹泻。

4. 对神经、呼吸中枢的影响 对神经系统有抑制作用，神昏、嗜睡、烦躁；呼吸困难，甚至呼吸中枢麻痹而死亡。

5. 妊娠毒性 川楝素的毒性除了神经肌肉系统症状，还有较强的妊娠毒性。王小娟等研究川楝素的致流产作用及机制中，用 ELISA 方法分析血清和子宫组织中 IFN-γ 和 TNF-α 的水平，用免疫组学分析法检测子宫内膜 T 淋巴细胞，结果发现川楝素的致流产作用呈剂量依赖性，随着注射剂量的增加，小鼠的流产率逐渐上升。川楝素能显著提高小鼠血清和子宫组织中 IFN-γ，TNF-α 水平及增加子宫内膜中 CD4$^+$ 和 CD8$^+$T 淋巴细胞数量，推测川楝素的妊娠毒性与子宫内免疫性指标改变有关。

（九）川楝子配伍减毒机制与代谢组学研究

川楝子具有一定的毒性，这在临床上也得到了佐证，因而近几年来研究如何达到减毒增效、安全合理用药及其配伍减毒机制就成了重点。

齐双岩等比较了不同药性的中药与川楝子配伍应用后对川楝子的减毒作用，结果表明与川楝子组比较，白芍或小茴香能显著降低其所致的小鼠血清丙氨酸氨基转移酶（ALT），天冬氨酸氨基转移酶（AST）水平的升高，从而确定了收散配伍的川楝子 - 白芍与寒温配伍的川楝子 - 小茴香对川楝子的肝毒性减毒作用较为显著。此外，齐双岩进一步探讨了白芍与川楝子配伍的减毒作用机制，采用 SD 大鼠随机分组后，分别单次灌服蒸馏水加川楝子、川楝子加白芍，结果显示白芍与川楝子配伍后，能够减弱肝组织 TNF-α，IL-6 水平的提高（$P < 0.05$，$P < 0.01$），能增强抗肝组织 NF-κB，ICAM-1 的蛋白表达（$P < 0.01$），能够调节肝组织 Caspase-3，Bcl-2 的基因表达。通过以上指标变化得知白芍能对抗川楝子导致的肝损伤，其减毒机制是该药可以减轻肝组织炎症反应，并与调节肝细胞坏死相关基因 Caspase-3，Bcl-2 的表达有关。最近对白芍配伍川楝子减毒的代谢组学研究结果也表明：白芍能减轻川楝子所致肝肾毒性。白芍为补血养肝之药，在中医临床应用广泛，其主要成分白芍总苷具有保肝护肾作用。从大鼠尿样的 1 小时 -NMR 代谢组学分析，配伍组代谢物水平与川楝子组比较变化缓和，说明白芍对肝肾具有保护作用，验证了白芍配伍减毒的物质基础。

综上所述，挥发油类、酚酸类和楝烷型三萜类化合物是川楝子的主要化学成分，而主要活性成分是川楝素。现在的药理作用研究表明川楝素药理作用广泛，驱蛔杀虫、抗肿瘤作用尤为明显，后者也是近年来研究的重点。作为常用中药，无论是对川楝子化学成分、药理作用的研究，还是其在临床上的应用都极为广泛，但对于川楝子而言其主要活性成分是川楝素，有毒成分也是川楝素，那么这之间的平衡应该如何把握，如何做到将其合理、安全地运用于疾病的治疗中，这依然需要进一步的研究，而配伍减毒将是一个很好的途径；川楝子的炮制品很多，但对于炮制前后多指标成分的含量变化，以及其炮制机制需要更深入的研究；临床上存在着将川楝子和苦楝子混用的情况，二者能否互用，有必要进行更为深层次的研究。

第三节　含量测定

一、生地黄中梓醇的含量测定

地黄为玄参科植物地黄的块根,为中医常用的补益中药之一。地黄的化学成分以环烯醚萜苷类为主,主要有梓醇、二氢梓醇、乙酰梓醇等,其中梓醇为主要有效成分之一,具有降血糖、利尿、缓和泻下等多种生物活性。由于该类成分极性大、结构相似,给分离带来较大困难。本实验采用薄层扫描法,对地黄的不同炮制品中的梓醇含量进行了测定,为地黄药材及其制剂的质量控制提供了方法。

1.仪器与材料　CS-9000 型薄层扫描仪(日本岛津公司);定量毛细管(美国 Drummand 公司);硅胶 G(青岛海洋化工厂);梓醇(供含量测定用,中国药品生物制品检定所,批号0808-200104),所用试剂均为分析纯。鲜地黄、生地黄、熟地黄药材样品均购自广州市医药公司,并经鉴定为玄参科植物地黄 Rehmannia glutinosa Libosch. 的块根。

2.测定材料　薄层板:称取硅胶 G30g,加入 0.3%CMC-Na 溶液 90mL,研磨均匀,用涂铺器铺于 10cm×10cm 的玻璃板上,厚度为 0.5cm,共制得 15 块。室温晾干,110℃活化后置干燥器中备用;展开剂:醋酸乙酯 – 甲醇 – 水 – 醋酸(10:2:0.5:0.5),展开前预饱和 15 分钟,展距为 9cm;显色剂:10% 硫酸 – 乙醇溶液,喷雾显色,于 105℃烘烤至斑点清晰。

3.薄层扫描条件　测定波长 λS540nm,参比波长

λ R650nm；反射法锯齿扫描，线性化参数 SX=3，狭缝 1.2mm×
1.2mm。

对照品溶液的制备：精密称取干燥至恒重的梓醇对照品
10.5mg，置 5mL 容量瓶，加甲醇至刻度，摇匀，即得浓度为
2.1mg/mL 的对照品溶液。

4. 供试品溶液的制备

（1）提取溶剂的选择　精密称取 5 份生地黄粉末（过 20 目
筛）约 2.0g，置具塞三角瓶中，分别加入水、60% 乙醇、70%
乙醇、80% 乙醇、甲醇各 100mL，超声提取 1 小时，过滤，滤
液置水浴锅上蒸干，残渣用适量甲醇溶解，经 0.45μm 微孔滤
膜过滤后转移至 5mL 容量瓶中，加甲醇至刻度，摇匀。精密吸
取上述溶液各 3μL，按上述方法进行测定。结果表明，80% 乙
醇对梓醇的提取率最高。

（2）提取方法的选择　精密称取 3 份生地黄粉末约 2.0g，
置圆底烧瓶中，加入 100mL80% 乙醇，分别采用回流提取、索
氏提取及超声提取，按上法测定。结果表明，超声法对梓醇的
提取率最高。

（3）提取时间的选择　精密称取份生地黄粉末约 2.0g，置
具塞三角瓶中加入 80% 乙醇 100mL，分别超声提取 15 分钟、
30 分钟、45 分钟、60 分钟，依法测定。结果表明，超声提取
45 分钟即可提取完全。

5. 线性范围的考察　精密吸取梓醇对照品溶液 1μL、2μL、
3μL、4μL、5μL，分别点于同一硅胶 G 薄层板上，以醋酸乙酯 –
甲醇 – 水 – 醋酸（10：2：0.5：0.5）展开，展距 9cm，取出，晾
干，喷以 10% 硫酸 – 乙醇溶液，于 105℃烘烤至斑点清晰，梓
醇显棕红色斑点。按上述薄层扫描条件测定斑点的峰面积，以

点样量（μg）为横坐标（X），斑点峰面积为纵坐标（Y）进行线性回归，回归方程为 $Y=3805.1X+2962.4$，$r=0.9990$，梓醇在 2.1 ～ 10.5μg 内线性关系良好。

6. 精密度实验

（1）仪器精密度　精密吸取梓醇对照品溶液 5μL，点于同一薄层板，共点样 5 次，依法展开，显色，扫描，测定峰面积，测得峰面积的平均值为 42415.82，RSD=0.55%。

（2）同板精密度　精密吸取同一浓度的样品溶液 3μL，点于同一薄层板上，共点样 5 次，依法展开，显色，扫描，测定峰面积，测得平均峰面积为 22094.52，RSD=2.41%。

（3）异板精密度　取薄层板 5 块，在同一块薄层板上点两个对照品溶液（分别为 2μL、4μL）和 3 个生地黄供试品溶液（均为 3μL），依法展开，显色，扫描，测定峰面积，采用外标两点法定量，测得梓醇含量的 RSD=1.91%。

（4）稳定性试验　精密吸取生地黄供试品溶液 3μL，对照品溶液 2，4μL，按样品测定项下依法测，每隔 30 分钟扫描 1 次，测得峰面积并计算含量。结果表明，梓醇含量在 2 小时内稳定。

（5）重现性实验　精密称取生地黄粉末 5 份，每份约 2g，按样品测定项下方法制备样品溶液，分别精密吸取上述溶液 3μL，对照品溶液 2μL、4μL，点于同一薄层板上，依法测定梓醇的含量，RSD=0.89%

（6）加样回收率实验　取已知含量的生地黄粉末 5 份，精密称定，分别加入梓醇对照品适量，按供试品溶液的制备和样品测定项下操作，平均回收率为 98.75%。

7. 样品测定　精密称取鲜地黄、生地黄、熟地黄粉末（过

20目筛）各约2.0g，置具塞三角瓶中，分别加入80%乙醇100mL，超声提取45分钟，过滤，滤液置水浴锅上蒸干，残渣用适量甲醇溶解，经0.45μg微孔滤膜过滤后转移至5mL容量瓶中，加甲醇至刻度，摇匀。精密吸取3个样品溶液（均为3μL）及两个对照品溶液（分别为2μL、4μL），点于同一块薄层板上，按上述色谱和光谱条件进行测定，采用外标两点法定量。

二、不同产地当归中阿魏酸和藁本内酯的含量

1. 仪器与试药　Agilent-1100高效液相色谱仪（DAD检测器、自动进样器、在线脱气、四元泵）、KQ-300VDB型数控超声波清洗器、A4DL型自动纯水蒸馏器、BS210S型电子天平。阿魏酸对照品购自中国药品生物制品检定所，藁本内酯对照品由上海融禾医药科技发展有限公司提供；当归药材采集于甘肃、陕西、贵州、云南、湖北、四川等地，经鉴定为伞形科植物当归Angelicasinensis（Ol Ⅳ.）Diels的干燥的根；乙腈（美国Burdick & Jackson公司）为色谱纯，其余试剂均为分析纯，水为超纯水。

2. 当归HPLC含量测定

（1）色谱条件　色谱柱：DikmakromasilC18（250mm×4.6mm5μm）；流动相；乙腈A—0.085%磷酸液B；梯度洗脱，0～15分钟（15%～20%A），15～30分钟（20%～50%A），30～60分钟（50%～80%A）；流速：1.0mL/min；柱温：25℃；检测波长：325nm。进样量为10μL。

（2）对照品溶液的制备　分别精密称取阿魏酸1.04mg和藁本内酯和5.02mg，置于20mL棕色量瓶中，精密加入0.05%

乙酸 – 甲醇液溶解并定容至刻度线，摇匀，即得 0.052mg/mL 阿魏酸和 0.252mg/mL 藁本内酯的混合对照品液。

（3）供试品溶液制备　取当归粉末（50 目）0.5g，精密称定，置于锥形瓶中，精密加入 5% 甲酸 – 甲醇液 25mL，摇匀，称定重量，加热回流 30 分钟，再称定重量，用 5% 甲酸 – 甲醇补足减失的重量，摇匀，静置，取上清液，过 0.45μm 微孔滤膜，取续滤液，即得。

（4）标准曲线的制备　分别精密吸取混合对照品溶液 1、2、4、6、8、10μL，注入液相色谱仪中，测定 2 种对照品的色谱峰面积。以峰面积为纵坐标 Y，含量为横坐标 X，绘制标准曲线，结果阿魏酸的标准曲线为：Y=3473.5618X–5.178（R2=0.9997）；藁本内酯的标准曲线为 Y=1657.2X–17.238（R2=0.9997）；线性范围分别为：0.052 ～ 0.52μg；0.252 ～ 2.52μg。

（5）方法学考察　精密度的考察结果：阿魏酸和藁本内酯的峰面积的 RSD（n=5）分别为 0.89%。稳定性的考察结果：阿魏酸和藁本内酯峰面积的 RSD（n=5）分别为 1.47%、2.03%。重复性的考察结果：阿魏酸和藁本内酯峰面积的 RSD（n=5）分别为 2.24%、2.38%。加样回收率考察结果：阿魏酸和藁本内酯的平均回收率为 98.6%、98.2%；RSD（n=5）分别为 2.44%、2.65%。

（6）含量测定　按照上述 2.1 项下的含量测定方法，对不同产地当归中的阿魏酸和藁本内酯进行含量测定。结果表明，不同产地当归中该两种成分的含量差异较大，其中阿魏酸的含量在 0.2752 ～ 0.7094mg/g；藁本内酯的含量在 0.8186 ～ 6.8832mg/g。

3. 挥发油的含量测定　分别称取不同产地当归药材粉末

（50目）300g，按2010年版《中国药典》（一部）附录XD挥发油测定法（甲法）提取挥发油，并测定其含量。实验结果表明，不同产地当归中总挥发油的含量差异较大，其含量在2.0517～16.2316mg/g。

4. 指标的选择　2020年版《中国药典》当归项下以阿魏酸和总挥发油的含量为质量评价指标，药理和化学研究表明，藁本内酯是当归挥发油的主要成分，具有较强的药理作用。目前，采用HPLC法同时对不同产地当归中的阿魏酸和藁本内酯进行含量测定的报道较少。本实验以阿魏酸、藁本内酯和总挥发油的含量为指标，对不同产地当归中以上3种成分进行了含量测定，为当归的质量标准提供一定的参考依据。

5. 提取条件的选择　实验对回流提取法和超声提取法两种提取方式进行了考察，结果表明，回流提取法中阿魏酸和藁本内酯的含量较高，因此实验采用回流提取法；同时对提取时间也进行了考察，结果表明，回流提取30分钟和60分钟，两者差异无统计学意义，因此选择回流提取时间为30分钟。

6. 检测波长选择　实验于200～600nm波长下，分别对阿魏酸和藁本内酯两种对照品进行波长扫描，实验结果表明，阿魏酸在316nm处有最大吸收，藁本内酯在325nm处有最大吸收，阿魏酸在该波长下也具有较大吸收，经过综合分析，选择波长为325nm。

7. 含量测定　含量测定结果表明，当归入药部位不同3种成分的含量也具有一定差异，总体而言其大小的顺序为：归尾大于全当归大于归头；而不同产地当归中3种成分的最大值与最小值之间含量差异较大，其中阿魏酸含量差异约为2倍，藁本内酯含量差异约为8.4倍，总挥发油含量差异约为7.9倍，造成了市场上当归药材质量的参差不齐，因此应尽快制定或完善当归饮片的质量控制标准，同时还需对不同产地的栽培条件进行考察，建立当归的 GAP 基地，从源头上保证当归的质量。而实验结果表明，甘肃岷县产地当归中 3 种成分含量均较高，质量最好，作为当归的道地产区具有一定的科学性。

三、枸杞子浸膏中甜菜碱的含量测定

1. **仪器、试药及药材仪器** CS-9000 双波长薄层扫描仪（日本岛津）。定量毛细管（美国杜邦公司）。硅胶：G 预制板（青岛海洋化工厂）。试剂：盐酸甜菜碱对照品（中国药品生物制品检定所）。试剂均为分析纯。药材枸杞子为茄科植物宁夏枸杞 LyciumbarbarumL. 的干燥成熟果实，由北京中医药大学中药学院鉴定教研室闫玉凝老师鉴定。

2. **浸膏制备** 甜菜碱是季胺类生物碱，极易溶于水，溶于乙醇。因此，我们设计了水提和醇提 2 类提取方法。但枸杞子经这两类提取方法提取后出膏率较高，且甜菜碱易潮解，枸杞子浸膏不易干燥。为了克服枸杞子出膏率高这一问题，我们根据石硫法原理，在这两类提取方法中又各分成了几种方法。同时测定了各种方法中甜菜碱的含量并进行对比研究，以寻找一种既保留有效成分甜菜碱的含量，又较大地降低枸杞子出膏率的较佳提取工艺。

浸膏 A 取枸杞子 250g，用水煎煮 3 次。加水量分别为 6、5、4 倍，煮沸时间分别为 1、1、0.5 小时，放冷后合并滤液，中速滤纸过滤，得滤液，减压浓缩到稠膏，再减压干燥即得浸膏 A（157g）。

浸膏 B 取枸杞子 250g，用水煎煮 2 次（方法同浸膏 A），放冷后合并滤液，减压浓缩至与原药材比为 1:1，用石灰粉调 pH12，然后加入 95% 乙醇调至含醇量为 80%，静置 12 小时以上，中速滤纸过滤得滤液，减压浓缩至稠膏，再减压干燥即得浸膏 B（94g）。

浸膏 C 取枸杞子 250g，用水煎煮 3 次（方法同浸膏 A），用石灰粉调 pH12，然后加入 2mol/LH2SO4 调 pH6，静置 12 小时以上，中速滤纸过滤，得滤液，减压浓缩至稠膏，再减压干燥即得浸膏 C（155g）。

浸膏 D 取枸杞子 250g，用 95% 乙醇回流提取 3 次，放冷后合并滤液，中速滤纸过滤，得滤液，减压浓缩至稠膏，再减压干燥即得浸膏 D（107g）。

浸膏 E 取枸杞子 250g，用 95% 乙醇回流提取 3 次，合并滤液，减压浓缩至与原药材比为 1:1，用石灰粉调 pH7，静止 12 小时以上，中速滤纸过滤，得滤液，减压浓缩至稠膏，再减压干燥即得浸膏 E（92g）。

浸膏 F 取枸杞子 250g，用 95% 乙醇回流提取 3 次，合并滤液，减压浓缩至与原药材比为 1:1，用过量石灰粉调 pH7～8，静止 12 小时以上，中速滤纸过滤，得滤液，减压浓缩至稠膏，再减压干燥即得浸膏 F（20g）。

浸膏 G 取枸杞子 250g，用 95% 乙醇回流提取 3 次，合并滤液，减压浓缩至与原药材比 1:1，用石灰粉调 pH7，再用 2mol/LH2SO4 调 pH6，静止 12 小时以上，中速滤纸过滤，得滤液，减压浓缩至稠膏，再减压干燥即得浸膏 G（80g）。

3. 浸膏中甜菜碱含量测定

（1）溶液配制　标准品溶液精密称取在 105℃干燥至恒重的盐酸甜菜碱对照品 19.91mg，加乙醇溶解并定容至 5mL。供试品溶液取浸膏 A 至浸膏 G1.00g，加入蒸馏水 20mL，用盐酸调 pH1，加入活性炭 1.0，煮沸，冷却后过滤，滤液加入新鲜配制的 2% 雷氏盐溶液 20mL，搅拌，放于冰箱 3 小时。用 G4 垂熔玻璃漏斗过滤，沉淀用少量冰水洗涤后，加入丙酮溶解，定容至 10mL。

（2）层层析　薄层板为硅胶 G 预制板（20cm×20cm），使用前放入烘箱中 105℃活化 1 小时，置干燥器中备用。展开剂为丙酮 – 无水乙醇 – 盐酸（10∶6∶1）。显色剂为改良碘化铋钾试剂。精密吸取各样品供试品液 5μL，标准品溶液 2μL 和 5μL 点于同一薄层板上，上行展开约 10cm，取出，挥干溶剂，喷雾显色。甜菜碱 Rf 值约为 0.48，显桔红色斑点，样品中甜菜碱斑点与其他成分的斑点得到很好的分离。

（3）薄层扫描　λR=600nm，λS=510nm，反射式踞齿扫描，SX=3，狭缝 1.2mm×1.2mm，灵敏度 ×1。

（4）稳定性试验　甜菜碱在薄层板上显色后放置 0.5、1.0、1.5、2.0 小时测定，结果基本稳定。2.5 小时小时以后测定，峰面积积分值呈下降趋势。测定结果表明，甜菜碱斑点显色后 2 小时内基本稳定。

（5）精密度试验　在同一块薄层板上点相同的甜菜碱斑点，展开显色后立即扫描测定，RSD=0.96%（n=6）。

（6）标准曲线绘制　精密吸取甜菜碱标准品溶液 1.0、2.0、3.0、4.0、5.0、6.0μL 点于同一薄层板上，展开显色后立即扫描测定，经计算，得回归方程 Y=19941.52X+27113.02，r=0.9982（n=6）。

（7）样品测定　精密吸取样品液 5μL 点于薄层板上，并随行标准品溶液 2μL 和 5μL 交叉点样，展开显色后立即扫描测定，计算各样品中甜菜碱的含量。

（8）回收率试验　由于浸膏 A 至浸膏 G 样品供试液测定甜菜碱含量的处理方法相同，我们取浸膏 A 为代表，做回收率试验。方法取 1.0g 样品 4 份，其中 3 份分别加入精密称定的甜菜碱标准品 25.52、30.12、38.70mg。按供试品溶液项下方法制成样品液，再按样品测定项下方法操作，测得甜菜碱回收率为 96.70%，RSD=1.74%（n=3）。

四、北沙参中香豆素类与聚炔类成分的含量测定研究

北沙参具有养阴清肺、益胃生津的功效，主要用于治疗肺热燥咳、虚劳久咳、阴伤咽干、口苦口渴等症。近几年临床应用发现，对益气养阴的作用比较强，对气阴两虚患者常常能收到精神振作、气阴恢复的效果。研究表明香豆素及其聚炔类成分为其主要的活性成分。香豆素类化合物具有抗 HIV、降压、抗癌、抗心律失常、镇痛、平喘及抗菌等多种生物活性，聚炔类成分具有抑菌、镇静、镇痛、降压、抗炎和神经保护等药理作用。本文首次建立了同时测定补骨脂素、花椒毒素、欧前胡素、异欧前胡素 4 种香豆素成分和（8E）-1，8-Hepta-decadiene-4，6-diyne-3，10-diol、法卡林二醇、人参炔醇 3 种聚炔类成分的方法，可为科学评价北沙参质量的优劣提供依据。

（一）仪器与试药

仪器：Sgilent1100 型高效液相色谱仪（美国安捷伦公司）；KQ-25OE 型超声波清洗器（昆山市超声仪器有限公司）；电子

天平（Bel 公司）。试药：HPLC 级乙腈（沃凯），纯净水，欧前胡素（批号：110826-201214）、异欧前胡素（批号：110827-201109）、补骨脂素（批号：110739-201115）均购于中国药品与生物制品检定所，花椒毒素、（8E）-1，8-Hepta-decadiene-4，6-diyne-3，10-diol、法卡林二醇、人参炔醇均由本实验室自制（含量＞98％）。北沙参药材购自辽宁、山东、河北、赤峰等多个产地。经北京大学中医药现代研究中心屠鹏飞教授鉴定为伞形科珊瑚菜属珊瑚菜的干燥根。乙醇与其他试剂均为分析纯。

（二）方法与结果

1. 色谱条件色谱柱　SgilentSB-C18 柱（250mm×4.6mm，5μm）；流动相：乙腈 – 水（洗脱程序见表 1）；体积流量为：1.0mL/min；检测波长 250nm；柱温 30℃；进样量 20μm。

2. 供试品溶液的制备

对照品溶液的制备　分别精密称取一定量的补骨脂素、花椒毒素、欧前胡素、异欧前胡素、（8E）-1，8-Hepta-decadiene-4，6-diyne-3，10-diol、法卡林二醇、人参炔醇对照品，置 10mL 容量瓶中，加甲醇至刻度，摇匀，制成补骨脂素 0.0050mg/mL、花椒毒素 0.0050mg/mL、欧前胡素 0.0025mg/mL、异欧前胡素 0.0050mg/mL、（8E）-1，8-Hepta-decadiene-4，6-diyne-3，10-diol.1000mg/mL、法卡林二醇 0.2000mg/mL、人参炔醇 0.2500mg/mL 的标准品溶液，备用。

取不同产地的北沙参药材粉末各 2.0g，精密称定，置具塞锥形瓶中，精密加入 75％乙醇 15mL，密塞，称定重量，超声（250W，40KHZ）提取 45 分钟，放冷，再称定重量，用 75％乙醇补足减失的重量，摇匀，0.45μm 微孔滤膜滤过，即得。

3. 方法学考察

（1）线性关系　精密吸取各对照品溶液若干毫升，配成一系列浓度的标准溶液。在上述色谱条件下分别进样 29uL，测定其峰面积 A，以浓度（C）为横坐标，峰面积（A）为纵坐标，绘制标准曲线。

（2）精密度试验　精密吸取供试品溶液 20uL，连续进样 6 次，分别测定 7 个待测组分的峰面积，供试品溶液中待测组分的 RSD。结果表明：该方法精密度良好，符合含量测定要求。

（3）稳定性试验　取供试品溶液，分别于 0、2、4、8、12、36 小时进样，进样量为 20uL，测定峰面积 A。

（4）重复性试验　取供试品 2g，精密称定，共 6 份，分别按供试品溶液制备方法制备，并测定含量。结果表明：该方法的重复性好，符合含量测定要求。

（5）加样回收试验　取已知含量的供试品 9 份，每份 2g，精密称定，置具塞锥形瓶中，按供试品溶液中待测组分含量的 80%、100%、120% 精密加入各对照品一定量，按上述供试品溶液制备方法制备，分别测定，计算回收率，结果表明：该方法的准确度良好，符合含量测定要求。

（6）耐用性实验　取供试品 2g，精密称定，按供试品溶液制备方法制备，分别在 4 个不同柱温条件 25、28、30、33℃下测定含量，同一温度下进样 2 次，各待测组分的；取同样的供试品，分别在 SgilentSB-C18 柱（250mm×4.6mm，5μm）、CNWAtnenaC18 柱（250mm×4.6mm，5μm）、CNWAtnenaC18 柱（150mm×4.6mm，5μm）3 种不同色谱柱条件下测定含量，结果表明：该方法的耐用性良好，符合含量测定要求。

4. 样品的含量测定　取不同批次供试品约 2g，各 3 份，精密称定，按供试品溶液制备方法制备，吸取供试品溶液 20uL，注入高效液相色谱仪，测定峰面积 A，计算各待测组分的含量，从结果中可以看出香豆素的含量相对偏低，均小于万分之二。而聚炔类成分的含量相对较高，尤其是人参炔醇；从产地来看，来源于赤峰的北沙参聚炔类成分的含量较高，山东的含量偏低。测定结果表明不同产地的北沙参药材在有效成分含量方面存在较大的差异。

本文采用 HPLC 检测方法，对北沙参中的香豆素与聚炔类成分进行多组分定量。有效地确定了北沙参药材质量中药效成分的含量，为考察北沙参药材质量的优劣提供了方法依据。此外，本文创新性地测定了不同产地来源的北沙参药材中药效成分的含量，通过比较得出不同产地的北沙参药材品质差异明显。

五、麦冬须根中总黄酮和总皂苷的含量测定

麦冬具有养阴生津，润肺清心的功能，临床多用于治疗肺燥干咳、阴虚痨嗽、喉痹咽痛、津伤口渴、内热消渴、心烦失眠、肠燥便秘等症状。现代医学研究表明麦冬主要化学成分为甾体皂苷、高异黄酮、多糖、氨基酸等，具有强心、利尿、抗菌等作用，近年来麦冬的药理作用研究主要集中在抗心肌缺血、抗血栓形成、耐缺氧、抗衰老、降血糖等方面。

（一）仪器与材料

1. 实验仪器　FA1104 型电子天平上海仪器厂；751-GW 外分光光度计：惠普上海分析仪器有限公司；DZKW-4 型电子恒温不锈钢水浴锅；上海东星建材试验设备有限公司；RE-52 旋转蒸发器：上海嘉鹏科技有限公司；DGB/20-002A 型台式干燥

箱：重庆试验设备厂。

2.实验材料 浙麦冬，采于浙江省杭州市滨江区，经浙江中医药大学资源鉴定室姚振生教授鉴定为百合科多年生草本植物麦冬 Ophiopogonjaponicus（Thunb）Ker-Gaw1.芦丁对照品：中国药品生物制品检定；麦冬皂苷 D 对照品：中国药品生物制品检定；其他试剂均为分析纯。

（二）方法与结果

1.浙麦冬总黄酮含量的测定

（1）供试品溶液的制备 取浙麦冬块根和须根碎粒各 5.0g，分别置索氏提取器中，加 6 倍量 70% 的乙醇提取 2 次，每次 1 小时，合并提取液，提取液减压浓缩至 1/10 体积，加 3% 硫酸 30mL 水解，加乙醇溶液置含醇量 20%，冰箱静置过夜，滤过后加 1mol/L 氢氧化钠中和，再加乙醚脱脂 5 次，以 2mol/L 盐酸调节 pH 至 5 左右，再以氯仿萃取 4 次，回收氯仿至干，用 70% 乙醇定容至 100mL 容量瓶中得供试品液，备用。

（2）对照品溶液的制备 精密称取经 105℃干燥至恒重的芦丁标准品 12.5mg，置 50mL 容量瓶中，加少量水，超声使溶解，定容，摇匀，即得浓度为 2.5μg/mL 的对照品溶液，备用。

（3）最大吸收波长的选择 分别吸取对照品和供试品溶液各 0.5mL 置 25mL 量瓶中，加 30% 乙醇至 10mL，加 5% 亚硝酸钠 1.0mL，摇匀，放置 6 分钟，加 10% 硝酸铝 1mL，摇匀，放置 6 分钟，加 10% 氢氧化钠 4mL，加 30% 乙醇定容至刻度，摇匀，放置 15 分钟，以随行试剂为空白，在 400 ~ 600nm 波长范围内进行光谱扫描，结果对照品和供试品在 495nm 处呈现最大吸收峰，故确定检测波长为 495nm。

（4）标准曲线的制备　分别精密吸取标准品溶液 1.0，2.0，4.0，6.0，8.0，10.0mL 置于 25mL 容量瓶中，按（3）项方法显色操作，以随行试剂为空白，于 495nm 波长处测定其吸光度，以芦丁标准品的浓度（μg/mL）为横坐标，吸光度为纵坐标，进行线性回归，得回归方程为：Y=9.3729X+0.0008，r=0.9999，芦丁标准品在 0.01 ～ 0.10mg/mL 范围内线性关系良好。

（5）精密度试验　从同一份浙麦冬样品制备液中量取相同量溶液 5 份，按照（3）方法平行测定麦冬总黄酮的含量，测得精密度 RSD=0.29%，表明精密度良好。

（6）重复性试验　取同一份麦冬样品碎粒，连续称取 5 次，分别按供试品溶液制备和（2）项下方法操作，测定每份含量，结果 RSD=0.82%。

（7）稳定性试验　取同一对照液，按（3）项方法显色操作，每隔 2 小时测定一次，结果 6 次测定的吸收值基本不变，RSD=0.27%，表明供试品溶液至少在 12 小时内稳定。

（8）加样回收率试验　精密称取已知麦冬总黄酮含量的样品 6 份，分别精密加入等量芦丁对照品，按样品制备法制备，并按（3）项方法显色操作，495nm 处测定吸收值，代入标准曲线方程，计算出平均回收率 98.17%，RSD=2.17%（n=6）。

2. 浙麦冬总皂苷含量的测定

（1）供试品溶液的制备　取浙麦冬块根和须根碎粒各 5.0g，置索氏提取器中，加 6 量的甲醇于 90℃水浴中提取 4 小时，滤过，以 2000r/min 离心 10 分钟，回收甲醇至干，残渣用水超声混悬，用乙醚萃取 2 次，弃去乙醚层，再以水饱和的正丁醇萃取 3 次（20mL，10mL，10mL），合并正丁醇层，用氨水溶液萃取 2 次，正丁醇液回收至干，用甲醇溶解并定容至 25mL，备用。用层析柱（1.5cm×15cm）内装 3cm40 ~ 60 目 D101 大孔树脂，上加 1cm 中性 Al2O3，在已处理好的 D101 大孔树脂柱精确加入 1mL 的样品溶液，吸附时间 ≥ 2 小时，先用 0.1mol/L 的 NaOH 溶液 200mL 冲洗，再用蒸馏水洗至无糖，弃去洗脱液，再用 70% 乙醇洗脱至无皂苷，收集 70% 乙醇洗脱液于蒸发皿中水挥干，残渣加甲醇溶解，定容于 10mL 容量瓶中，以此作显色用。

（2）对照品溶液的制备　精密称取经 105℃ 干燥至恒重的麦冬皂苷 D 对照品 5.02mg，加甲醇，超声使溶解，定容至 50mL 容量瓶，摇匀，即得浓度为 1.004μg/mL 的对照品溶液，备用。

（3）最大吸收波长的选择　分别吸取对照品和供试品溶液各 5.0mL 于具塞试管中，水浴挥干，加 5% 香草醛—冰醋酸溶液（现用现配）0.2mL，高氯酸 0.8mL，摇匀密置，于 60℃ 水浴加热 15 分钟，取出，冰水浴 5 分钟终止反应，加冰醋酸 5.0mL，摇匀，以相应试剂为空白，在 350 ~ 500nm 处扫描，结果对照品和供试品在 390nm 处呈现最大吸收峰，故确定检测波长为 390nm。

（4）线性关系的考察　分别精密吸取麦冬皂苷 D 标准品溶液 0.5、1.0、2.0、2.5、3.0、3.5mL 置具塞试管中，水浴挥干，按最大吸收波长的选择方法显色操作，以随行试剂为空白，于 390nm 波长处测定吸收值，以麦冬皂苷 D 的浓度 X（μg/mL）对吸光度 Y 进行线性回归，回归方程 $y=1.9842x+0.0506$，$r=0.9994$，麦冬皂苷 D 在 0.502 ~ 3.514μg/mL 范围内线性关系良好。

（5）精密度试验　从同一份浙麦冬样品制备液中量取相同

量溶液 5 份，按照最大吸收波长的选择方法平行测定麦冬总皂苷的含量，结果显示 RSD=2.5%，表明精密度良好。

（6）重复性试验 取同一份麦冬样品碎粒，连续称取 5 次，分别按供试品溶液制备和最大吸收波长的选择下方法操作，测定每份含量，结果 RSD=3.8%。

（7）稳定性试验 取同一对照液，按最大吸收波长的选择方法显色操作，每隔 2 小时测定一次，结果 6 次测定的吸收值基本不变，RSD=2.17%，表明供试品溶液显色至少在 12 小时内稳定。

（8）加样回收率试验 精密称取已知麦冬总皂苷含量的样品 6 份，分别精密加入等量麦冬皂苷 D 对照品，按样品制备法制备，并按最大吸收波长的选择方法显色操作，390nm 处测定吸收值，代入标准曲线方程，计算出平均回收率为 99.36%，RSD=2.80%（n=6）。

（9）供试品总皂苷含量测定 精密量取每份样品溶液 5.0mL，重复最大吸收波长的选择方法显色操作，在 390nm 处测定吸收值，代入标准曲线并计算出供试品的总皂苷含量。

浙麦冬总黄酮主要为水溶性黄酮，试验过程中对醇沉条件采用了单因素考察，发现浙麦冬总黄酮得率随着浓缩比的增加而增加，而且浓缩比的增加同时又节约了醇沉的乙醇用量，故选择浓缩比 1/10 的醇沉条件；浙麦冬总黄酮得率虽然随着醇沉浓度的减小而增加，但所得醇沉液也逐渐浑浊；醇沉次数越多浙麦冬总黄酮越精制但得率越低，但醇沉 1 次后醇沉液已基本澄清，选择醇沉 1 次。皂苷为一类极性较大，结构复杂的化合物，无紫外吸收，无专一显色剂，测定时易受糖的干扰，选择不含交换基团的大孔树脂纯化皂苷，洗脱时水洗至无糖，采用斐林试剂反应检识；在选择洗脱浓度时，取 1.0mL 麦冬总皂苷提取液，上柱，先用蒸馏水洗脱至无糖后，分别用 10mL40% ~ 80% 浓度的乙醇溶液进行洗脱，收集不同浓度的乙醇洗脱液并定容至 25mL 容量瓶，取 5.0mL 测定其吸光度，确定最佳的洗脱剂浓度为 70%；用 70% 乙醇洗脱至无皂苷，采用 TCL 检测，展开剂为正丁醇—醋酸乙脂—水（4∶1∶5），显色剂为 10% 硫酸乙醇液。

六、川楝子不同药用部位的川楝素含量测定

（一）材料与仪器

1. 药品　川楝子饮片购于河北安国药材市场，经辽宁中医药大学鉴定教研室王荣祥教授鉴定为楝科植物川楝 MeliatoosendanSieb.etZucc. 的干燥成熟种子。对照品川楝素购自四川省维克奇生物科技有限公司，批号：130320。甲醇为色谱纯，水为娃哈哈纯净水。

2. 仪器　岛津 LC-10AT 高效液相色谱仪；伊利特 HypersilODS2 色谱柱（4.6mm×250mm，5μm）；FA1004B 型电子天平（上海精密科学仪器有限公司）；DFT — 100 型手提式高速万能粉碎机（温岭市林大机械有限公司）；ZDHW 型电热套（北京市永光明医疗仪器厂）。

（二）方法与结果

1. 对照品溶液的制备　取川楝素对照品 12.0mg，精密称定，置 100mL 容量瓶中，加甲醇溶解，稀释至刻度，制成浓度为 120μg/mL 的对照品溶液。

2.供试品溶液的制备

（1）川楝子样品　取本品粉末（过4号筛）约0.25g，精密称定，置圆底烧瓶中，精密加入甲醇50mL，称定重量，加热回流1小时，放冷，再称定重量，用甲醇补足减失的重量，摇匀，滤过，精密吸取续滤液40mL，减压蒸干溶剂，残渣用甲醇定容于1mL，摇匀，滤过，取续滤液，即得。

（2）川楝子皮样品　剥取川楝子果皮，按（1）方法制备供试品溶液。

（3）川楝子核样品　将川楝子在清水中浸泡24小时后，待果肉泡软后，剥除果肉得到川楝子果核，40℃干燥24小时后，按（1）方法制备供试品溶液。

（4）川楝子肉样品　用锉刀磨取得川楝子果肉，按（1）方法制备供试品溶液。

3.线性关系考察　精密吸取川楝素对照品溶液注入高效液相色谱仪，进样量依次为2μL，4μL，8μL，12μL，16μL，20μL，在"1"项下色谱条件进行分析。以峰面积 Y 对绝进样量 X（μg）绘制标准曲线，回归方程为 $Y=1.43 \times 10^4 X+2479$，$r^2=0.9993$；表明川楝素在0.240 ~ 2.40μg 范围内线性关系良好。

4.精密度实验　取四川川楝子供试品溶液，在上述色谱条件下连续进样6次，记录各自峰面积，计算川楝素峰面积平均值为146378，R SD 为0.61%，表明本法精密度良好。

5.重复性实验　取四川川楝子供试品6份，按"2"项下方法制备供试品溶液，在上述色谱条件下进行分析，计算川楝素含量为0.876mg/g，RSD 为1.26%，表明本法重复性度良好。

6.稳定性实验　取四川川楝子供试品溶液，室温放置，分别在0、2、4、8、12、24小时进样分析，记录各自峰面积，川棟素平均峰面积为 145916，R SD 为 0.98%，表明供试品溶液在 24 小时内稳定。见表 3。

7. 加样回收率试验　取已知含量的川楝子果实（0.876mg·g⁻¹）9 份，每份约 0.125g，精密称定。置具塞锥形瓶中，每组精密加入低、中、高浓度的川楝素对照品溶液，按"2"项下方法制备供试品溶液，在上述色谱条件下进行分析，结果平均加样回收率 100.3%，R SD=1.47%。

8. 样品含量测定　分别称取不同来源的川楝子饮片及各部位粉末，分别按"2"项下方法制备供试品溶液，在上述色谱条件进行分析，进样量 5μL，采用外标法以峰面积计算各样品中川楝素的含量。

本实验对三个不同产地的川楝子分别进行了川楝素含量测定，川楝子主要产于我国南方各地，道地产区为四川，因以四川产者为佳，故而以"川"字冠名。而从测定结果也可以看出，以四川产者川楝素含量最高，陕西和湖南产区的川楝素含量也均符合《中国药典》规定。对川楝子进行药用部位分离处理后，分别得到果皮、果肉和果核，经 HPLC 检测发现果核中完全不含川楝素，果肉中川楝素的相对含量比果皮高。综合考虑川楝子各部位的重量，还可以得出如下结论：川楝子中的川楝素，约有 80% 分布在果肉中，剩余约 20% 分布于果皮中，而果核中则完全不含。各产地中的川楝素分布有一定差别，但总体趋势是相同的。

第六章　名老中医验案

一、范永升应用一贯煎治疗干燥综合征

陈某，女，51 岁，2016 年 4 月 1 日初诊。当地医院诊断为干燥综合征 4 年余，平素口干、眼干不能忍受，需使用人工泪液，饮水量大，进食干硬食物时需用水送下，自觉浑身有烧灼感，夜间发热，咽喉疼痛，干咳，胃纳较差，大便偏干，舌暗红，苔薄黄，脉细数。化验示：抗核抗体（ANA）1：320，抗干燥综合征抗原 A 抗体（抗 SS-A）、抗干燥综合征抗原 B 抗体（抗 SS-B）阳性，血沉 45mm/h。胸部 CT 示双肺间质性改变。诊断为燥痹—肝肾阴虚，肺火上炎，瘀血阻滞。法当滋养肝肾、清肺泻火，活血化瘀。方以一贯煎加减。处方：生地黄 12g，北沙参 30g，川麦冬 15g，当归 10g，枸杞子 12g，天花粉 30g，炒知母 12g，瓜蒌皮 12g，郁金 9g，桔梗 5g，蜜百部 15g，炒柴胡 9g，炒黄芩 12g，佛手 9g，淮小麦 30g，生甘草 12g，僵蚕 9g。水煎服，每日 1 剂，早晚分服，连服 14 剂。4 月 15 日二诊时患者口干、眼干减轻，大便较前通畅，干咳仍有，前方去僵蚕，川麦冬改为 20g，蜜百部改为 20g，瓜蒌皮改为瓜蒌仁 10g，再进 14 剂。4 月 29 日三诊时诸症均有改善，大便稍有稀溏。遂前方去瓜蒌仁、郁金，当归改为炒当归，麦冬改为 15g，另加丹参 30g。继续服药，目前病情稳定。

按：初诊时患者口干、眼干、夜间发热、自觉有烧灼感、

大便干、脉细数等均符合肝肾阴虚的表现，故使用一贯煎可谓是顺理成章，然患者患病 4 年有余，且舌暗红，有久病成瘀之像，故加入一味郁金行气活血，既能消除体内瘀血，又可行气，使得本方在滋润的同时不失碍胃，可谓一举两得。患者咽喉疼痛、干咳、苔黄、脉数，有肺火上炎的情况，结合胸部 CT 有肺间质性改变，可见干燥综合征已经使内脏受累，故加用炒黄芩清肺泻火，柴胡解表退热、疏肝解郁，二者合用有小柴胡汤之意。既有柴胡，则川楝子可去之不用。肺为娇脏，喜润勿燥，燥易伤肺，故加入百部润肺止咳。恩师喜用百部，认为无论新久咳嗽、肺痨咳嗽均可随证选用，尤其对于干咳无痰者，甚为推崇。方中桔梗有宣肺、利咽之效，且为诸药之舟楫，有载药上行入肺之意。瓜蒌皮善清肺热，且有宽胸理气之功，对咳嗽、气急，辨证为"热"者效佳。知母入肺、胃、肾经，既能清热泻火，又可滋阴润燥。僵蚕散风热、止痛，入肝、肺经，对于风热上攻之咽喉肿痛效佳。患者久病缠身，情绪低落，且正值围绝经期，故加入甘麦大枣汤补益心脾、宁心安神，但大枣性偏于热，与本病病情不符，故去之不用。为防止滋腻之药滞碍脾胃，又加入一味佛手增强行气之力。值得一提的是，恩师在理气药中喜用佛手，用量多为 9g。全方配伍严谨，为有制之师。二诊时口干、眼干已减，大便较前通畅，干咳仍有，故麦冬、百部加量，增强润肺之力。三诊时诸症明显改善，但大便稀溏，故去瓜蒌仁，麦冬减量，减轻滋润之性。当归改为炒当归，更宜于脾胃。患病日久，久病成瘀，故郁金改为丹参，有道是"一味丹参散，功同四物汤"，增强活血化瘀之力。恩师认为，许多风湿免疫系统疾病往往缠绵难愈，病程迁延，此时结合临床症状及舌苔脉象，发现有很多瘀血阻滞的现象，干燥综合征亦不例外，在排除了出血风险之后，恩师在方药中往往加入活血化瘀之丹参，用量多为 30g，取效明显。

二、张瑞玲应用一贯煎治疗引产后低热不退

荣某，33 岁。引产后 30 天，持续低热，伴心悸汗出，神倦纳差，午后尤甚。曾按"术后感染"用抗生素治疗无效。给予一贯煎加当归补血汤：黄芪 30g，当归 20g，枸杞子 15g，麦冬 15g，沙参 15g，生地黄 12g，牡丹皮 12g，制龟板 12g，海螵蛸 12g，3 剂后低热减轻，复进 3 剂，汗不出，精神渐好，又进 10 剂后，身体康复。

按：引产后失血较多，致冲任虚损，肾水内亏，阴血虚耗而虚火内生，致低热发作。用一贯煎滋肝肾，调冲任，当归补血汤补气养血，使阴气得守，阳有所附，而虚热自消。一贯煎方，原为肝肾阴虚，津液枯涸诸证而设。诸药滋养阴血与疏肝泄热并用，滋水涵木，疏土养金，可谓立方严谨，配伍精当。除上述诸证外，还可用于淋证、眩晕、崩漏等证。但是，用时要详察其症是否肝肾阴伤之候，血燥气郁之证，辨证明确方可投药，才能收到治病效果。

三、苗子龙应用一贯煎治疗重症呃逆

周某，女，45 岁，吉林双阳人。该患于 2013 年 5 月 3 日，因生气出现呃逆连连不能自主 3 天，患者家属叙述用惊吓方法，分散注意力的方法都未好转。

初诊于 2013 年 5 月 5 日，主述呃逆频发不能自主，口干，喜冷饮，手足心热，午后低热，乏力，左胁疼痛，食欲不佳，多梦。症见：体质中等，面微白，舌质红，苔薄黄，脉沉细数

无力。诊为阴虚肝郁，气逆内滞之呃逆。治宜滋阴清热，泻火开郁降逆，处方：麦冬20g，生地黄20g，川楝子10g，枸杞子15g，当归20g，沙参15g，石斛15g，代赭石30g（先煎），旋覆花20g（包煎），怀牛膝20g，栀子10g。上药3剂水煎取汁300mL，日3次口服。忌食辣、油腻食物，调畅情志。复诊：患者自述，服药后第2天呃逆减轻，第3日呃逆消失。口干减轻，仍有手足心热，偶有左胁疼痛，食欲尚可，多梦减轻。处方：上方去代赭石，旋覆花，加川芎10g，白芍20g。上药7剂，水煎300mL取汁，日3次口服。忌食辛辣、油腻食物，调畅情志。1月后电话随访患者呃逆未见复发。

按：呃逆是指胃气上逆动膈以气逆冲，呃逆连声，声短而频，难以自制为主要表现的病症。该患者为肝胃阴虚导致的呃逆实属罕见，吾深思其理，盖肝阴不足，虚火上炎加之横犯脾胃，导致胃气上逆则出现呃逆。其肝阴不足为本，胃气上逆为标。治之若单清肝降火则呃逆不止，单滋养胃阴则肝火不降。此为中年女性，素有体肥多热加之病程短急，并怒郁而发，故在案药中调加栀子、白芍清泄三焦；肝脾郁热、肝脾郁热加川芎以养肝开郁。肝阴得养，气顺畅：肝郁气逆得散，胃气横逆得顺，肺及膈间逆气郁火消散，其呃逆则自愈。

四、徐丽梅应用一贯煎治疗痤疮

朱某，女，37岁，反复颜面部痤疮10年余，2011年1月10日首诊。刻下见颜面部及颌下丘疹结节，高突不平，色紫红，有触痛，按压后可见脓血或黄色分泌物，紧张及情志不遂时症状加重，平素月经量少，痛经、目涩、口干、腰膝酸软、心烦易怒，食欲欠佳，睡眠可，二便调，舌质红，苔薄黄，脉濡滑。证属肝肾阴虚，肝郁气滞，湿热瘀结。治宜滋阴清热、疏肝理气、化瘀散结。方用一贯煎加浙贝母 10g，陈皮 10g，黄连 10g，连翘 12g，夏枯草 12g，炒谷芽 10g，炒麦芽 10g，山楂 10g。水煎服，日 1 剂，分 2 次服。7 剂后，面部丘疹及结节红疹明显好转，食欲改善，药已对症。嘱守方进服 15 剂后，皮疹基本消退，随症加减巩固 1 月，停药 2 月后未见复发。

按：徐老师认为，本病虽多发于青春期，以肺胃蕴热、湿热蕴结、肝郁多见，而本例患者为中年妇女，临床有明显的肝肾阴虚之证，目涩、咽干、腰膝酸软、心烦失眠、脉沉细，阴虚火旺，灼液为痰热，痰热凝结于肌肤而成痤疮。处方以滋补肝肾之阴治本，同时清热化痰散结以治标，标本不可偏废，直捣病巢，方证合拍，故效果显著。

五、张玲军运用加减一贯煎治疗老年性不寐

张某，男，70 岁。2006 年 4 月 16 日就诊。不寐反复发作 2 年，加重 1 个月。2 年前经常因劳累后出现入睡困难，多梦易醒，醒后难眠，寐时多则 2 ~ 3 小时，少则终夜不寐。经常口服安定片、谷维素等药，吃则能睡 4、5 个小时，但第 2 天醒后头脑不清，有时晕晕沉沉。近 1 个月来上述症状渐渐加重，伴有心悸不安，头晕乏力，肢倦神疲，腰膝酸软，手足心热，口干少津，舌红苔少，脉细数。诊为不寐，属肝肾阴亏，心气不足。治以滋养肝肾，补心安神。方用一贯煎合天王补心丹加味：生地黄、玄参、柏子仁、酸枣仁、夜交藤、当归、麦冬、沙参、丹参、茯苓、五味子、远志、牛膝等药加减。水煎服，1 剂 / 日，分早晚 2 次温服。连服 30 余剂，睡眠明显改善，每天可以睡上 6 小时以上，随后用天王补心丹巩固疗效。

按：不寐多由情志所伤，劳倦失度，久病体虚，五志过极，饮食不节等导致肝经郁热、阴虚火旺、心脾两虚、痰热内扰等形成阳盛阴衰，阴阳失交，阳不入阴所致。如《灵枢·大惑论》云："卫气不得入于阴，常留于阳，留于阳则阳气满，阳气满则阳跷盛。不得入于阴，则阴气虚，故目不瞑矣。"临床常见长期不寐伤及诸脏，导致心脾肝肾阴虚及阴血不足，精血内耗，彼此相互影响。故不寐的病理变化总属真阴精血不足，阴阳不交。用一贯煎合天王补心丹共奏滋养肝肾，补心安神，交合阴阳，达到滋补阴血以养心神，降痰火以宁心神，标本兼治之功，使心神有所养而无所忧，则不寐诸症自安。

参考文献

［1］邓中甲.方剂学［M］.北京：中国中医药出版社，2008.

［2］张山雷.中风斠诠［M］.太原：山西科学技术出版社，2013.

［3］邓中甲.方剂学［M］.北京：中国中医药出版社，2011.

［4］汪昂.汤头歌诀［M］.北京：中国中医药出版社，2007.

［5］旦付贵.慢性肝炎辨治体会［J］.河南中医，2007，27（8）：25～26.

［6］张秋云.钱英教授肝病固肾经验的临床应用研究［C］.中华中医药学会第十五届内科肝胆病学术会议暨国家中医药管理局专科专病协作组（肝病组、传染病组）会议论文汇编，济南：2012：658.

［7］张秋云.钱英教授肝病固肾学术思想内涵［C］.中华中医药学会第十五届内科肝胆病学术会议暨国家中医药管理局专科专病协作组（肝病组、传染病组）会议论文汇编，济南：2012：674.

［8］魏之琇.续名医类案.人民卫生出版社，1982.

［9］陈永祥，张洪礼，郭锡勇，等.一贯煎的实验研究［J］.中国中药杂志，1989，14（9）：21～23.

［10］张山雷.沈氏女科辑要笺正［M］.北京：科技卫生出版社，1959.

［11］赵辨.临床皮肤病学［M］.南京：科学技术出版社，

2004.

[12] 高志芳，鲁明源 . 老年人体质特点研究概述［C］∥中华医药学会第八届中医体质研讨会暨中医健康状态认知与体质辨识论坛论文集，青岛，2010.

[13] 董胜莲，李丹，陈长香，等 . 22 省（市）女性更年期抑郁现状调查［J］. 中国卫生事业管理，2010，27（5）：347 ~ 348.

[14] 郭应禄，李宏军 . 男性更年期综合征［J］. 中华男科学，2004，10（8）：563 ~ 566.

[15] 吴群励 . 糖尿病抑郁症与消渴兼证"郁证"及其中医治疗［J］. 中国临床医生，2006，34（5）.13 ~ 14.

[16] 陈灏珠 . 实用内科学［M］.12 版 . 北京：人民卫生出版社，2005.

[17] 叶任高 . 内科学［M］. 5 版 . 北京：人民卫生出版社，2000：798.

[18] 张彤彦，王雁，袁申元，等 . 西沙比利对糖尿病胃轻瘫患者胃运动功能及血浆胃动素的影响［J］. 首都医科大学学报，2001，22（3）：236 ~ 238.

[19] 刘鹏霞 . 2 型糖尿病胃轻瘫患者幽门螺杆菌感染分析［J］. 中国老年学杂志，2013，33（13）：3219-3220.

[20] 冯日露，麻静 . 糖尿病胃轻瘫的发病机制、诊断和治疗研究进展［J］. 上海交通大学学报（医学版），2016，36（5）：761 ~ 766.

[21] 吴丽萍，谢宝强，洪水翔，等 . 幽门螺旋杆菌感染与 2 型糖尿病胃轻瘫发病的相关性研究［J］. 赣南医学院学报，2014，34（1）：99 ~ 100.

［22］王俊星，张坤，戚加秀，等．糖尿病性胃轻瘫患者应用精细护理的效果［J］．现代消化及介入诊疗，2016，21（3）：507–509.

［23］齐学林，杨亚锋，黄晓红．一贯煎联合西药治疗胃阴亏虚型糖尿病胃轻瘫患者40例临床观察［J］．中医杂志，2012，53（18）：1566–1569.

［24］李建生，胡金亮，王永炎．基于2型糖尿病数据挖掘的中医证候诊断标准模型建立研究［J］．中国中医基础医学杂志，2008，14（5）：369–370.

［25］冯璟，王俊平，刘俊，等．13C辛酸呼气试验对糖尿病胃轻瘫患者胃排空功能的检测及意义［J］．中国药物与临床，2010，10（8）：943–944.

［26］王文英，王成银．益气滋阴健脾法治疗2型糖尿病性胃轻瘫38例总结［J］．湖南中医杂志，2005：21（6）：17–18.

［27］刘尚建，刘变玲，孙卫卫，等．116例糖尿病肾病患者血瘀证与尿蛋白的相关性研究［J］．中国中西医结合肾病杂志，2012，13（2）：142～143.

［28］中华医学会糖尿病学分会．中国2型糖尿病防治指南（2010年版）［S］．中国糖尿病杂志，2012，20（1）：S1–S37.

［29］彭卫华，曲强．黄芪治疗肾脏疾病的现代药理研究［J］．中国中西医结合肾病杂志，2001，2（10）：614～615.

［30］刘洪凤，韩智学，聂影．桑叶多糖对糖尿病肾病大鼠肾脏纤维化的影响［J］．中国老年学杂志，2014，7（14）：3959–3960.

［31］孙晨光．论荷叶的减肥降脂作用［J］．中医临床研究，

2014，6（3）：100～102.

［32］丁婷婷.一贯煎加减治疗更年期综合征80例［J］.现代中西医结合杂志，2010，19（8）：972.

［33］付丽霞，张倩平.一贯煎合交泰丸治疗肝肾阴虚型围绝经期综合征60例［J］.江西中医药，2015（10）：47，60.

［34］汪琛琛，王琪.一贯煎治疗绝经综合征的临床应用［J］.陕西中医学院学报，2012，35（6）：44～45.

［35］崔红阳.一贯煎加味汤治疗绝经前后诸症128例［J］.实用中医药杂志，2013（2）：91.

［36］樊翌明，吴志华.外阴痛与外阴痛综合征［J］.国外医学：皮肤性病学分册，2001，27（6）：365～366.

［37］付丽霞.白头翁汤活用于阴痛［J］.江西中医药，2009，40（6）：54.

［38］吴玉莲.关注会阴痛的发病机制及临床治疗方法，中国疼痛医学杂志，2012，18（11）：641.

［39］刘鸿雁.一贯煎加味治疗阴痛40例临床观察［J］.中国当代医药，2010，17（11）：87.

［40］杨金利，李仲廉，纪文新，等.会阴痛综合征临床分析［J］.实用疼痛学杂志，2005，2（1）：73～75.

［41］狄艳丽，罗欣拉.一贯煎加减治疗阴虚型慢性肝炎的临床观察［J］.湖北中医杂志，2009，31（2）：39～40.

［42］李敬华，胡建华，张丽颖，等.唐旭东通降法治疗胃食管反流病经验.中医杂志2012；53：1779～1780.

［43］赵慧，叶柏.胃食管反流病的中医证型研究概况.贵阳中医学院学报2011；33：75～78.

［44］潘存生.汪荫华治疗胃食管反流病的经验与特色.江苏中

医药 2012；44：11～12.

［45］何占德，陶春祥. 中医药治疗胃食管反流病. 陕西中医学
院学报 2012；35：22～24.

［46］刁迎梅. 中医分型辨治胃食管反流病临床探微. 航空航天
医学杂志 2011；22：639～640.

［47］马新英，杨明会. 从肝脾论治胃食管返流病探析. 环球中
医药 2011；4：351～353.

［48］覃婧. 从三阴病论治胃食管反流病. 河南中医 2012；32：
1276～1277.

［49］许凤莲. 一贯煎加味治疗反流性食管炎 60 例［J］. 中医
研究，2013，26（3）：40～42.

［50］陆再英，钟南山. 内科学［M］.7 版. 北京：人民卫生出
版社，2008：372.

［51］孙广仁. 中医基础理论［M］. 北京：中国中医药出版社，
2006：113～116.

［52］高学敏. 中药学［M］. 北京：中国中医药出版社，2006：
166～581.

［53］刘春丽. 慢性萎缩性胃炎的中医辨证论治［J］. 中国实用
医药，2012，18（7）：196～197.

［54］刘启泉，王志坤. 从浊毒论治慢性萎缩性胃炎［J］. 辽宁
中医杂志，2010，37（9）：1685～1686.

［55］白宇宁，张润顺，朱昱翎，等. 从脾虚络阻毒损辨治慢性
萎缩性胃炎及癌前病变［J］. 中医杂志，2013，54（1）：
26～28.

［56］孟思贤，陆为民. 从心胃相关论治慢性萎缩性胃炎［J］.
四川中医，2013，31（3）：37～38.

［57］张永奎，井小会，王四兵，等.半夏泻心汤加减治疗慢性萎缩性胃炎41例［J］.河南中医，2013，33（12）：2069～2070.

［58］孙国峰.柴胡舒肝散加减方治疗慢性萎缩性胃炎42例临床观察［J］.中国社区医师：医学专业，2012，34（14）：238.

［59］胡慧明，宋常红.陈夏六君子汤加味治疗慢性萎缩性胃炎临床观察［J］.中外医学研究，2013，11（24）：183.

［60］白涛，杨晋芳，刘力.化肝煎加味治疗肝胃郁热型慢性萎缩性胃炎疗效观察［J］.西部中医药，2012，25（2）：80～81.

［61］马志勇.加味四君子汤治疗慢性萎缩性胃炎的疗效观察［J］.内蒙古中医药，2012（7）：39.

［62］庞厚安，潘昶东.一贯煎加味治疗慢性萎缩性胃炎的临床疗效分析［J］.中国医学创新，2012，28（9）：150.

［63］崔曙岩.一贯煎加味治疗慢性萎缩性胃炎60例疗效观察［J］.中医临床研究，2012，4（2）：34.

［64］李志刚，谷宁，王凤丽.加味一贯煎联合黛力新治疗慢性萎缩性胃炎伴焦虑65例疗效观察［J］.世界中西医结合炎的临床观察［J］.中国民族民间医药杂志，2013（1）：25，27.

［65］颜艳阳，曾娟妮.一贯煎结合替普瑞酮治疗慢性萎缩性胃炎的临床观察［J］.中国民族民间医药杂志，2013（1）：25，27.

［66］韦冠文.一贯煎合麦门冬汤加减方治疗慢性萎缩性胃炎的临床观察［J］.中国医药科学，2015，5（13）：52～54.

［67］叶柏.单兆伟治疗慢性萎缩性胃炎经验［J］.辽宁中医杂志，2012，39（2）：229～230.

［68］徐喜玲.中西医结合治疗慢性萎缩性胃炎36例疗效观察［J］.国医论坛，2013，28（1）：39～40.

［69］陈汉武，林庆伟.中西医结合治疗慢性萎缩性胃炎39例临床分析［J］.吉林医学，2013，34（25）：5165～5166.

［70］马继利.中西药物联用治疗慢性萎缩性胃炎58例［J］.西部中医药，2013，26（6）：91～92.

［71］龚志荣，汪灵，龚沁.针灸治疗慢性萎缩性胃炎39例［J］.山东中医杂志，2013，22（6）：412～413.

［72］马文胜，席高琦，衡冲.丹红注射液治疗慢性萎缩性胃炎56例临床疗效观察［J］.吉林医学，2012，33（19）：4139.

［73］李莉，王伟.一贯煎加味治疗消化性溃疡40例［J］.现代中医药，2010（3）：18.

［74］蔡学兵.一贯煎合芍药甘草汤加虫类药物联合多巴丝肼治疗帕金森综合征［J］.中国实用神经疾病杂志，2012，15.

［75］段佩鑫，吴松鹰.卒中后抑郁发病机制的中西医研究进展［J］.中西医结合心脑血管病杂志，2011，9（1）：104.

［76］蔡学兵.一贯煎合芍药甘草汤加虫类药物联合多巴丝肼治疗帕金森综合征［J］.中国实用神经疾病杂志，2012，15（20）：80～81.

［77］何作云.抗血小板和抗凝血药物在冠心病领域的研究进展［J］.中国微循环，2002，6（4）：200～202.

[78] 盘晓荣，草少清，黄剑平，等.高压氧联合多巴丝肼片/
卞丝肼治疗老年帕金森病的疗效观察［J］.临床荟萃，
2009，24（14）：1273.

[79] 杨丹晓，谢圆，刘少玲，等.普拉克索联合多巴丝肼片/
苄丝肼治疗晚期帕金森病的疗效观察［J］.中国基层医
药，2011，18（9）：1186～1187.

[80] 邹忆怀.王永炎教授治疗颤振病（帕金森病）经验探讨
［J］.北京中医药大学学报，1996，19（4）：15～16.

[81] 高文燕.一贯煎加味治失眠100例［J］.中国民间疗法，
2010，18（12）：36.

[82] 弓慧珍.甘麦大枣汤合酸枣仁汤治疗精神失常症46例
［J］.河南中医，2005，25（4）：15～16.

[83] 倪国栋.安神定志丸合酸枣仁汤治疗顽固性失眠36
例体会［J］.现代中西医结合杂志，2007，16（8）：
1099～1100.

[84] 杨波，董巍，王喜军.酸枣仁汤镇静催眠作用的化学
及药理学研究进展［J］.中医药信息，2010，27（5）：
50～51.

[85] 夏寒星.酸枣仁汤抗抑郁实验研究［J］.浙江中医药大学
学报，2010，34（1）：52～53.

[86] 王育虎.酸枣仁汤镇静催眠作用机理研究［D］.济南：山
东中医药大学，2007.

[87] 赵东凯，杨桂仙.一贯煎合苇茎汤治疗支气管扩张24例临
床观察［J］.中国疗养医学，2015，24（4）：392～393.

[88] 孔祥文.清金化痰法配合西药治疗支气管扩张症32例
［J］.广西中医药，2012，35（2）：28～29.

［89］杨效华，崔启东，焦扬.周平安教授辨证治疗支气管扩张的经验［J］.环球中医药，2011，4（4）：299～300.

［90］邱志洁，伊春锦，李新民，等.一贯煎加减对慢性萎缩性胃炎 IL-12 和 TNF-α 的影响［J］.中国实验方剂学杂志，2012，18（11）：248～250.

［91］姜明敏.浅谈慢性支气管炎的疗养［J］.中国疗养医学，2009，18（10）：896.

［92］千金苇茎汤治疗支气管扩张的研究进展［J］.内蒙古中医药，2011，23：109～111.

［93］中西医结合治疗支气管扩张24例［J］.现代医药卫生，2007，23（18）：2769.

［94］黄海茵，冯平，杨佩兰，等.支气管扩张症的中西医结合治疗思路探讨［J］.辽宁中医杂志，2006，33（7）：806～807.

［95］田方，田媛，李香果.“以通为用”治疗胆囊炎体会［J］.现代中西医结合杂志，2006，15（7）：935～936.

［96］王联福.用通腑法治疗急性胆囊炎26例［J］.现代医药卫生，2003，19（2）：199.

［97］魏道祥.开泄法治疗急性胆囊炎的临床探析［J］.四川中医，2005，23（5）：42～43.

［98］杨彩霞，薛秀英.急性胆囊炎治验3则［J］.河南中医，2004，24（4）：75.

［99］沈德华.急慢性胆囊炎应用一贯煎加味治疗的临床效果分析［J］.中国卫生标准管理，2015，6（4）：83～84.

［100］刘鲁明.一贯煎加味治疗急慢性胆囊炎的临床疗效观察［J］.中国医药指南，2013，11（13）：671～672.

［101］郝守山.中药治疗慢性胆囊炎 200 例［J］.光明中医，2011，26（6）：1166.

［102］刘瑞珍.辨证治疗慢性胆囊炎 60 例疗效分析［J］.河北中医，2004，6（11）：823～824.

［103］王伟明，于文洲，罗慧.慢性胆囊炎从脾论治［J］.吉林中医药，2007，27（3）12～13.

［104］高有利.中医治疗慢性胆囊炎 56 例疗效观察［J］.中外医疗，2010，30（15）：139.

［105］胡涛，田明.针药并用治疗慢性胆囊炎 52 例［J］.上海针灸杂志，2005，24（3）14～15.

［106］贾志义.耳穴贴压治疗慢性胆囊炎 66 例［J］.中国民间疗法，2009，17（2）：12.

［107］吴东.足三里穴位封闭联合大柴胡汤治疗胆囊炎 114 例［J］.陕西中医，2007，28（3）：339～340.

［108］黄东源.健脾利胆汤配合针灸治疗慢性胆囊炎 42 例［J］.中医临床杂志，2005，17（5）：481.

［109］杜意平，邹兵，钟李杰，等.推按运经仪点穴配合中药利胆治疗非结石性慢性胆囊炎的临床观察［J］.湖北中医杂志，2008，30（4）：50.

［110］刘焰，吴福建.双虎清肝方加一贯煎加减及药渣育蘑菇治疗慢性乙肝临床研究［J］.中国现代药物应用，2012，6（11）：72～73.

［111］中华医学会传染病与寄生虫病学会肝病学分会.病毒性肝炎防治方案.中华肝脏病杂志，2000，8（6）：324～329.

［112］武宏.当归四逆汤治疗不宁腿综合征 45 例［J］.四川中医，2006，24（10）：65～66.

［113］高先正，陈烨，白海运．不宁腿综合征治验［J］．现代中医药，2003，（2）：62.

［114］何刚．三仁汤加减治疗糖尿病不宁肢综合征36例［J］．中医杂志，2000，41（1）：56.

［115］朱树宽．血府逐瘀汤治疗不安腿综合征103例［J］．山东中医杂志，2010，29（3）：162~164.

［116］陈亨平，许正利，胡人匡．中西医结合治疗气血亏虚型不安腿综合征临床观察［J］．上海中医药杂，2009，43（8）：24~25.

［117］柳迎春．加味一贯煎治疗不宁腿综合征32例［J］．广西中医药，2010，33，（3）：40.

［118］马建芳，辛晓瑜，梁樑，等．原发性不宁腿综合征的患病率调查——来自上海社区的流行病学研究［J］．中华神经科杂志，2012，45（12）：873~875.

［119］柳迎春．加味一贯煎治疗不宁腿综合征32例［J］．广西中医药，2010，33（3）：40.

［120］钱英，王秀娟．肝病中医治疗合理用药与常见中药肝损伤［M］．北京：人民卫生出版社，2008：236.

［121］李爱芝，冯鲜妮，张春菊，等．一贯煎联合阿德福韦酯治疗慢性乙型肝炎早期肝硬化25例［J］．中医研究，2012，25（3）：28~30.

［122］刘承岭．一贯煎合五苓散联合西药治疗乙肝肝硬化腹水50例临床研究［J］．中国现代医生，2014，52（30）：28~30.

［123］王智勇．一贯煎联合奥曲肽治疗肝肾阴虚型肝硬化顽固性腹水30例临床观察［J］．中医药导报，2015，21（11）：

71 ~ 73.

［124］中华医学会.慢性乙型肝炎防治指南［J］.中华肝脏病杂志，2005，12（13）：881 ~ 890.

［125］毛日成，伊有宽，张继明.乙型肝炎病毒对阿德福韦耐药的研究进展［J］.中华肝脏病杂志，2007，15（4）：318-320.

［126］梁海林.免疫联合抗病毒治疗慢性乙型肝炎的疗效观察［J］.临床肝胆病杂志，2007，23（2）：42 ~ 43.

［127］刘文兰，油红捷，张红月，等.一贯煎治疗肝炎药理机制的研究［J］.中国实验方剂学杂志，2010，5（16）：192-194.

［128］李士懋，田淑霄.温病求索［M］.北京：中医古籍出版社，1996.

［129］全淅强.一贯煎联合放疗治疗晚期肝癌5例疗效观察［J］.临床合理用药杂志，2013，6（25）：91 ~ 92.

［130］张丽红，庄志江，王继成，等.加味一贯煎联合氩氦刀冷冻消融术治疗中晚期肝癌临床研究［J］.中医学报，2015，30（8）：1092 ~ 1094.

［131］王淑君，王万铁，熊建华，等.红花注射液对脑缺血-再灌注损伤家兔血浆 TXA2/PGI2 水平的影响［J］.中国现代应用药学杂志，2003，20（2）：100 ~ 102.

［132］高云.定经汤加减治疗肾阴虚型经间期出血的疗效观察［J］.实用妇科内分泌杂志，2015，2（9）：13 ~ 14.

［133］朱文燕，吕美.加味固阴煎治疗经间期出血47例［J］.山东中医杂志，2011，30（8）：552.

［134］李丽.丹栀逍遥二至四妙散加减治疗经间期出血60例

［J］.实用中西医结合临床，2013，13（2）：64～65.

［135］王桂萍.二至丸合逍遥散加减治疗经间期出血36例［J］.广西中医药，2011，34（1）：39～40.

［136］高翠霞，杨世英.滋肾促卵汤治疗经间期出血36例［J］.中医研究，2010，23（10）：54～55.

［137］吴海兰.中药人工周期疗法治疗经间期出血肾阴虚证35例［J］.江苏中医药，2011，43（9）：48～49.

［138］姜彦.中药人工周期疗法治疗经间期出血体会［J］.内蒙古中医药，2013，32（13）：51～52.

［139］杜娟，陈奕伸，翟家乐，等.从肾虚论治经间期出血的探讨［J］.北方药学，2015，12（2）：137～138.

［140］孙萃，魏郁清.两地汤合一贯煎加减治疗经间期出血96例［J］.实用中医药杂志，2014，30（4）：279.

［141］夏桂成，赵可宁，谈勇，等.中医妇科理论与实践［M］.北京：人民卫生出版社，2003：231～236.

［142］陈国华."脏躁"浅识［J］.中国中医药报，2006，2（5）：1.

［143］李艳萍，朱萌.甘麦大枣汤治疗脏躁证［J］.中国中医药远程教育，2010，8（16）：68.

［144］李密清.针刺治疗脏躁案［J］.中医杂志，2007，48：206～207.

［145］李成宏，李传俊.青龙摆尾针法为主治疗脏躁临床观察［J］.辽宁中医杂志，2010，37（6）：1122～1123.

［146］苏春桃.妇人脏躁治验［J］.中国现代医生，2010，48（6）：108.

［147］杨锦绣.一贯煎加减治疗脏躁56例［J］.中国民间疗法，2014，22（10）：50～51.

［148］王超，刘照娟．一贯煎加减治疗脾虚肝旺型妊娠高血压
26 例［J］．山东中医杂志，2014，33（1）：34～35.

［149］丁之江，马文欢．干燥综合征病机及中医治疗探讨［J］．
首都医药，2005，12（1）：40～41.

［150］沈丕安．中药药理与临床运用［M］．北京：人民卫生出
版社，2006：124～203.

［151］张阳阳，徐丽梅．一贯煎治疗皮肤病验案举隅［J］．长
春中医药大学学报，2012，28（1）：109～110.

［152］王艳丽，潘秀玲．一贯煎加味治疗黄褐斑 42 例［J］．中
国中医药现代远程教育，2009，7（1）：120.

［153］张凯辉，王利兰，田野．王利兰主任运用一贯煎治疗更
年期女性常见皮肤病的临床经验介绍［J］．世界中医药，
2015（7）：1043～1046.

［154］刘理想，赵庆，李志更，等．魏雅川运用一贯煎治疗掌
跖脓疱病伴指骨损害病案探析［J］．中国中医基础医学
杂志，2017，23（9）：1334～1335.

［155］卢贺起，李淑莉，魏雅川．等．中医名方一贯煎对运动
应激疲劳小鼠激素、神经递质水平的影响［J］．世界中
医药杂志，2016，8（增刊）：45～47.

［156］卢正，刘凯顺．一贯煎加味治疗更年期骨质疏松症
临床疗效观察［J］．四川中医杂志，2013，31（6）：
119～120.

［157］惠延年．眼科学［M］．北京：人民卫生出版社，2004.

［158］钟新娜．一贯煎为主治疗肝肾阴虚型干眼症 41 例观察
［J］．浙江中医杂志，2017，52（9）：661.

［159］黎喜燕，赵伟，谭泳昌．中西医结合治疗泪液缺乏型干

眼症 68 例临床观察 [J].河北医学，2012，18（11）：1669～1671.

[160] 6 沈莉.中西医结合治疗干眼症疗效观察 [J].浙江中西医结合杂志，2012，22（6）：464～465.

[161] 张玉珍.中医妇科学 [M].2 版.北京：中国中医药出版社，2007：268～275.

[162] 刘敏如，谭万信.中医妇产科学 [M].2 版.北京：人民卫生出版社，2012：734～742.

[163] 王惠.一贯煎治疗多发性硬化症 15 例 [J].光明中医杂志，1996：4：39～41.

[164] 曹珊，韩丽，陶根鱼.中医药防治多发性硬化的研究，陕西中医学院学报，26（5）：68～70.

[165] 杨迎霞，康雷.一贯煎加乌梅治疗虚火上炎型复发性口腔溃疡 32 例临床观察 [J].河北中医，2015，37（10）：1530～1531.

[166] 李秉琦，周曾同.口腔黏膜病学 [M].2 版.北京：人民卫生出版社，2003：201.

[167] 张力.浅谈中医对老年性便秘的认识 [J].现代中医药，2006，26（2）：6.

[168] 蔡屏江.一贯煎加味治疗老年性便秘 56 例 [J].云南中医中药杂志，2002，23（3）：12～13.

[169] 连秀娜.老年性便秘验方 [J].山西中医，2006，22（1）：3.

[170] 黄兆胜，赵珍东.名方一贯煎研究概况 [J].时珍国医国药，2003，14（2）：111～112.

[171] 宁冰冰，边艳琴，张文萌，等.一贯煎保肝作用研究 [J].长春中医药大学学报，2012，28（3）：546～548.

［172］李红伟，孟祥乐.地黄化学成分及其药理作用研究进展［J］.药物评价研究，2015，38（2）：218～228.

［173］董晴，陈明苍.当归化学成分及药理作用研究进展［J］.亚太传统医药，2016，12（2）：32～34.

［174］王华，孙娜.当归的有效化学成分及药理作用研究进展分析［J］.山东化工，2017，18：59～60.

［175］刘伟，李中燕，田艳，等.北沙参的化学成分及药理作用研究进展［J］.国际药学研究杂志，2013，40（3）：291～294.

［176］孙健，蔡淼.山麦冬的化学成分及药理作用研究进展［J］.中国药物警戒，2010，7（11），681～683.

［177］李振华，鞠建明，华俊磊，等.中药川楝子研究进展［J］.中国实验方剂学杂志，2015，21（1），219～223.

［178］杜红光.地黄不同炮制品中梓醇的含量测定研究［J］.时珍国医国药，2004，15（9）：582～583.

［179］容穗华，林海，高妮.不同产地当归中主要有效成分的含量测定［J］.当代医学，2011，17（22），140～141.

［180］冯子晋，卢小玲，张建鹏，等.北沙参中香豆素类与聚炔类成分的含量测定研究［J］.中国海洋药物，2014，33（3），20～33.

［181］何佳奇，孙彩华，蔡伟，等.浙麦冬须根中总黄酮和总皂苷的含量测定［J］.中华中医药，2012，30（8），1880～1882.

［182］朱夏敏，夏林波，王鑫，等.川楝子不同药用部位的川楝素含量研究［J］.时珍国医国药，2017，28（2），257～259.